全国中等卫生职业教育护理专业"十三五"规划教材

供护理、助产及相关专业使用

# 病原生物与免疫学基础

**主　编** 李　永　蒋晓兵

**副主编** 董　静　路转娥

**编　者**（以姓氏笔画排序）

苏书亮　阳泉市卫生学校

李　永　枣庄科技职业学院

郜景阁　驻马店市卫生学校

高　原　开封市卫生学校

崔文亮　江苏省宿迁卫生中等专业学校

董　静　秦皇岛水运卫生学校

蒋晓兵　潜江市卫生学校

路转娥　阳泉市卫生学校

华中科技大学出版社
http://press.hust.edu.cn
中国·武汉

# 内 容 简 介

本教材是全国中等卫生职业教育护理专业"十三五"规划教材。

本教材的主要内容包括医学微生物学、免疫学基础和人体寄生虫学三部分。本教材以全国中等卫生职业教育护理专业"十三五"规划教材的指导思想和编写原则为依据,针对中职护理专业人才培养目标,坚持以"专业理论过关,专业技能过硬",即"教、学、做一体化"为指导原则编写而成。

本教材供护理、助产及相关专业使用。

**图书在版编目(CIP)数据**

病原生物与免疫学基础/李永,蒋晓兵主编. —武汉:华中科技大学出版社,2017.7(2025.8重印)
全国中等卫生职业教育护理专业"十三五"规划教材
ISBN 978-7-5680-2667-3

Ⅰ.①病… Ⅱ.①李… ②蒋… Ⅲ.①病原微生物-中等专业学校-教材 ②免疫学-中等专业学校-教材 Ⅳ.①R37 ②R392

中国版本图书馆 CIP 数据核字(2017)第 068101 号

**病原生物与免疫学基础**      李　永　蒋晓兵　主编
Bingyuan Shengwu yu Mianyixue Jichu

策划编辑:周　琳
责任编辑:汪飒婷　余　琼
封面设计:原色设计
责任校对:马燕红
责任监印:周治超
出版发行:华中科技大学出版社(中国·武汉)    电话:(027)81321913
　　　　　武汉市东湖新技术开发区华工科技园    邮编:430223
录　　排:华中科技大学惠友文印中心
印　　刷:武汉邮科印务有限公司
开　　本:787mm×1092mm　1/16
印　　张:13　插页:1
字　　数:336 千字
版　　次:2025 年 8 月第 1 版第 6 次印刷
定　　价:39.00 元

# 全国中等卫生职业教育
# 护理专业"十三五"规划教材
## 编委会

**委 员**（按姓氏笔画排序）

| | |
|---|---|
| 丁丙干 | 江苏省宿迁卫生中等专业学校 |
| 丁亚军 | 邓州市卫生学校 |
| 马世杰 | 潜江市卫生学校 |
| 邓晓燕 | 西双版纳职业技术学院 |
| 付克菊 | 潜江市卫生学校 |
| 刘 旭 | 湖北省咸宁职业教育集团学校 |
| 刘端海 | 枣庄科技职业学院 |
| 孙忠生 | 黑龙江省林业卫生学校 |
| 孙治安 | 安阳职业技术学院 |
| 李 收 | 枣庄科技职业学院 |
| 李朝国 | 重庆工业管理职业学校 |
| 沈 清 | 秦皇岛水运卫生学校 |
| 周殿生 | 武汉市第二卫生学校 |
| 赵其辉 | 湖南环境生物技术学院 |
| 夏耀水 | 秦皇岛水运卫生学校 |
| 黄利丽 | 东西湖职业技术学校 |
| 黄应勋 | 丽水护士学校 |
| 董志文 | 辽宁省人民医院附设卫生学校 |
| 焦平利 | 北京市昌平卫生学校 |

# Introduction | 总 序

　　随着我国经济的持续发展和教育体系、结构的重大调整,职业教育办学思想、培养目标随之发生了重大变化,人们对职业教育的认识也发生了本质性的转变。我国已将发展职业教育作为重要的国家战略之一,中等职业教育成为我国职业教育的重要组成部分。作为职业教育重要组成部分的中等卫生职业教育也取得了长足的发展,为国家输送了大批高素质技能型、应用型医疗卫生人才。

　　为了更好地顺应我国卫生职业教育教学与医疗卫生事业的新形势,贯彻落实《国家中长期教育改革和发展规划纲要(2010—2020 年)》中"以服务为宗旨,以就业为导向"的思想精神,以及国家《职业教育与继续教育 2017 年工作要点》的要求,充分发挥教材建设在提高人才培养质量中的基础性作用,同时,也为了配合教育部"十三五"规划教材建设,进一步提高教材质量,在认真、细致调研的基础上,我们组织了全国20 余所医药院校的近 150 位老师编写了这套以工作过程为导向的全国中等卫生职业教育护理专业"十三五"规划教材,并得到了参编院校的大力支持。

　　本套教材充分体现新一轮教学计划的特色,强调以就业为导向、以能力为本位、以岗位需求为标准的原则,按照技能型、服务型高素质劳动者的培养目标,坚持"五性"(思想性、科学性、先进性、启发性、适用性)和"三基"(基本理论、基本知识、基本技能)要求,着重突出以下编写特点:

　　(1) 紧扣新专业目录、新教学计划和新教学大纲,科学、规范,具有鲜明的中等卫生职业教育特色。

　　(2) 密切结合最新中等职业教育护理专业课程标准,紧密围绕执业资格标准和工作岗位需要,与护士执业资格考试相衔接。

　　(3) 突出体现"工学结合"的人才培养模式,以及课程建设与教学改革的最新成果。

　　(4) 基础课教材以"必需、够用"为原则,专业课程重点强调"针对性"和"适用性"。

（5）内容体系整体优化,注重相关教材内容的联系和衔接,避免遗漏和不必要的重复。

（6）探索案例式教学方法,倡导主动学习。

这套新一轮规划教材得到了各院校的大力支持和高度关注,它将为新时期中等卫生职业教育的发展做出贡献。我们衷心希望这套教材能在相关课程的教学中发挥积极作用,并得到读者的青睐。我们也相信这套教材在使用过程中,通过教学实践的检验和实际问题的解决,能不断得到改进、完善和提高。

全国中等卫生职业教育护理专业"十三五"规划教材

编写委员会

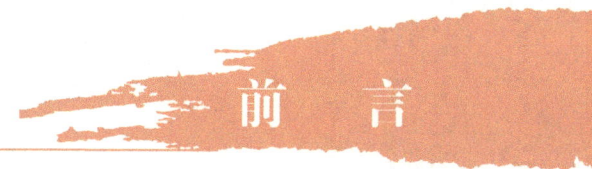

# 前　言

　　《病原生物与免疫学基础》是以全国中等卫生职业教育护理专业"十三五"规划教材的指导思想和编写原则为依据，针对中职护理专业人才培养目标，坚持以"专业理论过关，专业技能过硬"，即"教、学、做一体化"为指导原则编写而成。

　　"病原生物与免疫学基础"是中等卫生职业学校护理、助产及相关专业的一门专业基础课程，是紧密联系基础医学与临床医学的桥梁课程。本课程的主要内容包括医学微生物学、免疫学基础和人体寄生虫学三部分。该课程的主要学习目标分为三个层次：掌握、熟悉、了解。掌握是指对知识与技能有较准确的理解，并能灵活地运用于实践；熟悉是指能够领悟基本概念、基本原理的含义，解释常见医学现象。本课程对教学实践的基本要求是学生能够独立、正确、规范地完成相关的实验操作，重视学生分析问题和解决问题能力的培养，提高动手能力。

　　在教材的编写上，紧紧围绕中职学生的特点，注重激发学生的学习兴趣和动机。本教材还突出以下几个特点：①充分认识和考虑学生们的心理特点和认知发展规律，教材内容遵循"必需、够用"的原则。②教材内容编排新颖：每章开头部分有明确的"学习目标"，以便学生能抓住学习重点；版面上配有"知识链接"，以扩展学生的视野，提高学习兴趣；章节后有"要点导航""能力检测"，注重重点内容的测试，强调知识水平和能力水平的考核，为学生后续学习和护士执业资格考试奠定基础。③重视插图的作用：为了增加学生的学习直观性，增加了一些图片，便于学生理解和掌握重难点。④适当调整了实验内容：将培养目标与临床结合，对实验内容和方法都做了改进，尽量使实验方法与临床医学实验方法相一致。

　　在编写过程中，全体编写人员都付出了辛勤劳动，但因能力和水平有限，教材中的不足甚至错误在所难免，恳请广大师生、同行多提宝贵意见。

李　永

# Contents 目　录

# 第十章　常见人体寄生虫

# 第十一章　实验指导

# 第一章  微生物概述

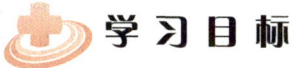

## 学习目标

1. 掌握微生物和病原生物的概念。
2. 熟悉微生物的种类并说出其特点。
3. 具有将病原生物与传染病等相关学科初步联系的能力。
4. 能初步运用有关知识解释与之相关的临床现象。

## 一、微生物的概念及种类

### （一）微生物的概念

微生物是存在于自然界的一群肉眼不能直接看见，必须借助于光学显微镜或电子显微镜放大数百倍、几千倍甚至几万倍才能观察到的微小生物。它们具有个体微小、结构简单、繁殖迅速、分布广泛、种类繁多、容易变异等特点。

**知识链接**

**看不见的伴侣——微生物**

我们生活在微生物的海洋中，时时刻刻都与微生物"共舞"，我们平时吃的馒头、面包、酱油、醋、味精以及喝的酒、酸奶等都与微生物紧密相关，没有微生物我们将食不甘味。如果我们经常不洗手，吃没有洗干净的水果，就容易拉肚子；不注意增减衣服，就容易患上感冒；蔬菜、水果保管不好会烂掉，夏天的饭菜容易馊掉，如此种种都是微生物在搞鬼。所以微生物与人类的关系非常密切。

实际上，我们应当正确看待微生物与人类的关系。微生物既是人类的敌人，更是人类的朋友。人类应该了解微生物，让微生物与人类和平共处。

### （二）微生物的种类

微生物种类繁多，多达数十万种以上，根据其结构、组成等差异，可分为以下三大类。

**1. 非细胞型微生物**　没有完整的细胞结构，是最小的一类微生物，能通过滤菌器，缺乏产生能量的酶系统，只能在活细胞内增殖，如病毒。

**2. 原核细胞型微生物**　细胞核分化程度低，仅有原始的核，无核膜和核仁，缺乏完整的细胞器，如细菌、支原体、立克次体、衣原体、螺旋体和放线菌。

**3. 真核细胞型微生物**　细胞核分化程度较高，有核膜、核仁和染色体，细胞质内有完整的细胞器,如真菌。

## 二、微生物与人类的关系

虽然我们不借助显微镜就无法看到微生物,可是它在地球上几乎无处不有,无孔不入。微生物广泛分布于自然界中,无论是高山平原、江河湖海、动植物体内外,还是一般生物无法生存的臭氧层、海洋底和岩芯中,都有微生物存在,就连我们人体的皮肤及口腔,甚至胃肠道,都有许多微生物。

时时刻刻与微生物"共舞",是祸,还是福?微生物既是人类的敌人,更是人类的朋友!

绝大多数微生物对人和动植物是有益的,有些是必需的。它们参与自然界的物质循环,如土壤中的微生物能将死亡动植物的蛋白质转化为含氮的无机化合物,供植物生长需要,没有微生物,植物就不能进行代谢,人类和动物也将难以生存。在农业方面,广泛应用微生物制造细菌肥料、植物生长激素等,还可利用微生物杀死害虫;在工业方面,微生物广泛应用于食品、皮革、纺织、石油、化工、冶金等行业;在医药工业方面,利用微生物制造抗生素、维生素和辅酶等;在环保工程中,利用微生物降解有机磷、氰化物等。近年来,在基因工程技术中已用微生物作为基因载体生产需要的胰岛素、干扰素等生物制品。

## 课堂讨论

思考:
1. 我们生活中常见的微生物有哪些?
2. 您能列举出它们与人类生活和健康方面关系的实例有哪些?

虽然绝大多数微生物是人类的朋友,但是某些微生物也可致病,甚至可致瘟疫,造成传染病的大流行。历史上有名的大瘟疫——鼠疫、霍乱、天花和严重急性呼吸综合征(SARS)都是由微生物引起的。

少数微生物能引起人和动植物的疾病,这些具有致病性的微生物统称为病原微生物。我们将具有致病性的微生物和寄生虫统称为病原生物。

总之,微生物与人类关系密切。我们要控制有害微生物、利用有益微生物,使微生物更好地与人类相处。

### 知识链接

**微生物的发现者——安东尼·列文虎克(Antoni van Leeuwenhoek)**

安东尼·列文虎克,为荷兰显微镜学家、微生物学的开拓者。由于勤奋及本人特有的天赋,他磨制的透镜远远超过同时代人。其一生磨制了400多个透镜,有一架简单的透镜,其放大率竟达270倍。他用自制的简单显微镜(可放大160～260倍)观察牙垢、雨水、井水和植物浸液后,发现其中有许多运动着的"微小动物",并用文字和图画科学地记载了人类最早看见的"微小动物"——细菌的不同形态(球状、杆状和螺旋状等),为微生物的存在提供了科学的依据。

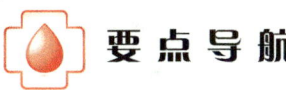

**要点导航**

**重点**:微生物的概念,微生物的特点和微生物的分类。
**难点**:微生物与人类的关系。

## 能力检测

**一、名词解释**

1. 微生物　2. 病原微生物

**二、填空题**

微生物根据结构和组成可分为_____、_____和_____三大类。

**三、选择题**

1. 不属于原核细胞型微生物的是(　　)。

A. 细菌　　　　B. 病毒　　　　C. 支原体　　　　D. 立克次体　　　E. 衣原体

2. 属于真核细胞型微生物的是(　　)。

A. 螺旋体　　　B. 放线菌　　　C. 真菌　　　　　D. 细菌　　　　　E. 立克次体

3. 属于非细胞型微生物的是(　　)。

A. 病毒　　　　B. 衣原体　　　C. 支原体　　　　D. 立克次体　　　E. 放线菌

4. 下列微生物的特征描述,不是所有微生物共同特征的是(　　　)。

A. 个体微小　　　　　　　B. 分布广泛　　　　　　　　　C. 种类繁多
D. 可无致病性　　　　　　E. 只能在活细胞内生长繁殖

**四、问答题**

何谓微生物?其可分为几大类?

(李　永)

# 第二章　细菌概述

## 第一节　细菌的形态与结构

### 学习目标

1. 掌握细菌的概念、大小和种类。
2. 掌握细菌的基本结构和特殊结构。
3. 熟悉革兰阳性菌和革兰阴性菌细胞壁的差异。

细菌是一类具有细胞壁和核质（没有细胞核）的原核单细胞型微生物。它们个体微小，结构简单，细胞器的种类和数量很少。细菌的形状与结构相对稳定，但有时也会发生改变。认识细菌的形态和结构，对于鉴别细菌、诊断及治疗细菌引起的疾病、预防细菌感染等，均有重要意义。

### 一、细菌的大小与形态

细菌个体微小，大小通常以微米（μm）为测量单位。按照细菌的细胞形状差异，可将细菌分为球菌、杆菌和螺形菌三大类，每一类又可分为若干种（图 2-1）。

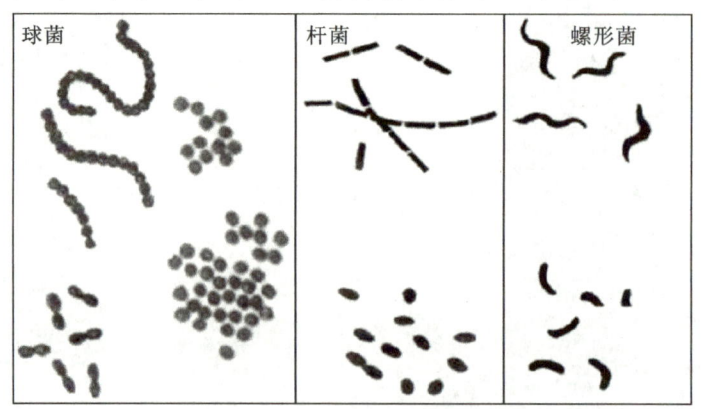

图 2-1　细菌的形态

**1. 球菌** 球菌外观呈球形或近似球形,直径多数约为 1 μm。由于细菌繁殖时细胞沿不同平面分裂以及分裂后菌体间分离程度不一,可将球菌分为双球菌、四联球菌、八叠球菌、链球菌、葡萄球菌等。

**2. 杆菌** 菌体的长度明显大于宽度,大多呈直杆状,少数菌体稍弯曲。杆菌又包括直杆菌、球杆菌、梭杆菌、分枝杆菌、棒状杆菌、双歧杆菌等。

**3. 螺形菌** 菌体呈弯曲状,弯曲程度不一。可分为三类:①弧菌:菌体长 2～3 μm,只有一个弯曲,呈弧形或逗点状,如霍乱弧菌。②螺菌:菌体长 3～6 μm,有数个弯曲,如鼠咬热螺菌。③螺杆菌:菌体细长弯曲,呈弧形或螺旋形,如幽门螺杆菌。

## 二、细菌的结构

细菌的结构分为基本结构和特殊结构。

### (一) 细菌的基本结构

细菌的基本结构是所有细菌都具有的,包括细胞壁、细胞膜、细胞质以及核质。

**1. 细胞壁** 位于细菌细胞的最外层,紧贴于细胞膜外,相对坚韧而富有弹性,其平均厚度为 10～30 nm,组成随细菌而异。因细菌细胞壁的组成成分有差异,用革兰染色法可将细菌分为两大类:革兰染色时被染成紫色为革兰阳性菌(记作 G$^+$);被染成红色为革兰阴性菌(记作 G$^-$),见彩图 1。

1) 革兰阳性菌的细胞壁 较厚(20～80 nm),由肽聚糖和磷壁酸组成(图 2-2)。

(1) 肽聚糖 又称黏肽。肽聚糖构成细菌细胞壁的基本成分,革兰阳性菌的肽聚糖由聚糖骨架、四肽侧链和五肽交联桥三部分组成。肽聚糖聚糖骨架由 N-乙酰葡糖胺和 N-乙酰胞壁酸交替排列,经 β-1,4-糖苷键联结而成。在 N-乙酰胞壁酸的分子上连接着由 4 个氨基酸组成的四肽侧链,侧链氨基酸的数量、组成和联结方式随细菌种类而异。革兰阳性菌细胞壁可聚合 15～50 层肽聚糖骨架,其含量占细胞壁干重的 50%～80%。

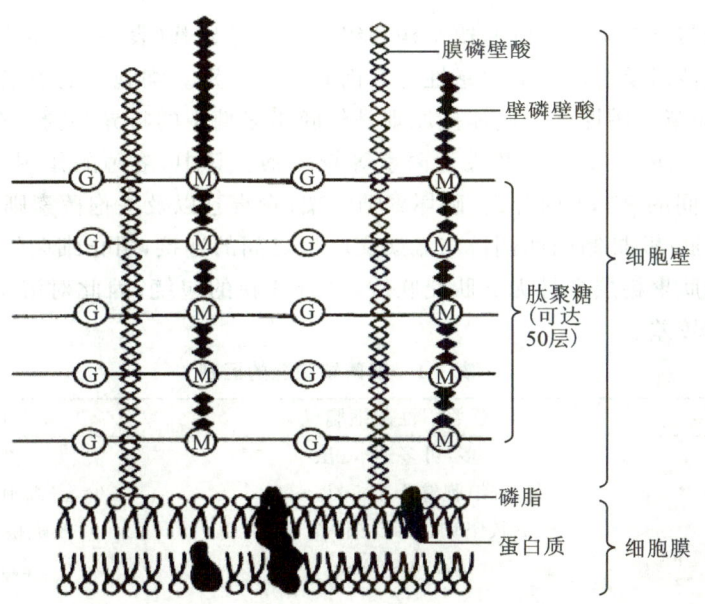

图 2-2 革兰阳性菌细胞壁的组成

（2）磷壁酸　磷壁酸是革兰阳性菌细胞壁的特有成分,根据结合部位不同,可分为壁磷壁酸和膜磷壁酸。

2）革兰阴性菌细胞壁　较薄(10~15 nm),但结构较复杂,由肽聚糖和外膜组成(图2-3)。

（1）肽聚糖　革兰阴性菌细胞壁中的肽聚糖较少,有1~2层,含聚糖骨架和四肽侧链两部分,两者间没有五肽交联桥,形成疏松薄弱的二维平面网络结构。

（2）外膜　外膜是革兰阴性菌细胞壁的特有成分,在肽聚糖结构外侧,约占细胞壁干重的80%,由脂蛋白、脂质双层和脂多糖三部分组成。脂多糖(LPS)是革兰阴性菌的内毒素,由脂质A、核心多糖和特异多糖三部分组成。

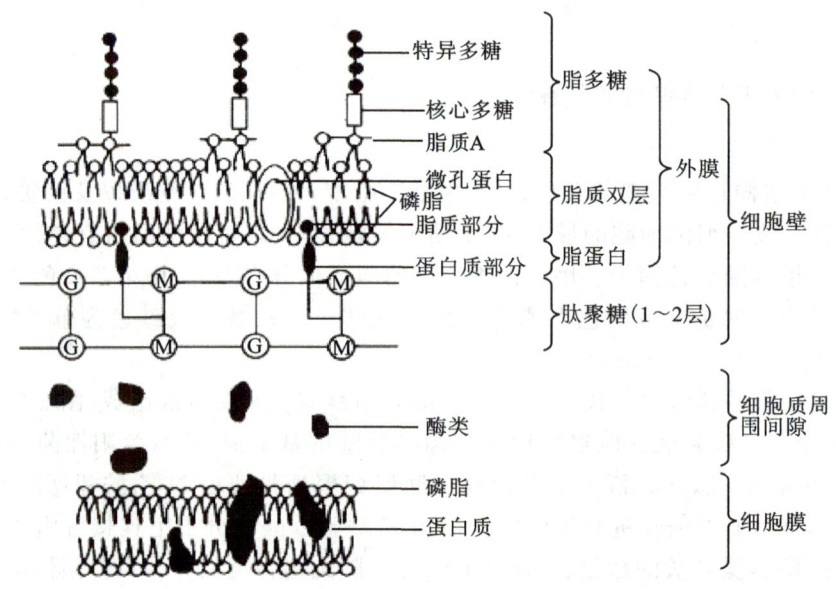

图 2-3　革兰阴性菌细胞壁的组成

革兰阳性菌与革兰阴性菌细胞壁结构和组成的差异显著(表2-1),导致这两类细菌在染色性、抗原性、致病性以及对药物的敏感性等方面有很大区别。细胞壁的磷壁酸是革兰阳性菌重要的表面抗原,而革兰阴性菌的菌体抗原则是外膜脂多糖中的特异多糖。在药物敏感性方面,革兰阳性菌对溶菌酶、青霉素以及头孢菌素等较敏感。其中,溶菌酶作用于N-乙酰葡糖胺和N-乙酰胞壁酸之间的β-1,4糖苷键,破坏聚糖骨架;青霉素以及头孢菌素则与细菌争夺细胞壁合成所必需的转肽酶,抑制四肽侧链与五肽交联桥之间的连接,阻止细菌细胞壁的合成。革兰阴性菌细胞壁的肽聚糖层少且无五肽交联桥,并有外膜的包绕,因此对溶菌酶、青霉素以及头孢菌素等敏感性较差。

表 2-1　细菌细胞壁的区别

| 区　别　项 | 革兰阳性菌细胞壁 | 革兰阴性菌细胞壁 |
| --- | --- | --- |
| 肽聚糖层数 | 多,可多达50层 | 少,1~2层 |
| 肽聚糖含量 | 多,占细胞壁干重50%~80% | 少,占细胞壁干重5%~20% |
| 强度 | 较坚韧,三维立体结构 | 较疏松,二维平面结构 |
| 厚度 | 厚,20~80 nm | 薄,10~15 nm |
| 磷壁酸 | 有 | 无 |
| 外膜 | 无 | 有 |

（3）细胞壁的功能  细菌细胞壁的主要功能是维持菌体固有的形态，并保护细菌。细胞壁上有许多小孔，可参与细胞内外的物质交换。菌体带有的表面抗原，可以诱发机体的免疫应答。

革兰阴性菌的外膜是一种有效的屏障结构，不但可阻止某些抗生素的进入，还可使细菌不易受到机体内的杀菌物质如溶菌酶、乙型溶素等以及肠道的胆盐、消化酶等的作用。细胞壁上的脂质 A 是革兰阴性菌重要的致病物质，可引起机体发热、白细胞增多、微循环障碍甚至休克死亡；另一方面也可增强机体非特异性抵抗力，并有抗肿瘤等有益作用。

（4）细胞壁缺陷型细菌（细菌 L 型）  当受到理化或生物因素的作用，细胞壁被部分破坏或合成被抑制，仍能在高渗的环境中存活的细菌，称为细胞壁缺陷型细菌，因首先被法国 Lister 研究院发现，故又称为细菌 L 型。

**2. 细胞膜**  位于细胞壁内侧，紧密包绕着细胞质，厚 5～10 nm。柔韧致密，富有弹性。细菌细胞膜的结构与真核细胞基本相同，由磷脂双层和多种蛋白质组成。细菌细胞膜的功能也与真核细胞类似，主要有物质转运、生物合成、分泌和呼吸等作用。部分细菌的细胞膜可内陷、折叠、卷曲形成囊状物，称为中介体，多见于革兰阳性菌。

**3. 细胞质**  细胞质是细胞膜内的溶胶状物质，也称原生质，由水、蛋白质、脂类、核酸及少量糖、无机盐组成。细胞质是细菌新陈代谢的重要场所，含许多重要的亚显微结构。

（1）核糖体  核糖体是细菌合成蛋白质的场所。细菌核糖体沉降系数为 70 S，由 50 S 和 30 S 两个亚基组成，与正在转录的 mRNA 相连呈"串珠"状，成为多聚核糖体，使转录和翻译偶联在一起。有些抗生素如链霉素能与 30 S 小亚基结合，红霉素能与 50 S 大亚基结合，干扰细菌蛋白质的合成，从而表现出杀菌作用。

（2）质粒  质粒是细菌染色体外的遗传物质，为闭合环状双股 DNA。其携带细菌生命活动非必需遗传信息，控制细菌某些特定的遗传性状，如编码细菌的菌毛、产生耐药性等。质粒能独立复制，随着细菌的分裂进入子代，还可通过接合或转导等方式传递给另一细菌。

（3）胞质颗粒  为细菌细胞质中储存营养物质和能量的颗粒。当营养充足时，胞质颗粒较多；养料和能量缺乏时，胞质颗粒减少甚至消失。白喉棒状杆菌的细胞质中含有一种主要成分为 RNA 和多偏磷酸盐的胞质颗粒。其嗜碱性强，使用亚甲蓝染色时呈紫色，称异染颗粒，位于菌体两端，根据异染颗粒的颜色和位置有助于细菌的鉴定。

**4. 核质**  核质是细菌的遗传物质，由裸露的双股 DNA 缠绕堆积而成，无核膜、核仁，又称拟核，多集中于菌体中央。核质包含决定细菌的生命活动的遗传信息，控制细菌的新陈代谢、生长繁殖以及遗传变异等生物学性状，是细菌遗传变异的物质基础。

### （二）细菌的特殊结构

除基本结构外，某些细菌在特定条件下才具有的结构称为特殊结构，包括荚膜、鞭毛、菌毛和芽胞等。

**1. 荚膜**  荚膜是某些细菌合成并分泌到细胞壁外的一层黏液性物质，成分为多糖或多肽物质。荚膜厚度大于等于 $0.2~\mu m$，并且与细胞壁牢固结合，光学显微镜下可见明显界限。厚度小于 $0.2~\mu m$ 者，称为微荚膜。观察荚膜常使用负染色法，则荚膜显现得更为清楚（图 2-4）。

荚膜具有以下功能：①抗吞噬：荚膜具有抵抗吞噬细胞的吞噬及消化作用，构成病原菌的重要致病因素。②黏附：通过荚膜多糖或其他胞外大分子可使细菌之间彼此粘连，并黏附于组织细胞或无生命物体表面形成生物膜，在导管内黏附繁殖，是造成医院内感染的重要因素。③保护细菌的作用：荚膜还可减少或避免菌体受溶菌酶、补体、抗体、抗菌药物等物质的损伤。

**2. 鞭毛**　鞭毛是由细胞膜上伸出的细长、弯曲的丝状物,长 5～10 μm,直径 12～30 nm。根据鞭毛的数量和位置,可以将有鞭毛的细菌分为单毛菌、双毛菌、丛毛菌和周毛菌等四类(图 2-5)。

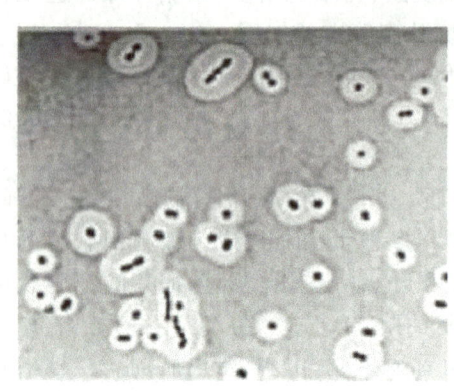

图 2-4　细菌的荚膜

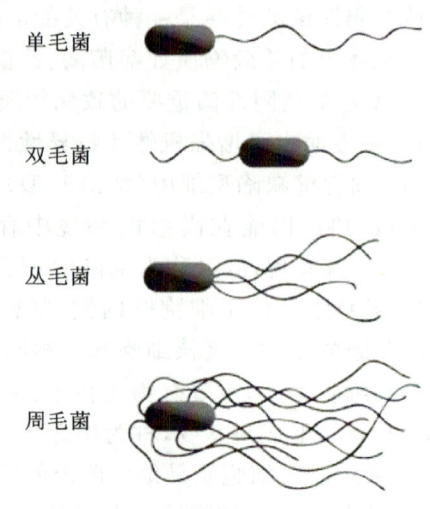

单毛菌

双毛菌

丛毛菌

周毛菌

图 2-5　细菌鞭毛的类型

鞭毛是细菌的运动器官,具有鞭毛的细菌在液体环境中能自由移动,有些细菌的鞭毛与致病性有关。例如,霍乱弧菌通过活泼的鞭毛运动穿透小肠黏膜表面黏液层,使菌体黏附定植于肠黏膜上皮细胞,产生毒性物质而导致病变。

细菌鞭毛的化学成分是蛋白质,具有较强的抗原性,根据细菌的鞭毛抗原(也称 H 抗原)以及动力可以进行细菌的鉴定和分类。

**3. 菌毛**　菌毛是细菌表面存在的一类比鞭毛更细、短而直的丝状附属物。菌毛必须使用电子显微镜观察。菌毛由菌毛蛋白组成,具有抗原性质。

根据菌毛的形态、分布和功能不同,菌毛可分为普通菌毛和性菌毛两类(图 2-6)。

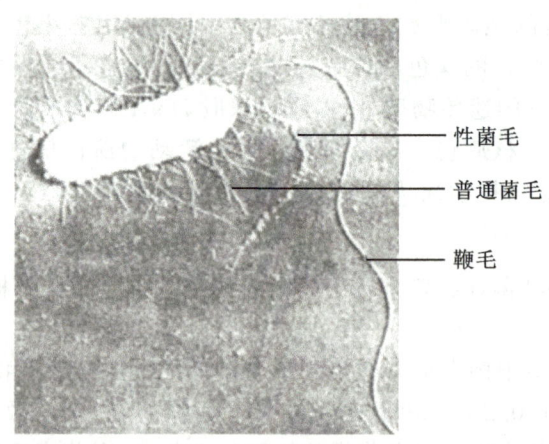

性菌毛

普通菌毛

鞭毛

图 2-6　细菌菌毛的电镜观

(1)普通菌毛　长 0.2～2 μm,直径 3～8 nm,数量可多达数十根,遍布细菌表面。普通菌毛是细菌的黏附结构,能与宿主细胞表面的特异性受体结合,帮助细菌定植于宿主细胞表面。菌毛的黏附作用可抵抗肠道的蠕动或尿液的冲洗作用而有利于细菌定居。菌毛的受体与菌毛结合的特异性决定了宿主的易感部位。如肠致病性大肠埃希菌所致的肠道感染和淋病奈瑟菌所致的泌尿生殖道感染中,菌毛均起到关键作用。

(2)性菌毛 性菌毛比普通菌毛长而粗,中空呈管状,数量少,每个细菌只有 1～4 根,仅见于少数革兰阴性菌。接合可以使受体菌获得致育性、耐药性等特定的性状。

**4. 芽胞** 芽胞是某些细菌在一定环境条件下细胞质脱水浓缩,在菌体内形成的一个圆形或卵圆形小体,是细菌的休眠形式。

成熟的芽胞在条件适合时可以重新萌发,形成新的菌体。一个细菌只形成一个芽胞,一个芽胞也只能萌发形成一个菌体。因此,芽胞是细菌的休眠形式,而不是繁殖方式。相对芽胞而言,未形成芽胞而具有繁殖能力的菌体可称为繁殖体。细菌芽胞本身并不引起疾病,但在芽胞萌发成为繁殖体后,就可迅速大量繁殖而致病。

细菌的芽胞对热、干燥、辐射、化学消毒剂等理化因素具有强大抵抗力。如破伤风梭菌的芽胞在 121 ℃的湿热环境中需要 15 min 才能灭活,而大多细菌繁殖体在 80 ℃水中即可迅速死亡。在自然界中,芽胞可存活几年甚至几十年。因此,临床上常以是否杀灭细菌的芽胞作为判断灭菌效果的指标。消灭芽胞最可靠的方法是高压蒸汽灭菌法。

芽胞的大小、形态和位置随菌种而异(图 2-7),可以辅助细菌的鉴别,如破伤风梭菌形成鼓槌状的芽胞,而肉毒梭菌形成网球拍状的芽胞。

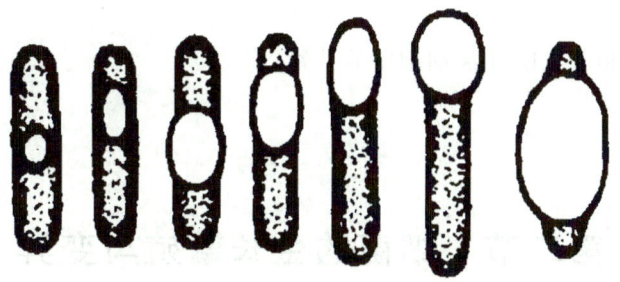

图 2-7 细菌芽胞的大小、形态和位置

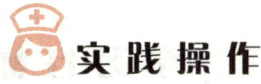
## 实 践 操 作

见第十一章实验一细菌的形态与结构观察。

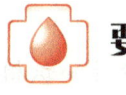
## 要 点 导 航

**重点**:细菌的大小与形态,细菌细胞壁组成的差异,细菌特殊结构的形成及意义。
**难点**:细菌的特殊结构。

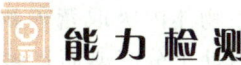
## 能 力 检 测

一、名词解释
1. 细菌 2. 细菌 L 型 3. 芽胞

## 二、填空题

1. 根据菌体形状不同,细菌可分为_____、_____、_____。

2. 细菌的基本结构有_____、_____、_____、_____;特殊结构有_____、_____、_____、_____。

## 三、选择题

1. 细菌的质粒是(　　)。

A. 细菌的主要遗传物质　　　　　　　　B. 合成蛋白质的细胞器

C. 核质以外的遗传物质　　　　　　　　D. 含有耐药基因的细胞核

2. 包含细菌主要遗传物质的结构是(　　)。

A. 细胞核　　　B. 细胞质　　　C. 细胞壁　　　D. 核质

3. 细菌最耐热的结构是(　　)。

A. 细胞壁　　　B. 芽胞　　　C. 荚膜　　　D. 细胞核

4. 细菌细胞壁的主要成分是(　　)。

A. 肽聚糖　　　B. 磷壁酸　　　C. 外膜　　　D. 脂多糖

5. 细菌缺乏下列哪个结构在高渗的环境下仍能存活?(　　)

A. 细胞壁　　　B. 细胞膜　　　C. 细胞质　　　D. 细胞核

## 四、问答题

比较革兰阳性菌和革兰阴性菌细胞壁的差别。

# 第二节　细菌的生长繁殖与变异

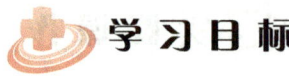 学习目标

1. 掌握病原菌的营养需要和生长繁殖的条件。

2. 熟悉细菌的人工培养及其意义。

3. 熟悉细菌的遗传变异并能与学过的遗传变异知识相联系。

4. 具有将细菌生长繁殖与人工培养初步联系的能力。

5. 能初步运用有关知识解释细菌生长繁殖的现象。

细菌是一大类能独立进行生命活动的单细胞微生物,具有新陈代谢并具有生长繁殖的能力。因此,细菌需要从环境中和其他生物体内吸取营养物质并合成自身所需的物质。细菌的生理活动具有摄取营养快、新陈代谢活动十分旺盛而且多样化、生长繁殖迅速等显著特点。同时细菌可产生多种代谢产物,这些物质在人们的生产、生活活动中有重要意义。

## 一、细菌的生长繁殖

### (一) 细菌生长繁殖的条件

**1. 营养物质** 可以为细菌的新陈代谢及生长繁殖提供必要的原料和充足的能量。

**2. pH 值** 大多数病原菌最适 pH 值为 7.2～7.6,而个别细菌如霍乱弧菌的最适 pH 值为 8.4～9.2 的碱性条件,结核分枝杆菌在 pH 值为 6.5～6.8 环境中生长最好。

**3. 温度** 病原菌在长期进化过程中适应人体环境,最适宜生长温度为 37 ℃。

**4. 气体** 细菌生长繁殖所需要的气体主要是氧和二氧化碳。根据对氧的需要与否,可以将细菌分为四种类型:①专性需氧菌:具有完善的呼吸酶系统,必须在有氧的条件下才能生长繁殖,如结核分枝杆菌、霍乱弧菌等。②微需氧菌:需在低浓度(5% 左右)的氧的环境中生长,当氧浓度高于 10% 时,细菌的生长即受到抑制,如幽门螺杆菌、空肠弯曲菌等。③兼性厌氧菌:兼有需氧呼吸和无氧发酵两种功能,在有氧和无氧条件下均能生长繁殖,但在有氧环境中生长较好。大多数病原菌属于此类,如葡萄球菌、伤寒沙门菌等。④专性厌氧菌:缺乏完整的呼吸酶系统,只能在无氧环境中进行生长繁殖。游离氧存在时,细菌不能生长,甚至死亡,如破伤风梭菌、脆弱类杆菌等。

### (二) 细菌的繁殖方式与规律

细菌以简单的二分裂方式进行无性繁殖。细菌的生长速度很快,在最适合的条件下,按一般细菌约 20 min 分裂一次计算,一个细菌经 10 h 30 次分裂可繁殖到 10 亿个以上。但事实上由于细菌繁殖中营养物质逐渐耗尽,同时,细菌大量堆积时有害代谢产物逐渐积累,细菌不可能始终保持如此高速的繁殖速度,经过一段时间高速分裂后,细菌繁殖的速度逐渐衰减,死亡菌数增加,新增活菌数随之减少。如果将一定数量的细菌接种于适宜的液体培养基中,连续定时取样检查活菌数,以培养时间为横坐标,细菌数目的对数为纵坐标,可绘制出生长曲线,将细菌群体的生长繁殖分为以下四个时期(图 2-8):

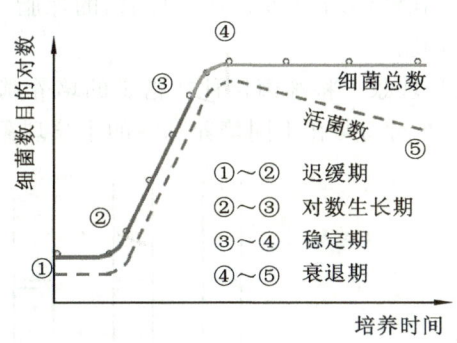

图 2-8 细菌生长曲线

**1. 迟缓期** 迟缓期是细菌适应新环境的短暂阶段,一般为最初的 1～4 h。细菌菌体增大,代谢活跃,为繁殖积累充足的酶、辅酶和中间代谢产物,但分裂迟缓,细菌数量增加很少。

**2. 对数生长期** 又称指数期。处于对数生长期的细菌繁殖的速度最快,活菌数以恒定的几何级数增长,生长曲线图中活菌呈对数直线上升,一般可持续 10～18 h,对数生长期细菌的生物学特征比较典型,对外界环境因素如抗生素的作用比较敏感。因此,应选用对数生长期的细菌研究该细菌的生物学性状。

**3. 稳定期** 由于细菌在对数期的快速繁殖,营养物质大量消耗,有害代谢产物蓄积,细菌繁殖速度减缓,死亡菌数缓慢增加,新增菌数与死亡菌数处于平衡状态,使细菌总数保持稳定状态。

**4. 衰退期** 稳定期后细菌繁殖越来越慢,死亡菌数迅速超过活菌数。细菌形态明显改变,出现变形、多形态的衰退型或菌体自溶,代谢活动也趋于停滞,细菌难以鉴定。

### (三) 细菌的人工培养

用人工方法为细菌提供充足的营养物质和适合生长繁殖的环境条件,包括合适的温度、酸碱度和必要的气体等,使细菌进行生长繁殖,称为细菌的人工培养。

**1. 培养基** 培养基是人工配制的适合细菌生长繁殖的营养基质,含有细菌生长所需的基本物质:水、碳源、氮源以及无机盐,pH 值一般调整为 7.2～7.6,经灭菌处理后使用。培养基按性质和用途不同,可分为以下几类。

(1) 基础培养基 含有大多数细菌生长繁殖需要的最基本的营养成分,可供多数细菌生长。常见的基础培养基有肉汤、蛋白胨水等。

(2) 营养培养基 根据细菌的特殊营养要求,在基础培养基中加入血液、血清等制备而成。如血平板是分离培养病原菌的常用营养培养基。

(3) 选择培养基 利用不同细菌对某种化学物质的敏感性不同,在培养基中加入某些化学物质,可选择性促进指定细菌的生长,抑制其他杂菌的繁殖,这种培养基称选择培养基。如SS 琼脂培养基中含有胆盐,可抑制革兰阳性菌的生长,含有的煌绿和枸橼酸盐可抑制大肠埃希菌的生长,利于选择性分离培养粪便标本中的肠道致病菌(沙门菌和志贺菌)。

(4) 鉴别培养基 利用细菌分解糖类或蛋白质后产生不同代谢产物的特点,在培养基中加入特定的作用底物和指示剂,根据不同的实验现象鉴别细菌。

此外,根据培养基的物理性状,又可将培养基分为液体、半固体和固体三大类。液体培养基多用于大量繁殖细菌;在液体培养基中加入 0.3%～0.5% 的琼脂,加热后冷却成为半固体培养基,用于观察细菌的动力;在液体培养基中加入 1.5% 的琼脂,即凝固成固体培养基,固体培养基常用于细菌的分离和纯化。

**2. 细菌在培养基中的生长现象** 将细菌接种在指定的培养基中,一般经 37 ℃培养 18～24 h 后,即可观察生长现象。不同细菌在不同培养基中的生长现象不同(图 2-9)。

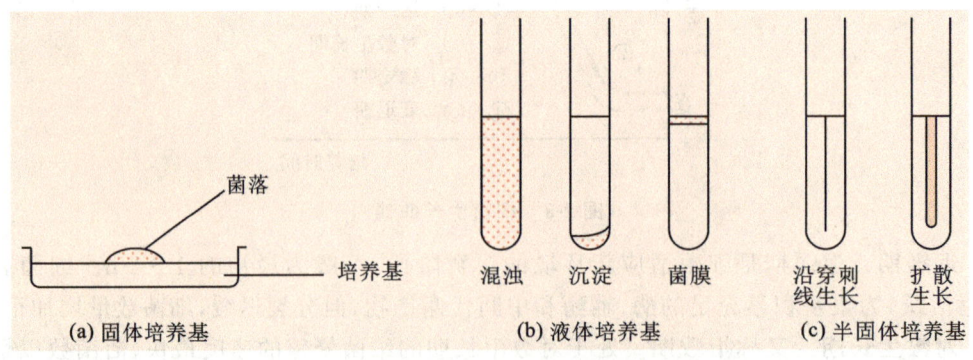

图 2-9　细菌在三种培养基中的生长现象

(1) 液体培养基中 大多数细菌在液体培养基中均匀混浊生长;厌氧菌及少数呈链状的细菌则沉淀生长,沉积于底部;结核分枝杆菌等专性需氧菌可浮在液体表面生长,形成菌膜。

（2）半固体培养基中　用接种针将细菌穿刺接种于半固体培养基,有鞭毛的细菌可沿穿刺线呈倒树状或云雾状混浊生长;无鞭毛的细菌沿穿刺线呈明显的线状生长。

（3）固体培养基中　将细菌标本在固体培养基表面画线接种,一般经过18～24 h培养后,可见培养基表面生长的细菌集团,每一个细菌集团由一个细菌分裂繁殖堆积形成,称为菌落。当多个菌落密集生长融合在一起,称为菌苔。因此,在固体培养基上划线培养可用于细菌的分离与纯化,这种分离与纯化的培养方法是检查、鉴定细菌的常用手段。

细菌在固体培养基上形成的菌落,在大小、形状、颜色、气味、边缘、透明度、湿润度、表面光滑度以及在血琼脂平板上的溶血情况等可有不同表现,这些特征有助于鉴别细菌。计数固体培养基上的菌落数可用于检测食品、水、饮料中的细菌数量。

**3. 细菌人工培养的用途及意义**

（1）在医学中的应用　细菌培养对疾病的诊断、预防、治疗和科学研究都具有重要作用。

①疾病的病原学诊断:从患者有关标本中进行病原菌分离培养、鉴定,是诊断感染性疾病的最可靠依据,之后的药物敏感试验结果可指导疾病的治疗。

②细菌学的科学研究:研究细菌的生理、遗传变异、致病性和耐药性都需要细菌的人工培养和菌种的保存等。分离培养细菌也是发现新病原的重要手段。

③疾病预防中的应用　细菌经人工培养后可制备供防治用的菌苗、类毒素、抗毒素、免疫血清、微生态活菌制剂以及供诊断用的菌液等生物制品。

（2）在工农业生产和食品工业中的应用　利用细菌的多种代谢产物,可进行抗生素、维生素、氨基酸等药品的生产;也可用于酒、酱油、酸奶等食品的加工;还可生产酶制剂,降解垃圾、处理污水、制造有机肥料和农药等。利用人工培养方法检测食品的细菌数量,是监督食品企业生产、保障食品卫生安全的重要措施。常见的有食品中细菌总数和大肠菌群数的检测。

（3）在基因工程中的应用　细菌具有繁殖迅速、容易培养、基因易于转移重组、基因表达产物易于提取纯化等特点,因此,大多数基因工程的实验和生产可在细菌中进行。如应用基因工程技术已成功地制备了干扰素、胰岛素等。细菌已成为现代生物工程技术的重要工具。

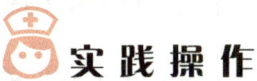 **实践操作**

见第十一章实验二细菌人工培养实验。

## 二、细菌的代谢产物

细菌的新陈代谢是细菌生命活动的中心环节,其显著特点是代谢旺盛和代谢类型的多样化,包括物质的合成代谢和分解代谢、能量的产生和消耗等。伴随代谢过程细菌还将产生多种代谢产物,这些物质在医学活动中有很多用途。

### （一）合成代谢产物及意义

细菌在合成代谢中除合成菌体自身成分外,同时还合成一些在医学上具有重要意义的代谢产物。

**1. 热原质**　热原质是细菌合成的注入人和动物体内可引起发热反应的物质,也称致热原。产生热原质的细菌主要是革兰阴性菌(如伤寒沙门菌和脑膜炎奈瑟菌等),成分为细胞壁的脂多糖。热原质耐热,即使高压蒸汽灭菌(121.3 ℃,20 min)也不被破坏,物体上的热原质在250 ℃高温干烤30 min或180 ℃干烤4 h才能被破坏。液体中的热原质可用吸附剂和特殊过滤器去除。因此,在制备注射药品时必须使用无热原质的蒸馏水,并严格遵守无菌操作,防止细菌污染以及产生热原质。

**2. 毒素和侵袭性酶**　细菌产生的毒素包括内毒素和外毒素两类,是细菌重要的致病因素。其中,内毒素是革兰阴性菌细胞壁成分中的脂多糖在菌体崩解后游离出来,其毒性成分主要是脂质 A。外毒素是多数革兰阳性菌和少数革兰阴性菌生长繁殖过程中产生并释放到菌体外的蛋白质,毒性强,对人体造成的损伤严重。

有些细菌还可合成具有侵袭性的酶,如血浆凝固酶、透明质酸酶、链激酶等,可保护细菌抗吞噬细胞的吞噬作用或促进细菌在机体内扩散,增强细菌的侵袭力,也是细菌重要的致病物质。

**3. 色素**　某些细菌在一定条件下可产生色素。其中水溶性色素能弥散到培养基或周围组织,如铜绿假单胞菌产生的色素使培养基或感染的部位呈绿色;脂溶性色素不溶于水,使菌落显色而培养基颜色不变,如金黄色葡萄球菌的色素使培养基上的菌落呈黄色。细菌的色素有助于细菌的鉴别。

**4. 抗生素**　抗生素是某些微生物在代谢过程中产生的一类能抑制或杀死其他微生物或肿瘤细胞的物质。抗生素大多由放线菌和真菌产生,如青霉素、头孢菌素等。

**5. 细菌素**　细菌素是某些菌株产生的一类具有抗菌作用的蛋白质或蛋白质与脂多糖的复合物。细菌素与抗生素的区别是其作用范围狭窄,仅对与产生菌有亲缘关系的细菌有杀伤作用。细菌素具有种和型的特异性,可用于细菌分型和流行病学调查。

**6. 维生素**　某些细菌可合成维生素,除供菌体自身生长需要外,还能分泌至周围环境中,如人体肠道内大肠埃希菌合成的 B 族维生素和维生素 K 可被人体吸收利用。

### (二) 分解代谢产物及其意义

不同细菌具有不同的酶系统,对营养物质的代谢方式和过程不一致,因而产生不同的代谢产物。利用代谢产物进行细菌的检测称为生化反应试验,对于菌种的鉴定有重要意义。如:大肠埃希菌可酵解葡萄糖和乳糖,而伤寒沙门菌只发酵葡萄糖,不能发酵乳糖;葡萄糖发酵试验结果为产酸并产气,而伤寒沙门菌发酵葡萄糖仅产酸不产气。因此,利用生化反应中的糖酵解试验可初步鉴定肠道非致病菌与致病菌。

细菌的生化反应对于鉴别形态、革兰染色反应和培养特性相同的细菌尤为重要。现代临床细菌学检验已普遍采用微量、快速、自动化程度高的生化鉴定方法,如:应用气相、液相色谱法鉴定细菌分解代谢产物,可快速确定细菌的种类;利用先进的全自动细菌鉴定及高级专家系统药敏报告仪可实现细菌生化鉴定的自动化。

## 三、细菌遗传与变异

细菌与其他生物一样,具有遗传和变异的特性。遗传使细菌的性状保持相对稳定,维持细菌种属的繁衍;变异使细菌产生变种和新种,利于细菌适应新的生存环境。细菌的变异可分为遗传型变异和非遗传型变异。其中遗传型变异也称为基因型变异,细菌遗传物质的结构发生改变,变异的新性状可稳定遗传给子代。非遗传型变异也称为表型变异,受外界环境的影响而引起,其遗传物质的结构未改变,因此不能遗传,当环境中的影响因素去除,变异的性状可恢复为原来的性状。

### (一) 常见的细菌变异现象

**1. 形态结构变异**　细菌的形态、大小及结构受外界环境的影响可发生变异。如细菌在青霉素、头孢菌素等抗生素以及溶菌酶、抗体、补体等因素影响下,细胞壁合成受阻或丢失,细菌细胞壁缺陷,呈现高度多形性,称为 L 型变异。肺炎链球菌在机体内或营养丰富的培养基上生长,形成荚膜,而在普通培养基中培养或传代,荚膜逐渐消失,同时毒力也降低。

**2. 菌落变异** 从患者体内新分离的菌落大多为光滑型(S 型)。经人工培养多次传代后,肠道杆菌的菌落变异较为常见。菌落则由光滑型变为粗糙型(R 型),这种变异称为 S-R 变异。S-R 变异多见于肠道杆菌,同时伴有毒力、抗原性、酶活性和生化反应等其他性状的改变。

**3. 毒力变异** 细菌的毒力变异包括毒力的增强和减弱。有毒菌株在人工培养基上长期传代,或在加入不利细菌生长的化学药品或免疫血清的培养基中生长时,细菌的毒力减弱或消失。如卡介苗即为有毒力的牛型结核分枝杆菌,经 13 年连续 230 次传代而获得的毒力减弱但仍保留免疫原性的变异株,可用于结核病的预防。

**4. 耐药性变异** 由于抗生素的广泛使用,细菌对某种抗菌药物可由敏感变为耐药,而成为耐药菌株。有的细菌表现为同时对多种抗菌药物耐药,称为多重耐药菌株。甚至有的细菌变异后产生对药物的依赖性,成为依赖菌株,如痢疾志贺菌链霉素依赖株离开链霉素反而不能正常生长。

**5. 抗原性变异** 肠道杆菌的鞭毛抗原、菌毛抗原常发生变异。如革兰阴性菌如果丧失细胞壁上的脂多糖,则失去特异性 O 抗原。

**(二)细菌遗传变异在医学上的应用**

细菌变异的理论知识与技术在医学微生物学、临床医学及预防医学等方面已被广泛应用。近几十年来,由分子遗传学发展起来的遗传工程更为人类控制遗传特征,改造现有生物品系,生产新的生物制品开辟了前景。

**1. 病原学诊断** 在实验诊断工作中,常遇到一些变异菌株,其形态、毒力、生化反应或抗原性都不典型,给细菌鉴定带来困难。如在有些使用抗生素的患者体内可分离到 L 型细菌。从而必须了解 L 型细菌培养的特点以及如何使其返祖而恢复其典型形态与菌落,做出正确的诊断。

**2. 疾病的预防** 减毒活菌苗可以从自然界分离获得,也可用人工方法选择改变毒力的变异株。目前应用的减毒活菌苗如卡介苗是十分成功的例子,此外还获得了预防鼠疫和布氏菌的活菌苗。

**3. 治疗中的应用** 耐药性菌株的出现是临床上存在的大问题。通过了解产生耐药性的原理,可采取有针对性的措施。临床上强调对细菌做抗生素敏感试验,从而选用敏感药物进行有效的治疗。

**4. 基因工程方面** 重组基因中的目的基因可被转入宿主细菌进行基因产物的表达,从而获得用一般方法难以获得的产品,如胰岛素、生长激素、干扰素等。遗传工程技术还可应用于生产具有抗原性的无毒性的疫苗,这是预防传染病的一种新的途径。

 **要点导航**

**重点**:细菌生长繁殖的条件及规律,细菌的合成代谢产物,细菌的人工培养。
**难点**:细菌的人工培养,细菌的变异现象。

## 能力检测

### 一、名词解释

1. 兼性厌氧菌　2. 热原质　3. 抗生素　4. 培养基

### 二、选择题

1. 细菌用于合成蛋白质的营养物质是（　　）。

A. 碳水化合物　B. 氮源　　　　C. 生长因子　　　D. 无机盐

2. 大多数致病菌最适合的生长温度是（　　）。

A. 25 ℃　　　　B. 40 ℃　　　　C. 37 ℃　　　　D. 27 ℃

3. 专性厌氧菌只能在无氧环境中进行生长繁殖的原因是（　　）。

A. 缺乏完整的呼吸酶系统　　　　　　　B. 能抗无氧环境

C. 不需进行新陈代谢　　　　　　　　　D. 能通过氧化产生氧

4. 细菌繁殖速度快，繁殖的方法是（　　）。

A. 有性繁殖　　　　　　　　　　　　　B. 无性二分裂

C. 无性孢子分裂　　　　　　　　　　　D. 性菌毛结合

5. 研究细菌的生物学性状时，应选用处于什么生长时期的细菌？（　　）

A. 迟缓期　　　　　　　　　　　　　　B. 对数生长期

C. 稳定期　　　　　　　　　　　　　　D. 衰退期

6. 在固体培养基表面由单个细菌繁殖而形成的肉眼可见的细菌集团为（　　）。

A. 菌落　　　　B. 菌苔　　　　C. 菌膜　　　　D. 菌斑　　　　E. 菌液

7. 用于观察细菌的动力的培养基是（　　）。

A. 液体培养基　　　　　　　　　　　　B. 半固体培养基

C. 固体培养基　　　　　　　　　　　　D. 鉴别培养基

8. 卡介苗是由结核分枝杆菌经何种变异而制成的？（　　）

A. 形态结构变异　　　　　　　　　　　B. 抗原性变异

C. 毒力变异　　　　　　　　　　　　　D. 耐药性变异

9. 细菌染色体为（　　）。

A. 环状双股 DNA　　　　　　　　　　　B. 环状单股 DNA

C. 环状双股 RNA　　　　　　　　　　　D. 单股 RNA

10. 兼性厌氧菌是（　　）。

A. 只能在有氧环境中生长　　　　　　　B. 只能在无氧环境中生长

C. 在有氧或无氧环境中都不能生长　　　D. 在有氧或无氧环境中都能生长

11. 多数细菌生长繁殖的最适 pH 值是（　　）。

A. 7.2～7.6　　B. 6.5～6.8　　C. 8.0～8.8　　　D. 4.4～4.6

12. 细菌生长繁殖的条件不包括（　　）。

A. 丰富的营养物质　　　　　　　　　　B. 必要的气体环境

C. 充足的光线　　　　　　　　　　　　D. 合适的酸碱度

### 三、问答题

1. 细菌生长繁殖需要的营养物质有哪些？

2. 进行细菌的人工培养有什么意义？

# 第三节　细菌与外界环境

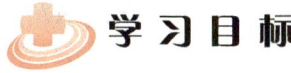

### 学习目标

1. 掌握正常菌群的分布及其生理作用。
2. 掌握消毒、灭菌的概念及常用消毒灭菌法。
3. 熟悉医院感染及预防和控制措施。
4. 了解条件致病菌及其致病条件，菌群失调及原因。
5. 建立无菌观念，能解释与之相关的临床现象。

## 一、细菌的分布

细菌分布广泛，在水、土壤、空气、食物、动物体表以及与外界相通的腔道中，常有各种细菌和其他微生物存在。大多数细菌对人类是无害或有益的，只有少数可导致人类的疾病。能引起人类疾病的细菌称为致病菌，对人没有致病作用的称为非致病菌。

### （一）正常菌群

在正常人体皮肤及与外界相通的腔道中存在的不同种类、数量的微生物称正常微生物群，其中以细菌数量最多，称正常菌群。在人体免疫功能正常时，正常菌群与宿主处于相对平衡状态，这些细菌对人不仅无害，而且有益。

**1. 正常菌群的分布**　人体各部位正常菌群的分布如下：

（1）皮肤　皮肤的细菌往往因个人卫生及环境情况的不同而有所差异。其中有表皮葡萄球菌、铜绿假单胞菌、丙酸杆菌、金黄色葡萄球菌。当皮肤受损伤时，可引起化脓性感染，如疖、痈等。

（2）呼吸道　鼻腔和咽部经常存在葡萄球菌、类白喉棒状杆菌等。在咽喉及扁桃体黏膜上，主要是甲型链球菌和卡他球菌占优势。此外，还经常存在着具有潜在致病性的微生物如肺炎链球菌、流感杆菌等。正常人的支气管和肺泡是无菌的。

（3）消化道　口腔中的微生物有各种球菌、乳酸杆菌、梭形菌、螺旋体和白色念珠菌等。胃肠道的细菌则因部位而不同。若胃功能障碍，如胃酸分泌减少，尤其是胃癌时，往往出现八叠球菌、乳酸杆菌、芽胞杆菌等。成年人的空肠和回肠上部的细菌很少，甚至无菌，肠道下段细菌逐渐增多。大肠积存有食物残渣，又有合适酸碱度，适于细菌繁殖，微生物的种类繁多，主要有大肠埃希菌（大肠杆菌）、脆弱类杆菌、双歧杆菌、厌氧性球菌等，其他还有乳酸杆菌、葡萄球菌、铜绿假单胞菌、变形杆菌、真菌等。

（4）眼结膜　由于眼泪中有大量溶菌酶的抗菌作用和眼泪的冲刷作用，在健康情况下，眼结膜只有少量的棒状杆菌、表皮葡萄球菌和结膜干燥杆菌。

（5）泌尿生殖道 正常情况下，仅在泌尿道外部有细菌存在，如男性生殖器有非致病性分枝杆菌，尿道口有葡萄球菌和革兰阴性球菌及杆菌；女性尿道外部与外阴部菌群相仿，除非致病性分枝杆菌外，还有葡萄球菌、类白喉棒状杆菌和大肠埃希菌等。阴道内的细菌种类随着内分泌的变化而异，主要有葡萄球菌、类白喉棒状杆菌、大肠埃希菌等。

附人体各部位正常菌群的分布（表 2-2）。

表 2-2 人体各部位正常菌群的分布

| 部位 | 存在的主要微生物 |
| --- | --- |
| 皮肤 | 表皮葡萄球菌、铜绿假单胞菌、丙酸杆菌、金黄色葡萄球菌、类白喉棒状杆菌、白假丝酵母菌等 |
| 口腔 | 链球菌（甲型或乙型）、乳酸杆菌、螺旋体、梭形杆菌、白色念珠菌、表皮葡萄球菌、肺炎球菌、奈瑟氏球菌、类白喉棒状杆菌等 |
| 鼻咽腔 | 甲型链球菌、奈瑟氏球菌、肺炎球菌、流感杆菌、乙型链球菌、葡萄球菌、铜绿假单胞菌、大肠埃希菌、变形杆菌等 |
| 外耳道 | 葡萄球菌、类白喉棒状杆菌、铜绿假单胞菌等 |
| 眼结膜 | 表皮葡萄球菌、结膜干燥杆菌、类白喉棒状杆菌等 |
| 胃 | 正常一般无菌 |
| 肠道 | 类杆菌、双歧杆菌、大肠埃希菌、厌氧性链球菌、粪链球菌、葡萄球菌、白色念珠菌、乳酸杆菌、变形杆菌、破伤风杆菌、产气荚膜杆菌等 |
| 尿道 | 表皮葡萄球菌、类白喉棒状杆菌、耻垢杆菌等 |
| 阴道 | 乳酸杆菌、白色念珠菌、类白喉棒状杆菌、大肠埃希菌等 |

**2. 正常菌群的生理作用**

（1）生物拮抗作用 正常菌群与黏膜上皮细胞紧密结合，在细菌定植处形成生物屏障或生物膜，可抵抗致病微生物的侵袭及定植，从而起到保护宿主的作用。正常菌群消耗了有限的营养物质使致病菌无法生长，还可通过其代谢产物以及产生抗生素、细菌素等起作用。

（2）营养作用 肠道正常菌群能合成 B 族维生素和维生素 K 等，供人体吸收利用，长期使用抗生素的患者会出现维生素缺乏，应予补充。此外，正常菌群还参与人体的胆汁代谢、胆固醇代谢及激素转化等过程。

（3）免疫作用 正常菌群的免疫作用主要表现在三个方面：①促进宿主免疫系统的发育与成熟。②作为广谱抗原，刺激机体的免疫应答。③增强免疫细胞的活性，如乳酸杆菌、双歧杆菌能激活机体吞噬细胞活性。

（4）抑癌作用 动物实验发现在致癌剂作用下，无菌大鼠比普通大鼠的癌症诱发率高 2 倍，提示正常菌群具有抑癌作用。其机制可能为：①能产生一些酶类物质作用于致病物质。②降解或抑制亚硝胺的合成。③充当免疫原或佐剂，刺激机体免疫系统，增强免疫功能。

（5）抗衰老作用 肠道双歧杆菌有抗衰老作用，健康乳儿肠道中的细菌 80% 是双歧杆菌，成年后这类细菌逐渐减少，老年后产生有害物质的芽胞杆菌增多，机体吸收有害物质后，加速细胞衰老。正常菌群可产生超氧化物歧化酶，保护细胞免受活性氧的损伤，发挥抗衰老作用。

## （二）条件致病菌

在正常情况下，人体与正常菌群之间以及各种正常菌群之间，保持一定的生态平衡。在一定条件下，当这种平衡关系被打破，原来不致病的正常菌群也能引起疾病，又称为条件致病菌或机会致病菌。条件致病菌致病的条件有以下几种。

**1. 寄居部位改变** 由于正常菌群寄居部位的改变，也可引起疾病。例如，大肠埃希菌进入腹腔可引起腹膜炎，或进入泌尿道引起泌尿道感染。

**2. 机体免疫功能低下** 临床应用大量糖皮质激素和抗肿瘤药物、实行放射治疗或发生某些感染等，可导致机体免疫功能低下，使正常菌群在寄居部位引起感染灶，进而穿透黏膜屏障进入组织或通过血液扩散。

**3. 菌群失调** 机体某部位正常菌群中各菌种的比例发生较大幅度变化而超出正常范围的状态，称为菌群失调，由此产生的病症，称菌群失调症。临床上常见的菌群失调症有：①耐药性葡萄球菌繁殖成优势菌而发生腹泻，偶尔发生致死性葡萄球菌脓毒血症；②变形杆菌和假单胞菌生长旺盛并侵入组织发生肾炎或膀胱炎；③白假丝酵母菌大量繁殖，引起肠道、肛门或阴道感染，也可发展成全身感染；④艰难梭菌在结肠内大量繁殖，并产生肠毒素等细胞毒素，导致假膜性肠炎。长期大量使用抗生素、放射性核素、糖皮质激素等是菌群失调的主要诱因；患有慢性消耗性疾病时肠道、呼吸道、泌尿生殖道的功能失常也是重要原因。

## 二、消毒与灭菌

生物的生存都离不开一定的外界环境，细菌也不例外。细菌的生长繁殖除了必需的营养，还要有适合的外界环境，包括气体环境、温度等多种环境因素都可影响细菌的生长繁殖。

许多物理或化学因素可被用于杀灭或清除病原微生物，以下术语常用来表示物理或化学方法对微生物的杀灭程度。

### （一）基本概念

**1. 灭菌** 杀灭物体上所有微生物（包括病原体和非病原体的繁殖体和芽胞）的方法。

**2. 消毒** 杀灭物体上病原微生物的方法，不一定杀死含芽胞的细菌和非病原微生物。用以消毒的化学药物称为消毒剂。

**3. 防腐** 防止或抑制微生物生长繁殖的方法。用于防腐的化学药物称为防腐剂。许多药物在低浓度时有抑菌作用，在高浓度时则有杀菌作用。

**4. 无菌及无菌操作** 无菌是指物体中无活的微生物存在。防止微生物进入机体或物体的操作技术称无菌操作或无菌技术。在实际临床工作中，医务工作者必须树立牢固的无菌观念，执行严格的无菌操作，防止微生物感染或污染。

### （二）常用消毒灭菌法

消毒与灭菌技术的选择，取决于多种因素。在实际工作中应根据消毒灭菌的对象、目的和要求不同，以及环境条件的不同，选择适合的方法。

**1. 物理消毒灭菌法** 热力对细菌的影响较大。多数细菌耐低温，在低温状态下，这些细菌的代谢减慢，当温度回升到适宜范围又能恢复生长繁殖，故低温常用作保存菌种。但高温对细菌有明显的致死作用，利用高温可使菌体蛋白质、核酸、酶等结构被破坏，失去其生物学活性，此外，高温亦可导致细菌的细胞结构破坏而使细菌死亡。

热力灭菌是最可靠而应用广泛的灭菌法，包括湿热灭菌法和干热灭菌法。在同样的温度下,湿热的灭菌效果比干热好,其原因有:①蛋白质变性所需的温度与其含水量有关,含水量愈大,蛋白质变性所需的温度愈低;②水分子的穿透力比空气大,更容易均匀传递热能,使物品深部也能达到较高的温度;③湿热灭菌过程中蒸汽放出大量热,加速细菌的结构破坏。

1) 干热灭菌法　细菌的繁殖体在干燥条件下,80～100 ℃ 1 h 可被杀死,杀灭芽胞则需要更高的条件。干热灭菌的方法如下。

(1) 干烤　利用烤箱,加热至 160～170 ℃ 2 h,可达到无菌的效果。主要用于耐热的物品如玻璃器皿、瓷器、金属器械、某些粉剂药物等的灭菌。

(2) 灼烧　直接用火焰杀死微生物,适用于微生物实验室的接种工具等耐热的金属器械的灭菌以及玻璃试管口和瓶口等的灭菌。

(3) 焚烧　焚烧是彻底的灭菌方法,但只限于处理废弃的污染物品,如衣物、纸张、垃圾、动物尸体等。焚烧应在专用的焚烧炉内进行。

2) 湿热灭菌法

(1) 煮沸法　一般细菌的繁殖体在 100 ℃ 沸水中 5 min 能被杀死,但许多芽胞需经煮沸 1～2 h 才死亡。水中加入 2%碳酸氢钠可提高其沸点至 105 ℃,既可促进芽胞的杀灭,又能防止金属器皿生锈,在高原地区更适用。煮沸法可用于饮水、餐具和一般手术器械(如剪刀、注射器等)的消毒。

(2) 流通蒸汽消毒法　用普通蒸笼或阿诺蒸锅进行消毒。加热至 80～100 ℃,15～30 min,可杀死细菌的繁殖体,但不能保证杀灭芽胞。一般外科器械、注射器、食具可采用此法。

(3) 间歇蒸汽灭菌法　利用反复多次的流通蒸汽间歇加热,杀灭所有微生物,包括芽胞。一般用流通蒸汽灭菌器,100 ℃ 下加热 15～30 min,可杀死其中的繁殖体,但芽胞尚有残存,取出后放 37 ℃ 孵箱过夜,使芽胞萌发形成繁殖体,次日再蒸一次,如此连续三次。本法适用于不耐高热的含糖或牛奶的培养基的灭菌。

(4) 巴氏消毒法　由法国科学家 Louis Pasteur 创建以用于酒类消毒而命名,是利用热力杀死液体中的病原菌或一般的杂菌,同时不破坏其营养成分的方法。加温至 61.1～62.8 ℃ 30 min 或 71.7 ℃ 15～30 s。常用于牛奶、酒类的消毒。

(5) 高压蒸汽灭菌法　在专门的高压蒸汽灭菌器中进行,在 103.4 kPa 蒸汽压力下,温度达到 121.3 ℃,维持 15～30 min,可杀灭包括芽胞在内的所有微生物的灭菌方法,也是目前使用最普遍的灭菌方法。其优点是用时少,灭菌效果可靠。适用于耐高温、耐高压、耐湿物品的灭菌,如一般培养基、生理盐水、手术敷料与器械、玻璃容器等物品。

3) 辐射杀菌法

(1) 日光与紫外线　日光照射是有效的天然杀菌法,对大多数微生物均有损害作用,主要的作用因素为紫外线。

紫外线为电磁辐射,波长范围为 200～300 nm 的紫外线具有杀菌作用,杀菌作用最强的波长为 265～266 nm。由于紫外线易被 DNA 吸收,干扰 DNA 复制,导致细菌变异或死亡。紫外线的穿透能力弱,可受到玻璃、纸张、水蒸气等的阻挡,只能用于物体表面消毒及手术室、无菌操作实验室及病房的空气消毒。紫外线用于室内空气消毒时,有效距离不超过 2 m,照射时间不少于 30 min。值得注意的是,杀菌波长的紫外线对人体皮肤、眼睛均有损伤作用,使用时应做好防护。

(2) 电离辐射　包括 X 射线、γ 射线和高速粒子等,具有较高的能量与穿透力,对各种微生物均有致死作用,可在常温下对不耐热的物品灭菌。其机理在于破坏 DNA 分子。可用于批量灭菌不耐热的一次性塑料注射器和导管等；亦能用于食品和中药制剂的灭菌而不破坏其有效成分。

（3）微波 微波是一种波长为 1 mm～1 m 的电磁波，在较低的温度下能起到消毒作用但不能穿透金属。消毒中常用的微波有 2450 MHz 与 915 MHz 两种。在医院中可用于检验室用品、非金属器械、无菌病室的食品食具、药杯等的消毒，微波长期照射可引起眼部的晶状体混浊、睾丸损伤和神经功能紊乱等全身性反应，因此必须做好防护措施。

4）滤过除菌法 利用物理阻留的方法将液体或空气中的细菌去除，以达到无菌的目的。常用的滤膜滤器由硝基纤维素制成薄膜，其孔径大小不一，常用于除菌的孔径为 0.22 $\mu m$。此外还有石棉滤器、玻璃砂滤器等。滤过除菌法主要用于血清、毒素、抗生素、药液、空气等的除菌。

**2. 化学消毒灭菌法** 化学药物能影响细菌的化学组成、物理结构和生理活动，从而达到防腐、消毒甚至灭菌的要求。但消毒及防腐的药物对人体组织同样有害，只能用于环境消毒或皮肤黏膜的消毒。

1）化学消毒剂的种类 可根据用途与消毒剂的特点选择使用不同的消毒剂（表 2-3）。

表 2-3 常用化学消毒剂的种类及用途

| 类别 | 名 称 | 主要性状 | 用 法 | 用 途 |
|---|---|---|---|---|
| 重金属盐类 | 升汞 | 杀菌作用强，腐蚀金属器械 | 0.05%～0.1% 溶液 | 非金属器皿消毒 |
| | 红汞 | 抑菌力弱，无刺激性 | 2%水溶液 | 皮肤、黏膜、小创伤消毒 |
| | 硫柳汞 | 杀菌力弱，抑菌力强，不沉淀蛋白质 | 0.1%溶液 | 生物制品防腐，皮肤、手术部位消毒 |
| | 硝酸银 | 有腐蚀性 | 1%溶液 | 新生儿滴眼，预防淋球菌感染，眼及尿道黏膜消毒 |
| 氧化剂 | 高锰酸钾 | 弱氧化剂，稳定 | 0.1% | 皮肤、黏膜消毒，蔬菜、水果消毒 |
| | 过氧化氢 | 新生氧杀菌，不稳定 | 3% | 口腔黏膜消毒 |
| | 过氧乙酸 | 20%市售品无爆炸原危险，性质不稳定，原液对皮肤、金属有强烈腐蚀性 | 0.2%～0.5% | 塑料、玻璃、人造纤维消毒，皮肤消毒（洗手） |
| 卤素及其化合物 | 氯气 | 氯气刺激性强，有毒 | $(0.2～0.5) \times 10^{-6}$ mg/kg | 饮水及游泳池消毒 |
| | 漂白粉 | 白色粉末，有效氯易挥发，有氯味，腐蚀金属、棉织品，刺激皮肤，容易潮解 | 10%～20% 乳液澄清液 | 地面，厕所及排泄物，空气，物品表面（0.5%～1%喷雾）消毒 |
| | 氯胺 | 白色结晶，有氯味，杀菌力较弱，可持久，腐蚀作用小 | 0.2%～0.5% 水溶液 | 室内空气及表面消毒（喷雾），0.1%～0.2%浸泡衣服、排泄物、分泌物等 |
| | 碘酒 | 刺激皮肤，不能与红汞同用 | 2.5%碘酒（酊） | 皮肤消毒 |

续表

| 类别 | 名称 | 主要性状 | 用法 | 用途 |
|---|---|---|---|---|
| 醇类 | 乙醇 | 消毒力不强,对芽胞无效 | 70%～75%溶液 | 皮肤、体温表消毒 |
| 醛类 | 甲醛 | 溶液挥发慢,刺激性强,浸泡物体表面消毒 | 10%溶液 | 浸泡,物品表面消毒。蒸汽消毒:10%溶液加等量水,蒸发,密闭房间6～24 h以消毒房间 |
| | 戊二醛 | 挥发慢,刺激性小,碱性溶液,有强大杀菌作用 | 0.3%NaHCO₃调整pH值至7.5～8.5,配成2%水溶液 | 不能用热力灭菌物品的消毒(如精密仪器) |
| 酚类 | 石炭酸(苯酚) | 溶液杀菌力强,有特殊气味 | 3%～5% | 地面、家具、器皿表面消毒,2%溶液用于皮肤消毒 |
| | 来苏儿 | 溶液杀菌力强,有特殊气味 | 2% | 物品消毒,浸泡手术器械 |
| 表面活性剂 | 新洁尔灭 | 易溶于水,刺激性小,稳定,对芽胞无效,遇肥皂或其他合成洗涤剂效果减弱 | 0.05%～0.1% | 外科洗手及皮肤黏膜消毒;浸泡手术器械 |
| | 杜灭芬 | 稳定,易溶于水,遇肥皂或其他洗涤剂效果减弱 | 0.05%～0.1% | 皮肤创伤冲洗;金属器械、棉织品、塑料、橡胶类物品消毒 |
| 己烷 | 洗必泰 | 白色结晶,稳定,略溶于水,溶于醇,应用其盐类,禁忌与升汞配伍 | 0.02%～0.05%水溶液 | 术前洗手(浸泡5 min),腹腔、膀胱等的冲洗 |
| 烷基化合物 | 环氧己烷 | 常温下为无色气体,沸点为10.4 ℃,易爆、易燃,有毒((100～200)×10⁻⁶ mg/kg对人能致死) | 50 mg/1000 mL 密闭塑料袋 | 手术器械、敷料等消毒灭菌 |
| 染料 | 龙胆紫 | 溶于乙醇,有抑菌作用,对葡萄球菌作用强 | 2%～4%水溶液 | 浅表创伤消毒 |
| 酸碱类 | 醋酸 | 浓烈醋味 | 5～10 mL/m³ 加等量水蒸发 | 消毒房间,控制呼吸道感染 |
| | 生石灰 | 杀菌力强,腐蚀性大 | 加水1∶4或1∶8配成糊状 | 消毒排泄物及地面 |

2) 影响消毒剂作用的因素 影响消毒剂作用效果的因素很多,主要包括:

(1) 消毒剂的性质、浓度与作用时间 各种消毒剂的理化性质不同,对微生物的作用也有差异。一般来说,浓度一定,消毒剂的作用时间越长,效果也越强;多数消毒剂浓度越大,杀菌效果越好。但醇类例外,70%～75%乙醇(酒精)或50%～80%异丙醇的消毒效果最好,更高浓度则可能使菌体蛋白质迅速凝固,影响消毒剂渗透进入菌体。

(2)微生物的污染程度 污染程度越严重,消毒就越困难,所以在处理污染严重的物品时,必须加大消毒剂浓度,或延长作用的时间。

(3)微生物的种类和生活状态 不同的细菌对消毒剂的抵抗力不同,细菌芽胞的抵抗力最强,幼龄菌比老龄菌敏感,处于对数生长期的细菌对消毒剂敏感。

(4)环境中的有机物 通常病原菌与分泌物、血液、排泄物等一起存在,这些有机物特别是蛋白质可使某些消毒剂的杀菌效果受到明显影响,受有机物影响较大的消毒剂有乙醇、表面活性剂、氧化剂等。因此在消毒皮肤及器械前应先清洗。

(5)化学拮抗物 阴离子表面活性剂可降低阳离子表面活性剂如新洁尔灭的消毒作用,因此不能将此类消毒剂与肥皂、阴离子洗涤剂合用。次氯酸盐和过氧乙酸会被硫代硫酸钠中和,金属离子的存在对消毒效果也有一定影响,可降低或增强消毒作用。

---

**知识链接**

### 消毒剂的分类

1. **按用途分类** 环境消毒剂和体表消毒剂(包括饮水、器械等)。

2. **按杀菌能力分类**

(1)高效消毒剂:能杀灭包括细菌芽胞在内的各种微生物的消毒剂。

(2)中效消毒剂:能杀灭除细菌芽胞以外的各种微生物的消毒剂。

(3)低效消毒剂:只能杀灭抵抗力比较弱的微生物,不能杀灭细菌芽胞、真菌和结核分枝杆菌,也不能杀灭如肝炎病毒等抵抗力强的病毒和抵抗力强的细菌繁殖体的消毒剂。

---

### 三、医院感染

**1. 概念** 医院感染也称医院内感染或医院获得性感染,是指由医院的病原生物或其毒素导致的局部或全身感染。

医院感染有如下特点:①感染对象为一切在医院活动的人群,包括住院和门诊患者、探视者、患者陪护人员、医院工作人员等,但主要是患者。②感染发生地点必须在医院内。③感染时间:医院感染不是患者入院的原发疾病的延伸,入院前已感染但处于潜伏期的病例不属医院感染。对于细菌性感染,一般入院48 h以后发生的可以认为是医院感染。④医院感染的微生物主要为条件致病菌,感染源以内源性感染为主,传染性较弱。⑤常具有耐药性甚至多重耐药。抗生素的滥用导致耐药菌的增多以及耐药性的增强。例如,耐甲氧西林金黄色葡萄球菌对许多广谱抗生素都不敏感,是典型的医院感染多谱耐药菌株。

**2. 原因** 近年来,由于抗生素、免疫抑制剂、化疗药物等以及导管、插管、内窥镜等介入技术的大量使用,导致医院感染病例呈上升趋势。住院患者发生医院感染的危险性较20年前增加了35倍。尿路、呼吸道和创口感染是最常见的医院感染,以内源性感染为主,主要易感对象为医院内患者,尤其是免疫功能低下的患者。

**3. 主要对象** 老年人和婴幼儿是医院感染的主要对象。患有免疫缺陷或免疫功能紊乱原发疾病或基础疾病的患者,如糖尿病患者以及免疫抑制剂使用者、接受放射治疗和脾切除手术等机体抗感染能力低下的患者,也是医院感染的主要对象。

**4. 主要传播途径**　①空气传播,微生物通过呼吸道飞沫、呼吸机、空调以及气溶胶等传播。葡萄球菌在黏膜分泌物、皮屑和干燥的脓液中存活很长时间,可通过空气从原发部位传播。革兰阴性杆菌可通过空调、呼吸机传播。②接触传播,诊治过程中的接触为微生物的传播提供了机会。医院器械、设备和物品常被污染,外科手术、导尿管、气管切开术为正常菌群进入非定居部位提供了条件。针刺、锐器伤等意外可能导致肝炎病毒、人类免疫缺陷病毒的感染。诊疗技术中最易引起医院感染的主要有两类:器官移植及血液透析、腹膜透析。

**5. 医院感染的控制**　引起医院感染的危险因素较多,易感人群、病原微生物和医疗环境是发生医院感染的主要危险因素。控制医院感染危险因素是预防和控制医院感染最有效的措施,主要如下。

(1) 消毒灭菌　医疗器械、物品、患者衣物、液体的灭菌是降低医院感染发生的重要环节。

医疗垃圾的集中回收与统一处理是避免医疗废物流向社会的重要保障。医务人员应遵照国家卫计委颁发的医院管理规范条例中消毒与灭菌的原则,严格执行手部皮肤的清洁与消毒,规范无菌操作。

(2) 隔离预防　隔离包括传染源隔离和对易感者的保护性隔离。隔离室的空气必须过滤,隔离传染源的空气为排出过滤,隔离易感者应针对不同的传播途径制订隔离措施,如接触隔离、呼吸道隔离、肠道隔离、血液体液隔离等。

(3) 合理使用抗生素　目前抗生素是医院内使用最广泛的一类药物,滥用抗菌药物的现象非常严重,这种现象加剧了病原微生物的耐药性。合理使用抗生素应遵守以下原则:①维持高水平药物浓度,在短时间内清除细菌;②联合使用两种没有交叉耐药的抗生素;③加强处方药物尤其是抗菌药物应用的管理;④通过药敏试验选择敏感抗菌药物。

(4) 医院感染监测　医院感染的监测需设置专门机构和专业人员,长期地、系统地、有计划地观察人群中医院感染的发生、分布及各种影响因素,确定感染分布动态和变化趋势,及时采取控制措施,客观评价防治效果,以达到降低医院感染率的目的。

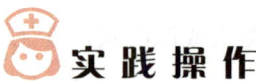

## 实践操作

见第十一章实验三细菌分布检查与消毒灭菌实验。

## 要点导航

**重点**:正常菌群的概念,条件致病菌的概念及致病条件,消毒与灭菌的概念,常用消毒灭菌法的用途。

**难点**:消毒灭菌法的分类及用途,医院感染。

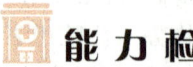

## 能力检测

**一、名词解释**

1. 正常菌群　2. 条件致病菌　3. 菌群失调　4. 灭菌　5. 消毒　6. 无菌操作

7. 医院感染

## 二、选择题

1. 下列关于细菌分布的观点,正确的是(　　　)。

A.皮肤表面是无菌的 　　　　　　　　　B.正常人的内脏是无菌的

C.血液是无菌的 　　　　　　　　　　　D.眼睛表面有溶菌酶,也是无菌的

2. 条件致病菌致病的条件不包括(　　　)。

A.寄居部位改变 　　　　　　　　　　　B.机体免疫功能低下

C.菌群失调 　　　　　　　　　　　　　D.放射治疗

3. 下列最可靠的灭菌方法是(　　　)。

A.煮沸法 　　　　　　　　　　　　　　B.流通蒸汽消毒法

C.间歇蒸汽灭菌法 　　　　　　　　　　D.高压蒸汽灭菌法

4. 对于医疗废物,最好的灭菌方法是(　　　)。

A.干烤 　　　　　　　　　　　　　　　B.焚烧

C.加生石灰深埋 　　　　　　　　　　　D.高压蒸汽灭菌

5. 衣物在阳光下曝晒可以消毒,其起作用的主要因素是(　　　)。

A.红外线热效应 　　　　　　　　　　　B.紫外线

C.微波 　　　　　　　　　　　　　　　D.电离辐射

6. 高压蒸汽灭菌能达到的最高温度是(　　　)。

A.100 ℃ 　　　　B.121.3 ℃ 　　　C.80 ℃ 　　　D.250 ℃

7. 引起医院感染最常见的微生物是(　　　)。

A.条件致病菌 　　B.正常菌群 　　　C.致病菌 　　　D.真菌

8. 温度对细菌的影响不正确的是(　　　)。

A.高温可以消毒灭菌 　　　　　　　　　B.低温下细菌均会死亡

C.37 ℃时致病菌生长繁殖好 　　　　　　D.细菌对温度变化敏感

9. 常用于血清除菌的方法是(　　　)。

A.高压蒸汽灭菌法 　　　　　　　　　　B.滤过除菌法

C.巴氏消毒法 　　　　　　　　　　　　D.干烤法

10. 关于紫外线,说法错误的是(　　　)。

A.紫外线适用于空气和物体表面的消毒 　　B.可损坏细菌的 DNA 构型

C.波长为 265～266 nm 杀菌作用最强 　　　D.其穿透力弱,故对人体无损害

## 三、问答题

1. 正常菌群对人有什么有益的作用?

2. 常用消毒灭菌法的分类及用途有哪些?

3. 为什么用于消毒的酒精浓度不能过高或过低?

4. 预防和控制医院感染的措施有哪些?

# 第四节　细菌的致病性与感染

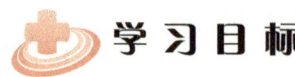

1. 掌握细菌的致病因素。
2. 掌握毒力的概念及构成毒力的因素。
3. 熟悉细菌感染的途径。
4. 熟悉全身感染的类型并能正确区分。
5. 了解细菌感染的结局,并能解释与之相关的临床现象。

## 一、细菌的致病因素

能对人类致病的细菌统称为病原菌或致病菌。病原菌的致病性与其毒力、侵入数量、侵入途径及机体的免疫状态密切相关(图 2-10)。此外,环境因素也对病原菌的致病机制有一定影响。

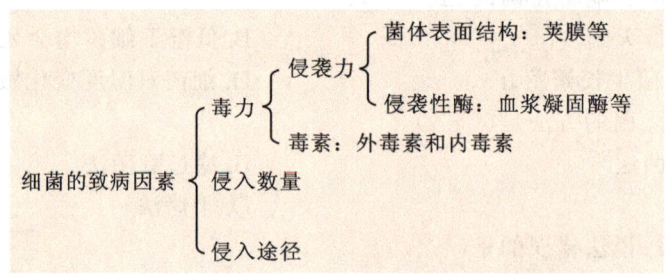

图 2-10　细菌的致病因素

### (一) 细菌的毒力

病原菌致病能力的强弱程度称为毒力。各种细菌的毒力不同,并可因宿主种类及环境条件不同而发生变化。同一种细菌也有强毒、弱毒与无毒菌株之分。细菌的毒力常用半数致死量表示,其含义是在单位时间内,通过一定途径,使一定体重的某种实验动物半数死亡所需的细菌数或细菌毒素。构成病原菌毒力的主要因素是侵袭力和毒素。

**1. 侵袭力**　侵袭力是指细菌突破机体的防御机能,在体内定居、繁殖、扩散的能力。构成侵袭力的主要物质有荚膜、黏附素和侵袭性物质等。

(1) 荚膜等抗吞噬物质　细菌的荚膜以及类似荚膜的结构具有抵抗吞噬及体液中杀菌物质的作用。如将无荚膜细菌注射到实验动物体内,细菌易被吞噬而不发生病变;有荚膜的细菌则能抵抗并突破宿主防御机能,迅速繁殖而引起宿主病变,甚至死亡。

（2）菌毛等黏附素　黏附素指位于细菌表面能与宿主靶细胞表面结合的物质,在细菌的感染中起重要作用。主要有:①菌毛:多种革兰阴性菌,如志贺菌和淋球菌等借助菌毛与宿主易感细胞表面相应受体结合,定居于结肠黏膜和泌尿生殖道黏膜表面,并且不被肠液或尿液洗脱。②膜磷壁酸:位于革兰阳性菌细胞壁,可介导 A 族链球菌等对宿主细胞的黏附作用。

（3）侵袭性物质　有些细菌能释放侵袭性酶,在细菌感染的过程中有一定作用。常见的有:①血浆凝固酶:金黄色葡萄球菌产生的血浆凝固酶能加速人或兔血浆的凝固,保护病原菌不被吞噬或免受抗体等的作用。②链激酶:链球菌能产生链激酶,激活溶纤维蛋白酶原成为溶纤维蛋白酶,而使纤维蛋白凝块溶解,促使细菌和毒素扩散。③透明质酸酶:可溶解机体结缔组织中的透明质酸,使结缔组织疏松,通透性增加,造成致病菌在组织中扩散。

**2. 毒素**　细菌毒素是细菌在生长繁殖过程中合成并释放的多种对宿主有损害作用的毒性物质。按其来源、性质和作用部位的不同,可分为外毒素和内毒素两大类。

（1）外毒素　主要是由革兰阳性菌和部分革兰阴性菌产生并释放到菌体外的毒性蛋白质成分。外毒素具有以下共同特征。

①化学成分为蛋白质,多由 A、B 两个亚单位组成,A 亚单位是外毒素活性部分,决定毒性效应。B 亚单位是结合单位,无毒性但免疫原性强,与宿主靶细胞表面特异性受体结合,介导 A 亚单位进入细胞。提纯的结合亚单位可作为疫苗,预防外毒素所致疾病。

②毒性强,如 1 mg 纯化的肉毒毒素可杀死 2 亿只小白鼠。

③选择性强,外毒素对靶细胞特定受体有亲和作用,因此仅对特定组织、器官造成选择性损害,引起特殊的临床症状,如肉毒毒素可阻断胆碱能神经末梢释放乙酰胆碱,使眼部和咽部肌肉麻痹,引起眼睑下垂、复视、吞咽困难等。

④对理化因素稳定性差,多不耐热,60～80 ℃经 30 min 可被破坏;对化学因素不稳定,外毒素可被蛋白酶分解,易发生变性。

⑤抗原性强,在甲醛作用下可以脱毒形成类毒素,但仍保持抗原性,能刺激机体产生特异性的抗毒素抗体。类毒素主要用于人工主动免疫,抗毒素用于治疗和紧急预防。

⑥种类多,外毒素按照对宿主的亲和性和作用方式可分为神经毒素、细胞毒素和肠毒素三大类。

（2）内毒素　即革兰阴性菌细胞壁当中的脂多糖成分,只有当细菌死亡或人工裂解后释放。常见的革兰阴性菌有沙门菌、志贺菌、大肠埃希菌、奈瑟菌等。有如下特点:

①革兰阴性菌内毒素主要成分为脂多糖,由脂质 A、核心多糖和菌体特异性多糖组成。其中,脂质 A 是内毒素的主要毒性成分。

②内毒素耐热,必须加热到 160 ℃,经 2～4 h 或用强碱、强酸或强氧化剂煮沸 30 min 才能灭活。内毒素不能用甲醛脱毒制成类毒素。

③内毒素对组织细胞的选择性不强,不同革兰阴性菌的内毒素,引起的病理变化和临床症状大致相同。主要表现为发热反应、白细胞反应、内毒素血症与内毒素休克、弥散性血管内凝血等。

外毒素与内毒素的主要区别见表 2-4。

表 2-4　细菌的外毒素与内毒素的主要区别

| 性　质 | 外　毒　素 | 内　毒　素 |
|---|---|---|
| 存在部位 | 由活的细菌释放至细菌体外 | 为细菌细胞壁结构成分,菌体崩解后释出 |
| 产生毒素的细菌种类 | 以革兰阳性菌多见 | 以革兰阴性菌多见 |
| 化学成分 | 蛋白质 | 脂多糖 |
| 稳定性 | 不稳定,60 ℃以上能迅速破坏 | 耐热,60 ℃耐受数小时 |
| 毒性作用 | 强,不同细菌产生的外毒素引起不同部位病变 | 稍弱,各种细菌内毒素的毒性作用大致相同,引起发热、弥散性血管内凝血、白细胞减少等 |
| 免疫原性及甲醛处理 | 强,可刺激机体产生高效价的抗毒素。经甲醛处理,可脱毒成为类毒素 | 刺激机体对多糖成分产生抗体,不形成抗毒素,不能经甲醛处理成为类毒素 |

### (二) 侵入数量

病原菌引起感染,除毒力外,还必须有足够的数量和适当的侵入部位。有些病原菌毒力极强,极少量的侵入即可引起机体发病,如鼠疫耶尔森菌,有数个细菌侵入就可发生感染。但对大多数病原菌而言,需要一定的数量,才能引起感染。

### (三) 侵入途径

病原菌的侵入途径也与感染发生有密切关系,多数病原菌只有经过特定的途径侵入,并在特定部位定居繁殖,才能造成感染。如痢疾志贺菌必须经口侵入,定居于肠道内,才能引起疾病。而破伤风梭菌,只有在局部创伤,形成缺氧环境的条件下才引起感染。

## 二、感染的发生与发展

### (一) 感染的概念

在一定的条件下,病原菌突破机体的防御功能,侵入机体,引起不同程度病理过程的改变即称为感染。

### (二) 感染的来源和传播方式

**1. 根据感染的来源不同分类**

(1) 外源性感染　指由来自宿主体外的病原菌引起的感染。传染源主要是:①患者:患者感染后从潜伏期一直到病后恢复期这段时间内,都可能通过接触和污染环境,使病原菌以各种方式在人与人之间传播。②带菌者:携带有病原菌但未出现临床症状的健康人,由于其机体免疫力与病原菌致病能力处于平衡状态,不表现出症状,在一定时间内可持续排菌。带菌者不易被发现,其危害性高于患者,是重要的传染源。③患病及带菌动物:某些细菌可能引起人畜共患病,病原可在人和动物中传播,如炭疽杆菌、布氏菌和鼠疫耶尔森菌等。

(2) 内源性感染　有少数细菌在正常情况下,寄生于人体内,不引起疾病。当机体免疫力减低时,或者由于外界因素的影响,如长期大量使用抗生素引起体内正常菌群失调,而造成的感染称之为内源性感染。内源性感染还包括感染过但少数病原菌潜伏下来后又重新感染的现象,如结核分枝杆菌的感染。

**2. 根据接触传染源的途径不同分类**

（1）经呼吸道感染　呼吸系统传染病的主要传播方式,如肺结核、白喉、百日咳等。

（2）经皮肤传播　经皮肤黏膜的破损处侵入机体而引起的感染,如金黄色葡萄球菌、A 群链球菌等引起的感染。

（3）经消化道传播　主要为肠道传染病。当食物和饮用水含有病原体或受病原体污染时,可引起传染病的传播,如霍乱、伤寒、痢疾等。

（4）经接触传播　通常分为直接接触传播和间接接触传播两种。①直接接触传播,在没有任何外界因素参与下,传染源与易感者直接接触而引起疾病的传播,如炭疽病、淋病等的传播。②间接接触传播,易感者因接触被传染源排泄物或分泌物所污染的日常生活用品,如毛巾、餐具、门把手、电话柄等所造成的传染,称为间接接触传播。多种肠道传染病、某些呼吸道传染病、人畜共患病、皮肤传染病等均可经此途径传播。被污染的手在间接接触传播中起特别重要的作用。

（5）经节肢动物传播　也称虫媒传播,是以节肢动物作为传播媒介而造成的感染,包括机械携带和生物性传播两种方式,如鼠蚤叮人吸血可传播鼠疫等。

### （三）感染的结局

依病原菌和宿主双方力量强弱而决定,可产生以下几种感染类型。

**1. 不感染**　当侵入的病原菌不足,毒力很弱或者入侵部位不适当,或宿主具有高度免疫力时,病原菌迅速被机体免疫系统消灭,不发生感染。

**2. 隐性感染**　当机体有较强的免疫力,或入侵的病原菌数量不多,毒力较弱时,感染后对人体损害较轻,不出现明显的临床症状,称隐性感染。通过隐性感染,机体仍可获得特异性免疫力,对防止同种病原菌感染有重要意义。

**3. 潜伏感染**　致病菌与机体相互作用过程中暂时处于平衡状态,病原菌长期潜伏在病灶内或局部组织中,一般不出现在血液、分泌物或排泄物中,一旦机体免疫力下降,潜伏的病原菌大量繁殖而引起疾病,如结核分枝杆菌的潜伏感染。

**4. 显性感染**　当机体免疫力较弱,或入侵的病原菌毒力较强,数量较多时,则病原菌可在机体内生长繁殖,产生毒性物质,经过一定时间的相互作用,机体组织细胞就会受到不同程度的损害,表现出明显的临床症状,称为显性感染。

显性感染在临床上又按病情缓急分为急性感染和慢性感染。

（1）急性感染　发病急,病程短,病程在 3 周以内的感染,如霍乱弧菌、脑膜炎奈瑟菌的感染。

（2）慢性感染　发病慢,病程长,病程超过 2 个月或者更久的感染,如结核分枝杆菌、布氏菌的感染。

按感染发生的部位又分为局部感染和全身感染。

（1）局部感染　指病原菌侵入机体后,在一定部位定居下来,生长繁殖,产生毒性产物,不断侵害机体的感染过程,如化脓性球菌引起的局部皮肤感染等。

（2）全身感染　机体与病原菌相互作用中,由于机体的免疫功能不能将病原菌清除,以致病原菌在人体内繁殖,病原菌或其毒素向周围扩散,侵入血液,引起全身感染。在全身感染过程中可能出现下列病变。

①菌血症:病原菌在局部繁殖后进入血液,但在血液中不大量生长繁殖,也不产生毒素,如伤寒早期的菌血症。

②毒血症:病原菌在局部生长繁殖,细菌不侵入血流,但产生的外毒素进入血液,与相应的组织细胞结合,引起特殊的中毒症状,如白喉、破伤风等。

③败血症:病原菌侵入血流,并在血液中大量繁殖,产生毒性代谢产物,造成机体代谢紊乱,引起严重的全身中毒症状,如发热、皮肤及黏膜出血、肝脾大等。

④脓毒血症:化脓性细菌引起败血症的同时,由于细菌随血流扩散,在全身多个器官(如肝、肺、肾等)造成感染,引起多发性化脓病灶。如金黄色葡萄球菌严重感染时引起的脓毒血症,可导致多发性肝脓肿、肾脓肿、皮下脓肿等。

**5. 带菌状态**　在隐性感染后或显性感染症状消失后,病原菌在体内继续存在,并不断排出体外,可形成带菌状态。处于带菌状态的人称带菌者,常成为传染病流行的重要传染源,如痢疾、伤寒、白喉恢复期带菌者都比较常见。医护工作者常与患者接触,很容易成为带菌者,在患者之间互相传播,造成交叉感染。

 要点导航

重点:细菌的致病因素,细菌内、外毒素的主要区别,感染的类型。

难点:细菌全身感染的类型及表现。

能力检测

**一、名词解释**

1. 毒力　2. 外毒素　3. 感染　4. 隐性感染　5. 显性感染　6. 带菌状态

**二、填空题**

1. 构成病原菌毒力的主要因素是_____和_____。

2. 细菌感染根据感染的来源不同,可分为_____和_____。

3. 细菌全身感染的类型可分为_____、_____、_____、_____。

**三、选择题**

1. 决定病原菌的致病性的主要因素是(　　　)。

A. 毒力　　　　　　　　　　　　　　　B. 侵入机体的数量

C. 侵入途径　　　　　　　　　　　　　D. 机体的免疫状态

2. 具有抵抗吞噬细胞的吞噬作用及体液中杀菌物质的作用的细菌结构是(　　　)。

A. 荚膜　　　　B. 鞭毛　　　　C. 菌毛　　　　D. 芽胞

3. 促使细菌和毒素在体内扩散的因素有(　　　)。

A. 血浆凝固酶　B. 鞭毛　　　　C. 外毒素　　　D. 链激酶

4. 细菌引起显性感染,对大多数病原菌而言(　　　)。

A. 需要一定的数量,才能引起感染　　　B. 只与细菌的毒力有关

C. 只与人体的免疫力有关　　　　　　　D. 与环境温度关系最密切

5. 造成传染病流行最危险的传染源是(　　　)。

A. 患者　　　　B. 带菌者　　　C. 医护工作者　D. 慢性感染者

6. 有关类毒素的叙述,正确的是(　　　)。

A. 有免疫原性及毒性　　　　　　　　B. 无免疫原性及毒性

C. 有免疫原性无毒性　　　　　　　　D. 有免疫反应性及毒性

7. 细菌内毒素的特点不包括(　　　)。

A. 主要由革兰阴性菌产生　　　　　　B. 化学成分主要是脂多糖

C. 毒性强,作用具有选择性　　　　　　D. 抗原性弱

四、简答题

1. 比较内毒素与外毒素的差别。

2. 简述全身感染的类型及临床表现。

（蒋晓兵）

# 第三章 免疫学基础

## 第一节 概 述

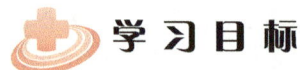

### 学习目标

1. 掌握免疫的概念。
2. 熟悉免疫的三大功能及表现。

## 一、免疫的概念

现代免疫学认为,免疫是指机体识别和排除抗原性异物,维持机体生理平衡和稳定的功能。在正常情况下,机体的免疫系统能精确区分"自己"和"非己"物质,并通过免疫系统有效地清除这些"非己"物质,从而维持自身生理平衡和稳定。但在一定条件下,免疫功能的失调也会对机体产生有害反应,其结果就是发生免疫性疾病。

### 知识链接

免疫学是一门既古老而又新兴的学科。免疫学的发展是人们在实践中不断探索、不断总结和不断创新的结果。早在公元 11 世纪,中国医学家在实践中创造性地发明了人痘苗,即用人工轻度感染的方法预防天花。在明代,人痘苗已在中国广泛应用;至 17 世纪,人痘苗接种预防天花的方法引起邻国的注意,先后传入俄罗斯、朝鲜、日本、土耳其、英国等地,进而使人痘苗预防天花的方法得以推广和验证。它是人类认识机体免疫的开端,为以后英国医生 Jenner(琴纳)发明牛痘苗奠定了基础。

## 二、免疫的三大功能

根据机体识别和排除抗原性异物的种类不同,免疫的功能表现为以下三个方面(表 3-1)。

(1) 免疫防御 机体识别和清除病原微生物感染和阻止其他抗原性异物侵入的一种功能。若该功能过强,则会造成组织损伤或生理功能紊乱,引起超敏反应;若该功能过弱,则易发生感染。

（2）免疫稳定　机体免疫系统维持内环境相对平衡和稳定的一种生理功能。正常条件下，机体可以及时清除体内衰老、损伤或死亡的细胞。若该功能紊乱，则会损伤机体正常的组织细胞，导致自身免疫性疾病。

（3）免疫监视　机体识别和清除体内突变细胞和病毒感染细胞的一种功能。正常情况下，有抗肿瘤和病毒性疾病的作用。若该功能低下，则可导致肿瘤发生或病毒持续感染。老年人群中肿瘤发生率高于一般人群就与他们免疫监视功能下降有关。

表 3-1　免疫的功能及表现

| 主要功能 | 生理表现 | 病理表现 |
| --- | --- | --- |
| 免疫防御 | 清除病原微生物，抗感染 | 过高：超敏反应<br>过低：持续感染 |
| 免疫稳定 | 清除体内衰老、损伤或死亡的细胞 | 紊乱：自身免疫性疾病 |
| 免疫监视 | 清除突变细胞、病毒感染的细胞 | 低下：肿瘤发生、病毒持续感染 |

# 第二节　抗　　原

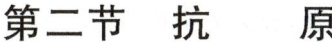

## 学习目标

1.掌握抗原的概念；抗原的特性；完全抗原与半抗原的概念；医学上重要的抗原物质及意义。

2.熟悉抗原的特异性，抗原决定基、共同抗原与交叉反应的概念。

3.了解决定抗原免疫原性的条件。

## 一、抗原的概念与特性

### （一）抗原的概念

抗原（antigen，Ag）是指能刺激机体的免疫系统产生免疫应答，并能与相应的免疫应答产物（抗体或致敏 T 淋巴细胞）在体内或体外发生特异性结合的物质。

知识链接

### 免疫"战争"的导火索——抗原

日常生活中我们接触的一些物质，如细菌、病毒、花粉、某些食物（如牛奶、鱼、虾等）、某些药物等进入机体后，免疫系统会对其进行识别并清除，这些物质是引起免疫应答的始动因素和必备条件，被称为抗原。通俗地说，免疫应答就是机体抵抗抗原的一场"战争"，而这场"战争"的发动者就是抗原，防御者是免疫系统。

### （二）抗原的特性

抗原（Ag）具有两个基本特性（图 3-1）：①免疫原性：指能刺激机体发生免疫应答，产生抗体或致敏 T 淋巴细胞的一种性能。②抗原性：也称免疫反应性，指抗原与相应的抗体或致敏 T 淋巴细胞发生特异性结合的特性。

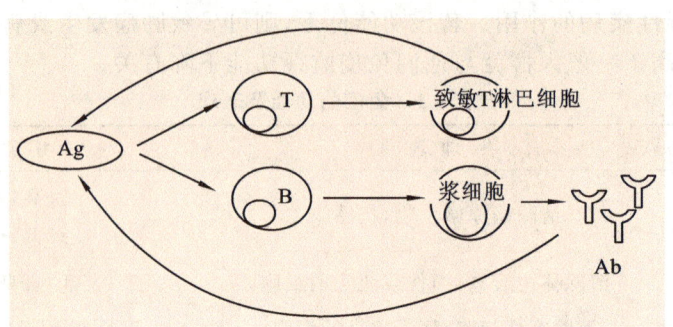

图 3-1    抗原的两个特性示意图

根据抗原的两个基本特性，将抗原分为完全抗原和半抗原。完全抗原是指既具有免疫原性又具有抗原性的物质，如多数天然蛋白质和各种病原微生物等。不具有免疫原性但具有抗原性的物质称半抗原，又称不完全抗原，如多糖、类脂以及某些小分子的药物等。半抗原与载体蛋白质结合后，即具有了免疫原性，成为完全抗原。

### （三）抗原的特异性

特异性即专一性和对应性，这种专一性和对应性即表现在免疫原性上，又表现在抗原性上。前者是指抗原只能刺激机体产生特异性抗体或致敏 T 淋巴细胞，后者是指该抗原只能与相应的抗体或致敏 T 淋巴细胞特异性结合。如接种乙型肝炎疫苗只能产生乙型肝炎抗体预防乙型肝炎，而不能预防甲型肝炎。特异性是免疫应答最基本的特点，也是免疫学诊断和防治的理论依据。

抗原决定基又称表位，是抗原分子中决定抗原特异性的特殊化学基团，一般由几个到十几个氨基酸构成。一个抗原分子可具有一种或多种不同的抗原决定基，一种抗原决定基也只能刺激机体产生一种相应的抗体或致敏 T 淋巴细胞。表位是决定抗原特异性的基础，它是与抗体、免疫活性细胞抗原受体特异性结合的部位。

抗原结合价是指抗原分子上抗原决定基的数目。半抗原为单价抗原，大多数天然抗原为多价抗原（如图 3-2 中，抗原 1 有 2 个抗原决定基，其结合价为 2 价）。天然的抗原可刺激机体

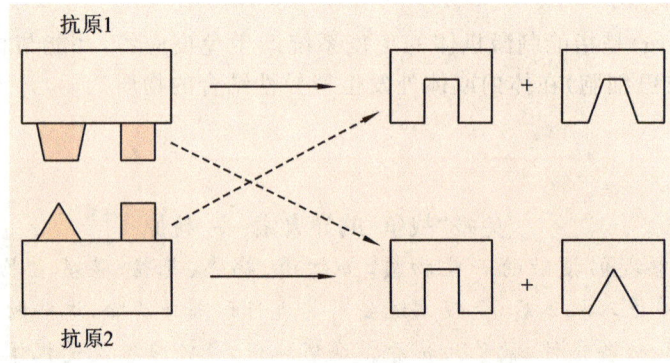

图 3-2    共同抗原与交叉反应

产生多种抗体。如两种抗原间存在相同或相似的表位，称为共同抗原。抗体或致敏 T 淋巴细胞与具有相同或相似表位的抗原之间所发生的反应，称交叉反应。

## 二、决定抗原免疫原性的条件

### (一) 异物性

异物性是指化学结构与自身正常组织成分有差异或胚胎时期未与免疫活性细胞充分接触过的物质。免疫系统能识别"自己"与"非己"，并只清除"非己"物质。因此异物性是构成抗原免疫原性的首要条件。具有异物性的物质主要有：①异种物质：生物间种族亲缘关系越远，分子结构差异越大，免疫原性越强。②同种异体物质：由于遗传差异，同种不同个体间组织细胞结构也存在差异，当这些物质进入另一个个体，即可引起免疫反应。③自身物质：自身成分结构发生改变或胚胎期处于隐蔽的自身物质释放，可成为自身抗原。

### (二) 理化性状

**1. 分子大小与化学组成** 具有免疫原性的物质其相对分子质量一般在 10000 以上，低于 4000 者一般不具有免疫原性，且相对分子质量越大，含有抗原表位越多，免疫原性越强。蛋白质的相对分子质量一般较大，所以抗原大多数是蛋白质。另外，抗原物质必须具有分子结构的复杂性。如明胶的相对分子质量为 100000，但由直链氨基酸组成，稳定性差，免疫原性反而较弱。

**2. 分子构象和易接近性** 表位是决定抗原分子与淋巴细胞抗原受体结合的关键，其空间构型与受体之间越吻合，免疫原性越强。表位在分子表面时，易与淋巴细胞抗原受体结合，抗原性强；若存在于大分子内部，则表现不出免疫原性。

### (三) 其他因素

除上述原因之外，抗原的免疫原性还受抗原物质进入机体的途径、剂量以及机体的遗传因素、年龄、性别和健康状态等因素的影响。

## 三、医学上重要的抗原

### (一) 微生物及其代谢产物

微生物如细菌、病毒、立克次体等，都是由多种抗原组成的复合体，免疫原性较强。因此可将病原生物制成疫苗来预防传染病的感染，还可制成抗原制剂用于临床免疫学诊断。

细菌的外毒素是毒性极强的蛋白质，具有很好的免疫原性，经甲醛处理脱毒后仍保留其免疫原性，成为类毒素。注射类毒素，可使机体产生特异性抗体即抗毒素，能有效中和外毒素的毒性。

### (二) 动物免疫血清

临床上常用的抗毒素血清，是将类毒素给马注射，然后从马血清中提取的。这种抗毒素对人体而言即是抗体，可中和感染者体内相对应的外毒素，起到防治疾病作用；其又是异种蛋白质抗原，具有免疫原性，使用时可引起超敏反应，故注射前应先做皮肤过敏试验。

### (三) 异嗜性抗原

存在于不同种属之间的共同抗原称异嗜性抗原。如乙型溶血性链球菌与人肾小球基底膜和心肌组织之间存在共同抗原，当人感染该菌后可刺激机体产生相应的抗体，这类抗体可与肾小球基底膜或心肌结合,引起肾小球肾炎或心肌炎。

### (四)同种异型抗原

同种异型抗原是指来自同一种属不同个体之间的抗原物质。

**1. 红细胞血型抗原**    主要有 ABO 血型抗原和 Rh 血型抗原两种。

(1)ABO 血型抗原    根据人类红细胞表面所含的 A、B 抗原的不同,可将人类血型分为 A 型、B 型、AB 型和 O 型 4 种。血型不符的个体间相互输血,可引起严重的输血反应。

(2)Rh 血型抗原    人类红细胞表面具有 D 抗原者为 Rh 阳性(写作 Rh⁺),缺乏 D 抗原者为 Rh 阴性(写作 Rh⁻),后者人数极少,又称"熊猫血"。体内已产生 D 抗体的 Rh 阴性母体孕育 Rh 阳性胎儿时,可引起新生儿溶血症。

**2. 人类白细胞抗原**    组织相容性抗原又称人类白细胞抗原(HLA),人类编码该抗原的基因位于第 6 号染色体短臂上,称为主要组织相容性复合体(MHC)。HLA 是代表个体特异性的同种异体抗原,人类 MHC 编码的 HLA 具有高度的多态性,在不同个体间(同卵双生个体除外)几乎不可能完全相同。在器官移植中,排斥反应是否发生或发生强度主要取决于供者与受者之间的 HLA 是否相符及相符程度。HLA 还参与法医的个体鉴定、免疫应答中免疫细胞间的相互作用等。

### (五)自身抗原

**1. 隐蔽的自身抗原**    正常情况下某些自身物质与免疫系统是隔绝的,称为隐蔽抗原,如甲状腺球蛋白、眼晶状体蛋白、精子、脑组织和眼葡萄膜色素等。在外伤、手术等因素下这些组织成分可能进入血液并接触免疫细胞,引起免疫应答,导致自身免疫性疾病。

**2. 修饰的自身抗原**    在感染、电离辐射或化学药物等影响下,自身组织细胞抗原发生改变成为自身抗原,刺激机体引起自身性免疫应答。

### (六)肿瘤抗原

肿瘤抗原是指细胞在癌变过程中出现的新抗原及过度表达的物质。可分为肿瘤特异性抗原和肿瘤相关性抗原。

(1)肿瘤特异性抗原    指只存在于某种特定肿瘤细胞表面,不存在于正常细胞表面的抗原,如黑色素瘤的抗原。

(2)肿瘤相关性抗原    指非肿瘤细胞特有的,正常细胞也能表达,在癌变时其含量明显增高的抗原。如肝细胞癌变时,体内甲胎蛋白(AFP)浓度显著增高,其则为肿瘤相关性抗原。

## 四、佐剂

先于抗原或与其同时注入机体,能明显增强免疫应答或改变免疫应答类型的物质,称为佐剂。佐剂包括:①微生物及其产物:如短小棒状杆菌、卡介苗(BCG)等。②无机化合物:如矾、氢氧化铝等。③油剂:如弗氏佐剂等。

佐剂能延长抗原在体内的刺激时间,刺激抗原提呈细胞的功能,促进淋巴细胞增殖分化,从而发挥佐剂作用。

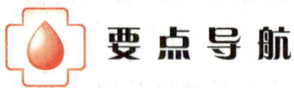

**要点导航**

**重点**:免疫的概念,免疫的三大功能,抗原的概念,抗原的特性,医学上重要的抗原。

**难点：**决定抗原免疫原性的条件，异嗜性抗原。

# 能 力 检 测

**一、名词解释**

1. 免疫　2. 抗原　3. 抗原决定基　4. 共同抗原　5. 交叉反应　6. 异嗜性抗原

**二、填空题**

1. 免疫的三大功能是指_____、_____、_____。

2. 抗原具有两种基本特性，即_____和_____。

3. 完全抗原是指既具有_____，也具有_____的抗原；半抗原是指不具有_____，但具有_____的抗原。

4. 交叉反应的出现是由于_____的存在。

5. 动物来源的抗毒素对于人体来说既是_____，又是_____。

6. 人类重要的红细胞抗原是指_____和_____。

**三、选择题**

1. 现代免疫的概念是指（　　）。

A. 机体清除自身衰老、死亡细胞的功能

B. 机体清除外来病原生物、抗感染的功能

C. 机体清除突变肿瘤细胞和病毒感染的细胞的功能

D. 机体识别和排除抗原性异物的功能

E. 免除瘟疫的功能

2. 免疫防御功能过强时出现的异常表现是（　　）。

A. 自身免疫性疾病　　　　　　　B. 持续感染　　　　　　　　C. 肿瘤发生

D. 超敏反应性疾病　　　　　　　E. 免疫耐受

3. 与外毒素具有相同免疫原性的物质是（　　）。

A. 抗毒素　　　B. 类毒素　　　C. 抗生素　　　D. 干扰素　　　E. 细菌素

4. 半抗原是指（　　）。

A. 既具有免疫原性，又具有免疫反应性　　　B. 只具有免疫反应性，不具有免疫原性

C. 只具有免疫原性，不具有免疫反应性　　　D. 既没有免疫原性，又不具有免疫反应性

E. 与载体蛋白质结合后，可获得抗原性

5. 抗原的特异性取决于（　　）。

A. 大分子物质　　　　　　　　　B. 表位　　　　　　　　　　C. 自身物质

D. 同种异体物质　　　　　　　　E. 异种物质

6. 对人体而言，ABO 血型抗原是（　　）。

A. 异种抗原　　　　　　　　　　B. 同种异型抗原　　　　　　C. 异嗜性抗原

D. 共同抗原　　　　　　　　　　E. 自身抗原

7. 下列关于肿瘤特异性抗原描述正确的是（　　）。

A. 非肿瘤细胞特有的抗原　　　　　　　　　B. 肿瘤时不表达的抗原

C. 正常时不表达的抗原　　　　　　　　　　D. 肿瘤和正常时都高表达的抗原

E. 肿瘤时高表达，正常时低表达的抗原

### 三、简答题

1. 简述免疫的三大功能及表现。
2. 简述决定抗原免疫原性的条件。
3. 简述医学上重要的抗原。

## 第三节　免疫球蛋白

### 学习目标

1. 掌握抗体和免疫球蛋白的概念；免疫球蛋白的生物学功能。
2. 熟悉免疫球蛋白的基本结构、类型及各类免疫球蛋白的特性。
3. 了解免疫球蛋白的功能区及水解片段。

### 一、抗体与免疫球蛋白的概念

#### （一）抗体（Ab）

B 淋巴细胞受抗原刺激后增殖分化为浆细胞，由浆细胞分泌的能与相应抗原特异性结合的球蛋白即称为抗体。

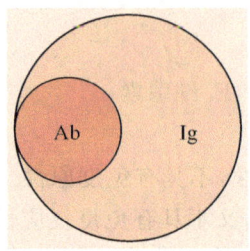

图 3-3　抗体与免疫球蛋白的关系

#### （二）免疫球蛋白（Ig）

将具有抗体活性或其化学结构与抗体相似的球蛋白统称为免疫球蛋白。

抗体属于生物学功能概念，免疫球蛋白则属于化学结构概念，如多发性骨髓瘤患者的血液中有大量与抗体相似的结构，但不具备抗体功能的球蛋白，只能称为免疫球蛋白，不能称为抗体。抗体都是免疫球蛋白，而免疫球蛋白不一定都是抗体（图3-3）。

### 二、免疫球蛋白的结构与功能

#### （一）免疫球蛋白的结构

**1. 基本结构**　免疫球蛋白分子的基本结构是由二硫键连接的四条多肽链组成的 Y 字形对称结构，亦可称为单体（图3-4）。其中两条相同的长链称为重链（H 链），由 450～550 个氨基酸残基组成；两条相同的短链称为轻链（L 链），约由 214 个氨基酸残基组成。

免疫球蛋白的重链和轻链不是简单的直线结构，其肽链反复高度盘绕，形成了具有特定功

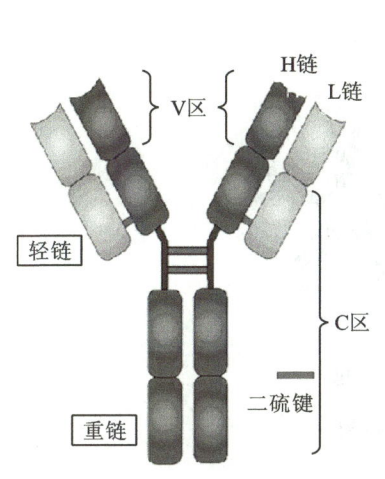

图 3-4 免疫球蛋白的基本结构

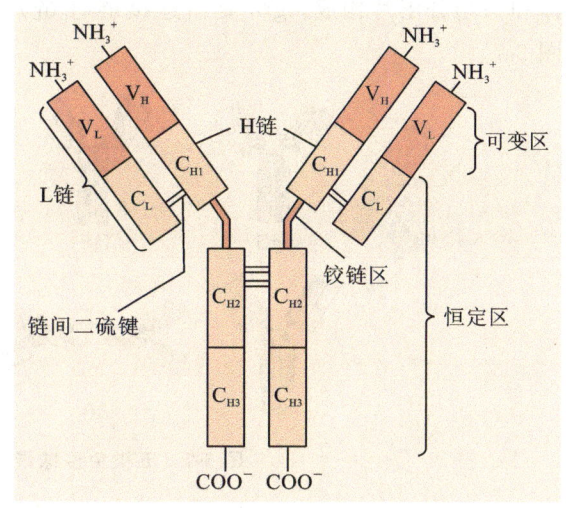

图 3-5 免疫球蛋白的功能区

能的高度复杂的立体区域,即功能区(图 3-5)。

(1)可变区(V 区) 氨基端轻链的 1/2 和重链的 1/4 或 1/5,氨基酸组成及排列顺序变化较大,称为可变区,能与抗原特异性结合。

(2)恒定区(C 区) 羧基端轻链的 1/2 和重链的 3/4 或 4/5,氨基酸数量、种类和排列顺序相对稳定,称为恒定区,其中重链的恒定区从氨基端向羧基端排列为 $C_{H1}$、$C_{H2}$ 和 $C_{H3}$,其中 IgM 和 IgE 多 1 个 $C_{H4}$,分别具有不同的功能。

(3)铰链区 位于重链 $C_{H1}$ 和 $C_{H2}$ 之间,富含脯氨酸,富有弹性,可改变两个结合抗原的 Y 形臂之间的距离,使免疫球蛋白分子由 T 形变为 Y 形,便于补体结合。

**2. 水解片段** 用木瓜蛋白酶水解 IgG 单体,可在铰链区二硫键的氨基侧切断,得到两个相同的抗原结合片段(Fab 段)和一个可结晶片段(Fc 段)。Fab 段是与抗原分子结合的片段,Fc 段具有激活补体、结合细胞、通过胎盘和黏膜的功能(图 3-6)。

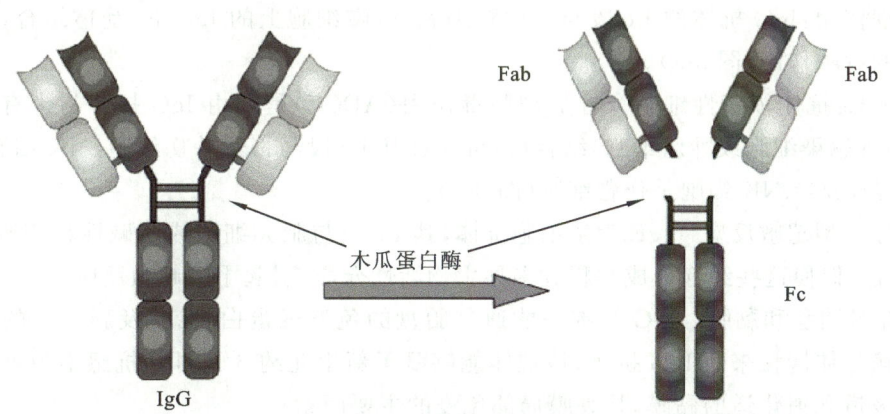

图 3-6 免疫球蛋白的水解片段

**3. 分类** 根据重链恒定区的差别,将免疫球蛋白分为五类,分别是 IgG、IgM、IgA、IgD、IgE。IgG、IgD、IgE 和血清型 IgA 均由单体组成;分泌型 IgA(sIgA)是由连接链(J 链)连接两个单体和一个分泌片构成;IgM 是由连接链(J 链)连接五个单体构成。五类免疫球蛋白的结构见图 3-7。

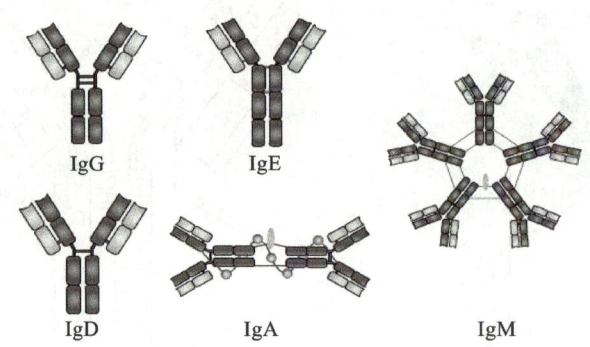

**图 3-7 五类免疫球蛋白的基本结构**

### (二) 免疫球蛋白的生物学功能

**1. Fab 段的生物学功能** Fab 段能特异性结合抗原,其结合部位在可变区。抗体与抗原特异性结合后可发挥不同的生物学效应。

(1)中和作用 如抗毒素可中和外毒素的毒性;病毒的中和抗体可阻止病毒吸附和穿入易感细胞。

(2)抑制细菌吸附 细菌吸附到黏膜上才能定居,继而繁殖。分布于黏膜表面的 sIgA 可阻止细菌黏附,阻断了细菌的定居,从而加快了细菌的排除。

**2. Fc 段的生物学功能** 有些抗原与抗体结合后,还需要 Fc 段发挥作用才能将抗原破坏清除。

(1)激活补体 当抗体与相应抗原结合后,抗体分子结构发生改变,结合补体继而激活补体,溶解抗原细胞。

(2)与细胞 Fc 受体结合 免疫球蛋白可通过 Fc 段与细胞表面的 Fc 受体结合,发挥生物学效应。

①调理作用:IgG 抗体的 Fc 段与中性粒细胞、巨噬细胞上的 IgG Fc 受体结合,从而增强吞噬细胞的吞噬作用(图 3-8)。

②ADCC:抗体依赖性细胞介导的细胞毒作用(ADCC)是指由 IgG 抗体与带有抗原的靶细胞(如病毒感染细胞或肿瘤细胞)结合后,可通过其 Fc 段与自然杀伤细胞(NK 细胞)表面的 Fc 受体结合,介导 NK 细胞杀伤靶细胞(图 3-9)。

③介导Ⅰ型超敏反应 IgE 为亲细胞抗体,其 Fc 段与肥大细胞或嗜碱性粒细胞表面 IgE Fc 受体结合,促使这些细胞合成并释放多种生物活性介质,引起Ⅰ型超敏反应。

(3)穿过胎盘和黏膜 IgG 是唯一能通过胎盘的免疫球蛋白,胎儿及新生儿的抗感染免疫主要依赖母体转移来的 IgG 抗体,该抗体能够赋予新生儿约 6 个月的抗感染免疫力。sIgA 可通过呼吸道和消化道的黏膜,是黏膜局部免疫的主要因素。

### 三、五类免疫球蛋白的特性

**1. IgG** 以单体形式存在,人体出生后的第 3 个月开始合成,3~5 岁达成人水平,是人体内含量最高的免疫球蛋白,占血清免疫球蛋白总量的 75%~80%。IgG 半衰期最长,是再次

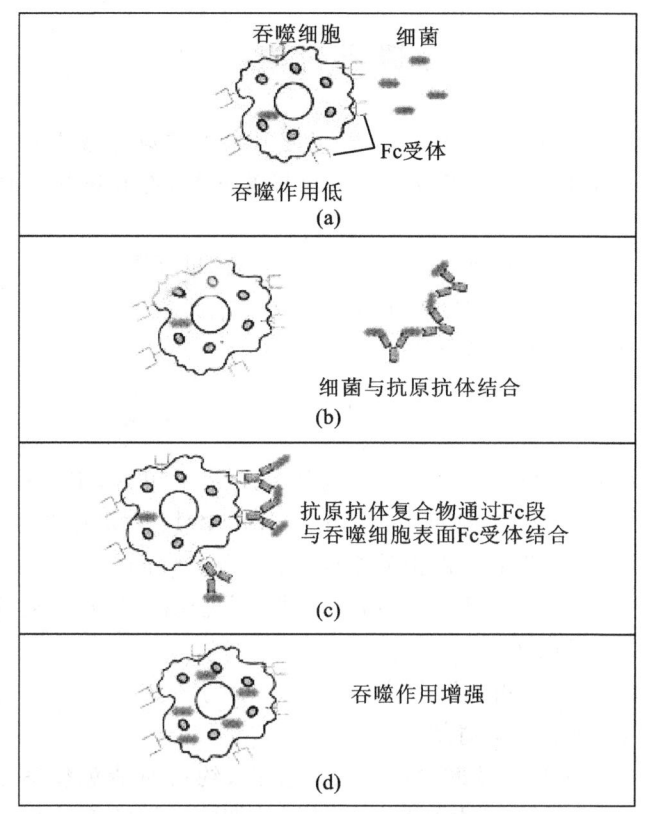

图 3-8 抗体的调理作用示意图

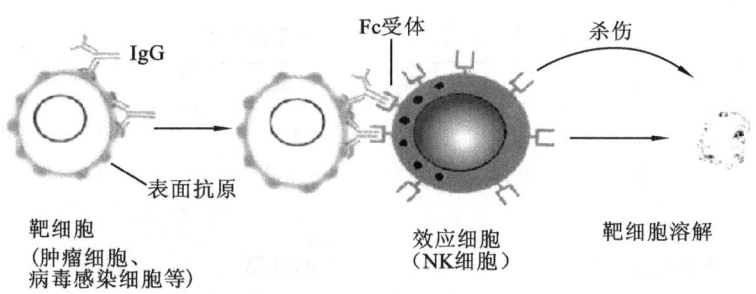

图 3-9 ADCC 示意图

免疫应答的主要抗体,也是唯一能通过胎盘的免疫球蛋白,是机体抗菌、抗病毒及抗毒素的主要抗体。此外 IgG 还参与 Ⅱ、Ⅲ 型超敏反应。

**2. IgM** IgM 是五聚体,相对分子质量最大,又称巨球蛋白。IgM 是个体发育过程中最早合成和分泌的抗体,胚胎晚期就可合成,故脐带血中 IgM 升高提示胎儿有宫内感染。IgM 也是体液免疫应答中最早出现的抗体,血清中检出 IgM 类抗体表明有近期感染,可用于感染的早期诊断。此外,天然的 ABO 血型抗体、类风湿因子等均为 IgM。IgM 也参与 Ⅱ、Ⅲ 型超敏反应。

课堂讨论

新生儿墨墨出生11个多月了，孩子的家长对其照顾非常周到。但家长发现孩子在前6个月非常健康，7个多月开始偶有感冒及发热，有时还伴有腹泻。请结合课堂所学思考：

1. 新生儿出生前6个月不易发病的主要原因是什么？
2. 新生儿6个月至3岁期间为什么容易发生感染？
3. 新生儿容易发生哪类感染？

**3. IgA**　IgA分为血清型和分泌型两种，血清型IgA为单体，主要存在于血清中，占血清免疫球蛋白总量的10%～15%；分泌型IgA（sIgA）为二聚体，主要存在于呼吸道、消化道和泌尿生殖道黏膜表面，是机体黏膜局部保护的主要抗体。sIgA于出生后4～6个月开始合成，至青少年时期达成人水平，故婴幼儿呼吸道、消化道感染率较高。婴儿可从乳汁（尤其是初乳）中获得sIgA，应大力提倡母乳喂养。

**4. IgD**　血清中含量很少，占血清免疫球蛋白总量的0.2%～0.3%，是B淋巴细胞的重要抗原受体，血清中IgD功能尚不清楚。

**5. IgE**　IgE是人血清中含量最少的免疫球蛋白，约占血清免疫球蛋白总量的0.02%。IgE为亲细胞抗体，其Fc段可与肥大细胞和嗜碱性粒细胞表面的IgE Fc受体结合，引起Ⅰ型超敏反应。另外，IgE可能与机体抗寄生虫免疫有关。

五类免疫球蛋白的主要特性见表3-2。

表3-2　五类免疫球蛋白的主要特性

| 特　　性 | IgG | IgA | IgM | IgD | IgE |
|---|---|---|---|---|---|
| 重链 | γ | α | μ | δ | ε |
| 主要存在形式 | 单体 | 单体、二聚体 | 五聚体 | 单体 | 单体 |
| 抗原结合价 | 2 | 2、4 | 5～10 | 2 | 2 |
| 合成时间 | 出生后3个月 | 4～6个月 | 胚胎晚期 | 较晚 | 较晚 |
| 半衰期/天 | 23 | 6 | 10 | 3 | 2.5 |
| 生物学特性 | 抗感染的主要抗体；唯一能通过胎盘 | sIgA是黏膜局部免疫的主要抗体；初乳中含有 | 早期重要的抗感染抗体；天然血型的抗体 | 功能尚不清楚 | 介导Ⅰ型超敏反应；抗寄生虫感染 |

 要点导航

**重点：**抗体的基本概念，Ig的结构，Ig的生物学功能，五类Ig的特性。
**难点：**Ig的结构，Ig的生物学功能。

# 能力检测

一、名词解释

1. 抗体　2. 免疫球蛋白

二、填空题

1. 免疫球蛋白和抗体的关系是：抗体_____免疫球蛋白，免疫球蛋白_____抗体。

2. 免疫球蛋白的基本结构是由二硫键连接两条_____和两条_____组成的 Y 字形对称分子结构。

3. 免疫球蛋白的 Fab 段的作用是_____，Fc 段的主要功能是_____、_____、_____。

4. 人类免疫球蛋白根据重链组成的不同可分为_____、_____、_____、_____、_____五类。

三、选择题

1. 关于抗体和免疫球蛋白的描述正确的是（　　）。

A. 免疫球蛋白就是抗体

B. 抗体不一定是免疫球蛋白

C. 抗体都是免疫球蛋白，免疫球蛋白包括抗体

D. 免疫球蛋白都是抗体

E. 二者无关

2. 血清中含量最高的免疫球蛋白是（　　）。

A. IgG　　　B. IgM　　　C. IgD　　　D. IgE　　　E. sIgA

3. 人体抗感染免疫的主要抗体是（　　）。

A. IgG　　　B. IgM　　　C. IgD　　　D. IgE　　　E. sIgA

4. ABO 血型的天然抗体是（　　）。

A. IgG　　　B. IgM　　　C. IgD　　　D. IgE　　　E. sIgA

5. 脐血中哪类免疫球蛋白升高可提示胎儿宫内感染？（　　）

A. IgG　　　B. IgM　　　C. IgD　　　D. IgE　　　E. sIgA

6. 在黏膜表面发挥重要抗感染免疫的主要抗体是（　　）。

A. IgG　　　B. IgM　　　C. IgD　　　D. IgE　　　E. sIgA

7. 婴幼儿通过哺乳可获得的抗体是（　　）。

A. IgG　　　B. IgM　　　C. IgD　　　D. IgE　　　E. sIgA

8. 免疫球蛋白 Fab 段的功能是（　　）。

A. 结合补体　　B. 通过胎盘　　C. 结合抗原　　D. 结合 NK 细胞　　E. 结合巨噬细胞

9. （多选）IgG 的特点是（　　）。

A. 血清中含量最多　　　　　　　　B. 唯一能通过胎盘

C. 是人体抗感染的主要抗体　　　　D. Rh 血型的抗体是 IgG

E. 是新生儿呼吸道和消化道黏膜保护的主要抗体

10.（多选）新生儿可以从母体获得的抗体有哪些？（　　　）

A. IgG　　　　　　B. IgM　　　　　　C. IgD　　　　　　D. IgE　　　　　　E. sIgA

四、简答题

1. 简述免疫球蛋白的基本结构和主要功能区。

2. 简述免疫球蛋白的生物学功能。

3. 简述五类免疫球蛋白的主要特点。

# 第四节　免疫系统

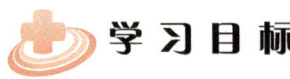

1. 掌握免疫系统的组成及作用。

2. 熟悉免疫细胞的组成及作用。

3. 了解淋巴细胞的表面标志；抗原提呈细胞，细胞因子的生物学作用。

免疫系统是机体执行免疫应答的一个重要系统，由免疫器官、免疫细胞和免疫分子组成（图 3-10）。

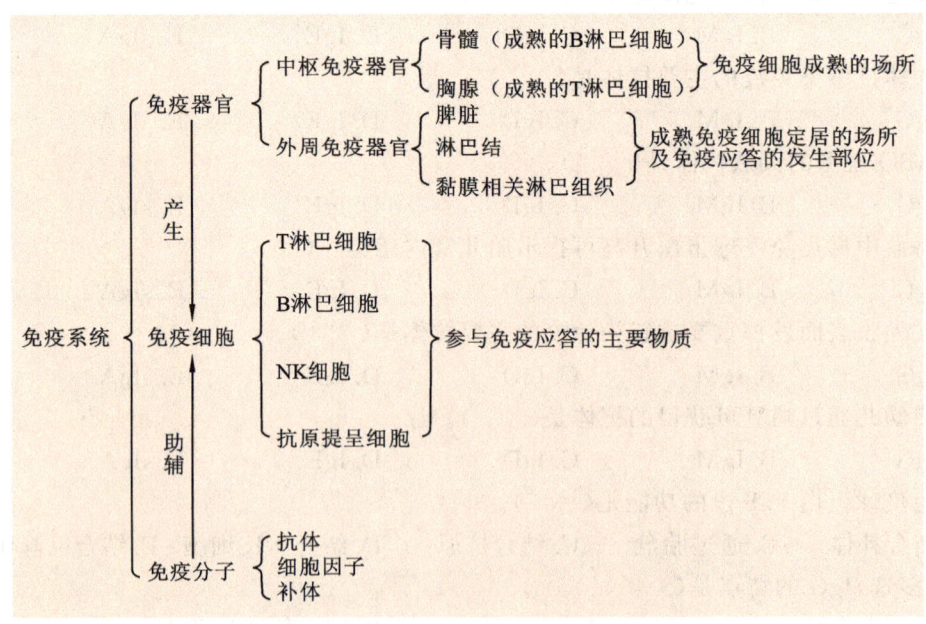

图 3-10　人体免疫系统的组成及作用

**知识链接**

**人体的防卫部队——免疫系统**

　　我们的身体能健康地应对每天的生活,是因为体内有一整套抵抗外来有害物质的系统,叫免疫系统。它像守护神一样时时刻刻保护着我们的机体,可称为体内的一支极其精密的部队,它能在体内以极短的时间调动数不清数目的庞大免疫队伍,从事极其复杂的抵抗过程,保护我们身体的安全。设想如果没有免疫系统的保护,任何一种简单的疾病对人体都是致命的。

## 一、免疫器官

免疫器官分为中枢免疫器官和外周免疫器官(图 3-11)。

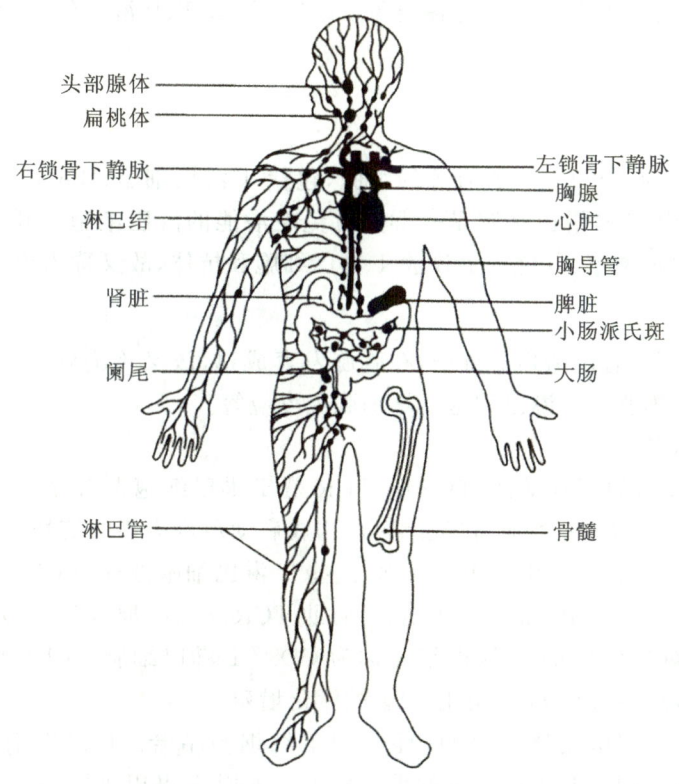

左锁骨下静脉
胸腺
心脏
胸导管
脾脏
小肠派氏斑
大肠

骨髓

头部腺体
扁桃体
右锁骨下静脉
淋巴结
肾脏
阑尾
淋巴管

**图 3-11　人体的免疫器官**

### (一) 中枢免疫器官

中枢免疫器官是免疫细胞产生、分化、发育和成熟的场所,人类中枢免疫器官包括骨髓和胸腺。

　　**1. 骨髓**　骨髓是各种血细胞和免疫细胞产生和分化的场所,在哺乳类动物中,骨髓是 B 淋巴细胞产生、分化与成熟的器官。多能造血干细胞分化形成的淋巴干细胞,在骨髓环境中,分化成熟为具有免疫功能的 B 淋巴细胞。

　　**2. 胸腺**　胸腺位于胸腔纵隔上方、胸骨后面。胸腺出现于胚胎第 9 周,在胚胎第 20 周发育成熟,已具有正常胸腺结构,是发生最早的免疫器官。从骨髓迁入的淋巴干细胞,在胸腺微环境的作用下,经复杂的选择发育过程,最终分化为成熟的 T 淋巴细胞,故胸腺是 T 淋巴细胞分化、发育、成熟的场所。

### (二)外周免疫器官

外周免疫器官是成熟免疫细胞定居的场所,也是发生免疫应答的部位,包括脾脏、淋巴结和黏膜相关淋巴组织。

**1. 淋巴结**  人体有 500～600 个淋巴结,主要功能是清除各个组织器官中的抗原物质,如病原微生物、肿瘤细胞等。

**2. 脾脏**  脾脏是人体最大的外周免疫器官。脾脏主要清除血液内抗原物质以及自身衰老死亡的细胞。其中 B 淋巴细胞约占 60％,T 淋巴细胞约占 40％。切除脾脏会降低机体的免疫力。

**3. 黏膜相关淋巴组织**  主要包括扁桃体、阑尾、呼吸道、消化道及泌尿生殖道黏膜下分散的淋巴组织等。这些组织中均分布有各类免疫细胞,包括 T、B 淋巴细胞,是全身免疫的重要组成部分。

## 二、免疫细胞

免疫细胞泛指所有与免疫应答有关的细胞,包括 T 淋巴细胞、B 淋巴细胞、NK 细胞和抗原提呈细胞等。其中 T、B 淋巴细胞是一群具有免疫潜能的淋巴细胞,能特异性地识别抗原,接受抗原刺激,并通过增殖、分化产生致敏 T 淋巴细胞和抗体,故又称为免疫活性细胞。

### (一) T 淋巴细胞

T 淋巴细胞起源于骨髓造血干细胞,在胸腺发育成熟,故又称胸腺依赖性淋巴细胞,简称为 T 淋巴细胞或 T 细胞。T 淋巴细胞介导细胞免疫应答。

**1. 主要表面标志**

(1) T 淋巴细胞抗原识别受体(TCR)  TCR 是 T 淋巴细胞表面特异性识别抗原的结构,T 淋巴细胞通过 TCR 与抗原物质特异性结合,构成启动免疫应答的信号。

(2) CD4  存在于部分 T 淋巴细胞表面,这些 T 淋巴细胞被称为 $CD4^+$ T 淋巴细胞,CD4 与抗原提呈细胞表面的 MHC-Ⅱ类分子结合,协助 TCR 接受抗原(图 3-12)。

(3) CD8  表面有 CD8 的 T 淋巴细胞称为 $CD8^+$ T 淋巴细胞。CD8 与抗原细胞膜上的 MHC-Ⅰ类分子结合,参与 $CD8^+$ T 淋巴细胞的活化增殖。

(4) CD2(绵羊红细胞受体)  CD2 能与绵羊红细胞结合。B 淋巴细胞上无 CD2,所以 CD2 是 T 淋巴细胞区别于 B 淋巴细胞的重要标志。采用 T 淋巴细胞与绵羊红细胞混合形成的 E 花环实验可以检测血液中 T 淋巴细胞的数量和比例。

**2. 分类**

(1) 根据 T 淋巴细胞表达 CD4 或 CD8 分子不同,可将 T 淋巴细胞分为 $CD4^+$ T 淋巴细胞和 $CD8^+$ T 淋巴细胞。

①$CD4^+$ T 淋巴细胞:细胞表面表达 CD4 分子,受 MHC-Ⅱ类分子限制,活化后分化为辅助性 T 细胞(Th)。

②$CD8^+$ T 淋巴细胞:细胞表面表达 CD8 分子,受 MHC-Ⅰ类分子限制,活化后分化为细胞毒性 T 细胞(CTL 或 Tc)。

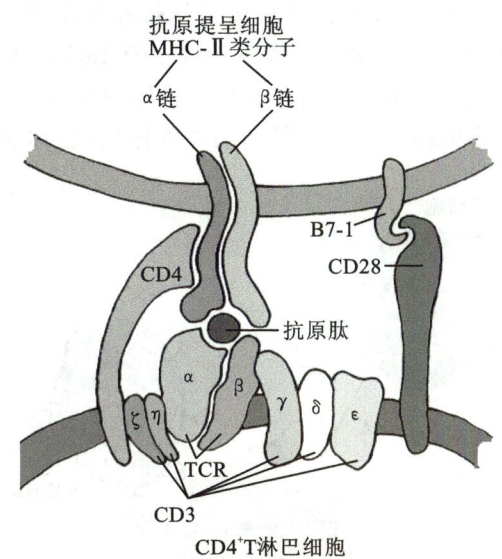

图 3-12 CD4⁺ T 细胞识别抗原

（2）根据功能不同划分为如下四类。

①辅助性 T 淋巴细胞（Th 细胞）：分为 Th1 细胞和 Th2 细胞，Th1 细胞主要分泌细胞因子和介导Ⅳ型超敏反应，Th2 细胞主要是促进淋巴细胞发生免疫应答。

②细胞毒性 T 淋巴细胞（CTL 或 Tc 细胞）：识别抗原肽- MHC-Ⅰ类分子复合物，特异性地杀伤肿瘤细胞和病毒感染的细胞。

③抑制/调节性 T 淋巴细胞（Ts 细胞）：通过抑制 CD4⁺ T 淋巴细胞和 CD8⁺ T 淋巴细胞的活化增殖，达到免疫的负调节作用。

④记忆 T 淋巴细胞（Tm 细胞）：有记忆特异性抗原刺激的作用。T 淋巴细胞在体内存活的时间可为数月至数年，其记忆细胞存活的时间则更长。

### （二）B 淋巴细胞

B 淋巴细胞是由骨髓中的淋巴干细胞在骨髓微环境作用下发育成熟的，故又称骨髓依赖性淋巴细胞，简称为 B 淋巴细胞或 B 细胞。B 淋巴细胞介导体液免疫应答。

B 淋巴细胞表面有抗原识别受体（BCR），该受体是 B 淋巴细胞表面的免疫球蛋白（SmIg），它能与抗原物质特异性结合，激活 B 淋巴细胞，启动免疫应答。

表 3-3 T 淋巴细胞和 B 淋巴细胞的比较

| 项目 | T 淋巴细胞 | B 淋巴细胞 |
|---|---|---|
| 成熟场所 | 胸腺 | 骨髓 |
| 分布 | 淋巴结中约占 75%、脾脏中约占 60% | 淋巴结中约占 25%、脾脏中约占 60% |
| 表面标志 | TCR、CD4、CD8、CD2 | BCR(SmIg)、MHC 分子 |
| 分类 | CD4⁺ T 淋巴细胞和 CD8⁺ T 淋巴细胞 | B1 细胞、B2 细胞 |
| 主要功能 | 介导细胞免疫、参与辅助体液免疫 | 介导体液免疫、参与抗原提呈 |

### （三）NK 细胞

NK 细胞即自然杀伤细胞，来源于骨髓，占外周血淋巴细胞的 5%～10%。NK 细胞表面没有抗原识别受体,无需抗原刺激活化就能直接杀伤抗原靶细胞,具有早期、直接、广泛等特点,发挥早期抗病毒感染、抗肿瘤等作用。NK 细胞膜上有 IgG 的 Fc 受体,与抗原靶细胞结合的 IgG 还可以通过 Fc 段结合到 NK 细胞上,激发 NK 细胞活性,杀伤靶细胞。这种需要抗体辅助的杀细胞作用,称为抗体依赖性细胞介导的细胞毒作用,也称 ADCC(图 3-13)。

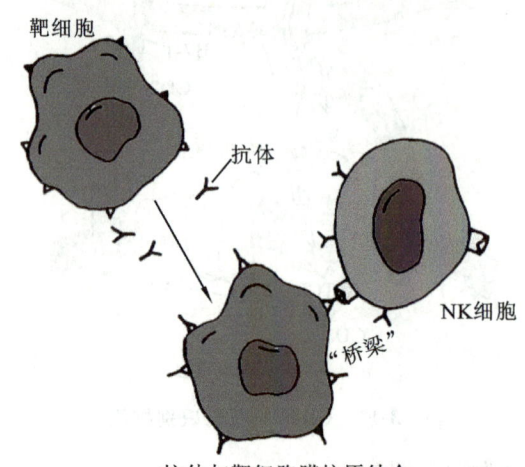

图 3-13　NK 细胞介导的 ADCC

### （四）抗原提呈细胞

抗原提呈细胞(APC)是指能够捕获、加工处理抗原并将处理后的抗原肽传递给 T 淋巴细胞的一类免疫细胞。主要包括单核巨噬细胞、树突状细胞、B 淋巴细胞等。

## 三、免疫分子

免疫分子是参与免疫应答的体液因素,包括抗体、补体、细胞因子等。它们既是免疫应答的效应分子,又是免疫应答过程中各个环节相互调节和相互作用的物质,在整个免疫应答过程中起到重要作用。

## 要点导航

**重点**:免疫系统的组成及作用,T 淋巴细胞主要表面标志及作用,B 淋巴细胞的功能,NK 细胞的作用。

**难点**:免疫细胞的作用。

## 能力检测

**一、填空题**

1. 人体免疫系统的组成包括_____、_____和_____三部分。

2. _____和_____是人类 T 淋巴细胞和 B 淋巴细胞产生、分化和成熟的场所;_____和_____是人类 T 淋巴细胞和 B 淋巴细胞定居、增殖、发生免疫应答的部位。

3. NK 细胞表面有 _____ 受体,它的杀伤作用因依赖 _____ 为桥梁,故称为 _____。

二、选择题

1. 中枢免疫器官是( )。

A. T 细胞分化成熟的场所 　　　　　　 B. 免疫细胞定居、增殖的场所

C. 发生免疫应答的场所 　　　　　　　 D. 免疫细胞分化、发育和成熟的场所

E. 人体的神经系统

2. 胸腺发育不良是由于下列哪种细胞合成不足产生的?( )

A. B 淋巴细胞　 B. T 淋巴细胞　 C. NK 细胞　 D. 单核细胞　 E. 树突状细胞

3. B 淋巴细胞成熟的场所是( )。

A. 肾脏　　　　 B. 脾脏　　　　 C. 淋巴结　　　 D. 骨髓　　　　 E. 胸腺

4. 与抗原提呈细胞表面 MHC-Ⅱ分子结合的分子是( )。

A. CD4　　　　 B. CD8　　　　 C. TCR　　　　 D. SmIg　　　 E. CD2

5. Tc 细胞表面特有的标志是( )。

A. CD3　　　　 B. CD8　　　　 C. CD4　　　　 D. TCR　　　 E. CD2

6. 绵羊红细胞受体(CD2)存在于下面哪种细胞表面?( )

A. B 淋巴细胞　 B. T 淋巴细胞　 C. NK 细胞　 D. 巨噬细胞　 E. 肥大细胞

7. 既介导体液免疫又有抗原提呈作用的细胞是( )。

A. B 淋巴细胞　 B. 中性粒细胞　 C. NK 细胞　 D. T 淋巴细胞　 E. 树突状细胞

8. 下列哪种细胞与靶细胞间的作用受 MHC-Ⅰ类分子限制?( )

A. B 淋巴细胞　 B. Tc 细胞　　 C. Th 细胞　　 D. NK 细胞　 E. 树突状细胞

9. (多选)对外周免疫器官描述正确的是( )。

A. 是 T、B 淋巴细胞分化成熟的场所

B. 由淋巴结、脾脏和黏膜相关淋巴组织组成

C. 是 T、B 淋巴细胞定居、增殖的场所

D. 是免疫应答发生的场所

E. 是人体免疫系统的重要组成部分

10. (多选)接受抗原刺激后,发生免疫应答的部位是( )。

A. 骨髓　　　　 B. 胸腺　　　　 C. 淋巴结　　　 D. 脾脏　　　　 E. 黏膜相关淋巴组织

# 第五节　免疫应答

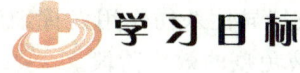 学习目标

1. 掌握免疫应答的概念;免疫应答的类型和基本过程;抗体产生的规律及意义。

2．熟悉细胞免疫和体液免疫的生物学效应。

3．了解效应 T 淋巴细胞的生物学效应。

# 一、免疫应答的概念和基本过程

## （一）概念

**1．概念**　免疫应答是指机体接受抗原物质刺激后,免疫活性细胞对抗原分子的识别、自身活化、增殖、分化并产生免疫效应的全过程。免疫应答最重要的生物学意义是识别、排除抗原性异物,维持机体的生理平衡稳定。

**2．分型**

（1）根据免疫活性细胞对抗原刺激的反应不同,免疫应答分为正免疫应答和负免疫应答两种类型：正免疫应答是指表现为对"非己"抗原产生的排斥效应,如抗感染免疫或抗肿瘤等;负免疫应答是指在正常情况下,机体对自身成分的耐受状态。

（2）根据参与的免疫活性细胞的不同,免疫应答可分为 B 淋巴细胞介导的体液免疫应答和 T 淋巴细胞介导的细胞免疫应答。

（3）根据免疫应答的结果不同,可以分为正常免疫应答和异常免疫应答。

**3．场所**　外周免疫器官是免疫应答的场所,主要包括脾脏、淋巴结和黏膜相关淋巴组织（扁桃体、阑尾、呼吸道及消化道黏膜淋巴组织等）。

## （二）基本过程

免疫应答的过程较为复杂,可人为地分为三个阶段。

**1．识别阶段（感应阶段）**　识别阶段是指抗原提呈细胞（APC）捕获、加工、处理抗原和免疫活性细胞（T、B 淋巴细胞）识别抗原的阶段。

（1）APC 提呈抗原　APC 摄取抗原,在细胞内将抗原加工处理成抗原肽,抗原肽与细胞表面的 MHC 分子结合为复合物表达在 APC 细胞的表面,供 TCR 识别抗原。

（2）T、B 淋巴细胞表面受体识别抗原　B 淋巴细胞表面抗原的抗原受体（BCR）直接特异性识别、结合抗原;T 淋巴细胞表面的抗原受体（TCR）需要双识别,先是 T 淋巴细胞通过其表面的 CD4 或者 CD8 识别抗原提呈细胞膜上的 MHC-Ⅱ或 MHC-Ⅰ类分子（MHC 限制性）,然后 TCR 才能识别 MHC-Ⅱ或 MHC-Ⅰ所提呈的抗原肽（图 3-14）。

**2．活化、增殖、分化阶段（反应阶段）**　活化、增殖、分化阶段（反应阶段）是指 T、B 淋巴细胞接受抗原刺激后活化、增殖和分化阶段。

（1）T 淋巴细胞活化　T 淋巴细胞接受抗原刺激后,活化、增殖、分化形成效应 T 细胞,包括 CD4+ 的 Th1、Th2 细胞和 CD8+ 效应 CTL。

（2）B 淋巴细胞活化　B 淋巴细胞接受抗原刺激后开始活化,同时细胞的形态及功能发生转化,变成了浆细胞,由浆细胞分泌大量抗体。

此阶段中部分 T、B 淋巴细胞可停止分化,并转变为记忆细胞（Tm/Bm）。当记忆细胞再次遇到相同的抗原时,可迅速分化为效应 T 淋巴细胞或浆细胞,产生免疫效应。

**3．效应阶段**　效应阶段是免疫细胞产生免疫应答产物发挥免疫作用的阶段,包括：①效应 T 淋巴细胞通过分泌细胞因子或特异性杀伤作用发挥细胞免疫效应的阶段;②B 淋巴细胞分化为浆细胞,并分泌抗体发挥体液免疫的效应阶段。

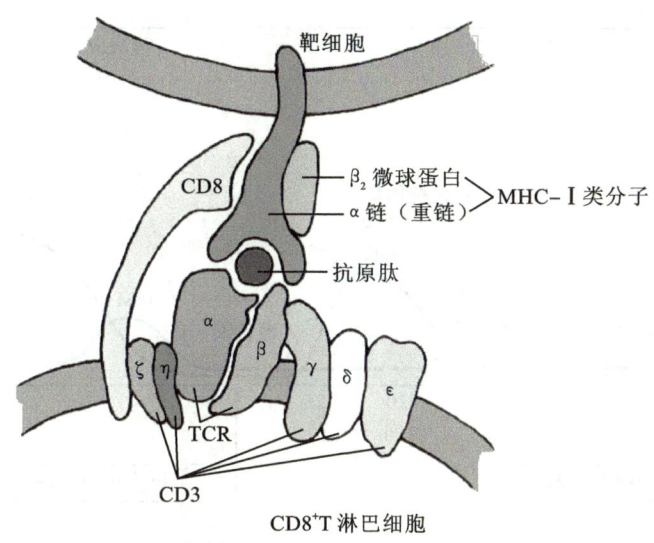

图 3-14 CD8$^+$细胞识别抗原

## 二、体液免疫应答

体液免疫应答是 B 淋巴细胞介导的特异性免疫应答,主要是抗原刺激 B 淋巴细胞,B 淋巴细胞活化、增殖,并分化为浆细胞,由浆细胞分泌抗体来发挥免疫效应的过程。因为抗体存在于血清等体液中,故而称为体液免疫。体液免疫主要针对体液中细胞外的抗原物质发挥免疫效应。

### (一) 抗体产生的一般规律

**1. 初次应答** 它是指抗原物质第一次进入机体所引起的免疫应答。其特点:潜伏期长(需 1～2 周后才产生抗体);抗体含量少、效价低;在体内维持时间短;主要为 IgM 类抗体,亲和力低。以上特点可以看出:在初次应答中,机体对抗原刺激反应慢,对抗原的清除力弱,故病原微生物第一次进入机体,引起疾病的可能性大。

**2. 再次应答** 它是指机体再次接触相同的抗原所产生的免疫应答。特点有:潜伏期短(因记忆细胞的参与,1～2 天即产生抗体);抗体含量多、效价高;维持时间长;以 IgG 为主,亲和力高。在再次应答中,机体对抗原刺激反应迅速,清除力强,故病原菌再次侵入机体引起疾病的可能性小。

无论是初次应答还是再次应答均是先产生 IgM,后产生 IgG。抗体产生的一般规律见图3-15。

抗体产生的规律在临床中具有重要的意义。①指导预防接种:制订最佳的计划免疫方案。由于抗体产生需要一定的诱导期,可将传染病的预防接种安排在流行之前的一段时间进行。因初次应答的免疫效果弱于再次应答,为获得良好的免疫效果及达到强化作用,一般疫苗的接种都在 2 次或 2 次以上。②传染病的诊断:由于 IgM 抗体是初次应答中出现最早的抗体,IgM 类抗体水平升高可作为传染病早期诊断依据或胎儿宫内感染的指标。③病情评估:检测抗体含量的变化可了解病情,以及评估疾病的转归。

### (二) 体液免疫的生物学效应

体液免疫主要是通过抗体发挥生物学效应,因此体液免疫清除的抗原为细胞外游离的抗

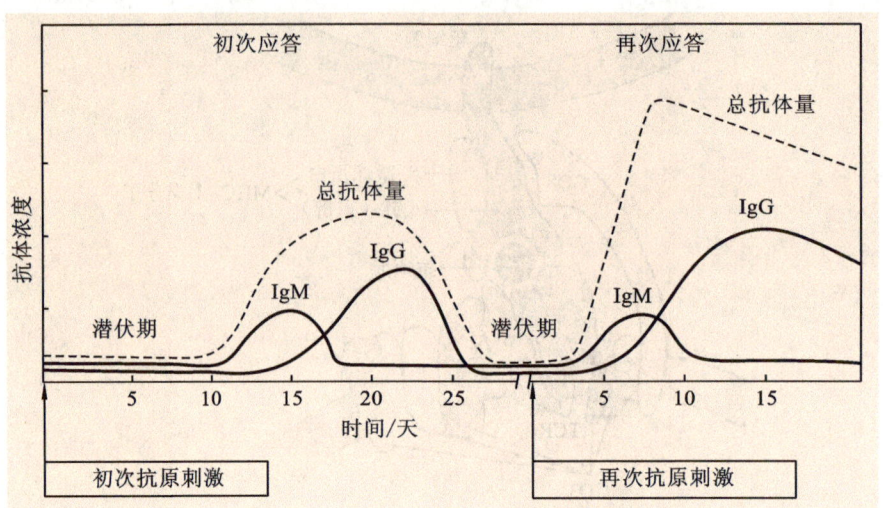

图 3-15　抗体产生的一般规律示意图

原或细胞表面的抗原,主要表现在以下方面。

**1. 中和毒素**　细菌的外毒素与抗体特异性结合后,降低或消除了外毒素的毒性。

**2. 中和病毒**　病毒在细胞外无法繁殖,是一种必须在活细胞内寄生的微生物。当病毒与其相应抗体结合后,抗体阻断病毒进入易感细胞,使病毒失去感染能力。

**3. 抑制细菌吸附**　细菌感染的第一步必须先吸附在黏膜上,分布于黏膜表面的 sIgA 类抗体与细菌的特异性结合,可阻止细菌结合到黏膜细胞上,从而阻断了细菌定居,发挥抗感染作用。

**4. 激活补体**　抗原与抗体结合后,可激活补体系统引起溶菌及溶细胞效应。

**5. 调理作用**　抗体与相应病原微生物抗原结合后,不能直接将其杀死,但可以通过抗体的 Fc 段与吞噬细胞结合,从而促进吞噬细胞对病原微生物的吞噬。

**6. ADCC**　细胞型抗原与抗体结合后,抗体的 Fc 段与 NK 细胞表面的 IgG 的 Fc 受体结合,激活 NK 细胞杀伤抗原靶细胞。

**7. 免疫损伤作用**　在异常情况下,某些抗体参与Ⅰ、Ⅱ、Ⅲ型超敏反应,引起免疫损伤。

## 三、细胞免疫应答

细胞免疫应答是指 T 淋巴细胞介导的特异性免疫应答,是指在抗原刺激下,T 淋巴细胞活化、增殖为效应 T 淋巴细胞发挥免疫效应的过程。细胞免疫主要针对细胞类的抗原物质发挥作用。

### (一)效应 T 淋巴细胞的生物学效应

**1. Tc 细胞的细胞毒作用**　Tc 细胞又称细胞毒性 T 淋巴细胞(CTL),其主要的作用是直接特异性结合并杀伤抗原细胞。其过程是:Tc 细胞先与抗原细胞表面的 MHC-Ⅰ类分子结合,然后通过其表面受体(BCR)特异性结合抗原,活化了的 Tc 细胞通过释放穿孔素击穿靶细胞膜,释放颗粒酶进入靶细胞内致使靶细胞死亡。Tc 细胞的杀伤特点有:①特异性;②MHC 限制性;③高效性(可连续杀伤而自身不损伤)。

**2. Th1 细胞介导的炎症反应**　效应 Th1 细胞与相应抗原特异性结合后,释放多种细胞因子,引起局部组织以淋巴细胞和单核细胞浸润为主的慢性炎症反应或迟发型超敏反应(Ⅳ型)。参与反应的细胞因子主要有干扰素、白细胞介素 2、肿瘤坏死因子等。

### (二) 细胞免疫的生物学效应

**1. 抗感染作用**　主要针对细胞内感染的病原微生物,如结核分枝杆菌、麻风分枝杆菌、病毒等。

**2. 抗肿瘤作用**　Tc 细胞可以直接杀伤带有相应抗原的肿瘤细胞,Th1 细胞释放的细胞因子可直接或间接杀伤肿瘤细胞。所以,细胞免疫在抗肿瘤中有着极为重要的作用。

**3. 免疫损伤作用**　参与移植排斥反应、Ⅳ型超敏反应以及某些自身免疫性疾病等。降低细胞免疫应答的功能,可以减轻器官移植排斥反应。

## 四、免疫耐受

免疫耐受是指免疫系统接受某种抗原物质刺激后产生的特异性无应答状态。免疫耐受区别于免疫抑制,免疫耐受是特异性的,只针对一些特定的抗原,而免疫抑制是非特异性的,对各种抗原的刺激均不应答。

免疫耐受的形成主要是由抗原和机体两方面的因素决定。

**1. 抗原方面**　小分子非聚合物易形成免疫耐受。抗原经静脉注射最易引起免疫耐受,其次是腹腔注射,皮下注射、肌内注射最不易引起免疫耐受。

**2. 机体方面**　免疫耐受与机体免疫系统发育成熟度有关,免疫系统越成熟,越不容易产生免疫耐受。胚胎期免疫系统发育不成熟易发生免疫耐受,成年期则难产生免疫耐受。长期使用免疫抑制剂容易使机体产生免疫耐受。

临床上,合理进行免疫耐受的人工诱导对超敏反应、器官移植排斥和自身免疫性疾病的防治具有重要意义。

## 五、免疫调节

免疫调节是指参与免疫应答的各种因素相互作用、相互制约,从而维持一定的免疫应答时间和强度,来共同完成对抗原的识别和应答过程。免疫调节功能异常时,会导致机体自身免疫性疾病的发生。机体的免疫调节通过以下方面来完成。

**1. 抗原、抗体的调节**　抗原是免疫应答的启动因素,抗原的性质、剂量、进入途径等对免疫应答的类型、强度、持续时间等具有重要的影响。抗体作为免疫应答的产物,可以通过协同清除抗原、抑制 B 淋巴细胞活性等方式来抑制免疫应答,即抗体的负反馈抑制作用。

**2. 免疫细胞的调节**　免疫应答调节的关键是通过各种免疫细胞间的相互作用来进行的,如 T 淋巴细胞分泌多种细胞因子,作用于免疫细胞来调节免疫应答;抗原提呈细胞通过提呈抗原来调节免疫应答。

**3. 神经-内分泌系统的调节**　人体作为一个统一的整体,神经-内分泌系统通过释放各种激素影响免疫应答。若人的神经-内分泌系统失调,会导致免疫应答的异常,发生感染、肿瘤、免疫性疾病。

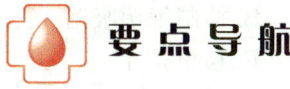 要点导航

**重点**:免疫应答的概念、类型、场所、基本过程,抗体产生的规律,细胞免疫应答的生物学

效应。

**难点:**免疫应答的过程,免疫调节,免疫耐受。

# 能 力 检 测

**一、名词解释**

1. 免疫应答　2. 细胞免疫　3. 体液免疫　4. 免疫耐受

**二、填空题**

1. 根据免疫细胞对抗原刺激的反应不同,免疫应答可分为_____免疫应答和_____免疫应答。

2. 免疫应答的过程可分为_____、_____和_____三个阶段。

3. 细胞免疫的生物学效应包括_____、_____和_____。

4. 细胞免疫是指_____介导的免疫应答过程。其效应阶段包括_____的细胞毒作用和_____释放细胞因子产生的炎症反应。

**三、选择题**

1. 免疫应答的场所是(　　)。

A. 骨髓　　　　B. 胸腺　　　　C. 腔上囊　　　　D. 淋巴结　　　　E. 脊髓

2. 能产生抗体的细胞是(　　)。

A. B 淋巴细胞　B. 浆细胞　　　C. NK 细胞　　　D. 单核细胞　　　E. 树突状细胞

3. 再次免疫应答的抗体产生的特点是(　　)。

A. IgM 抗体升高明显　　　　　　　　　B. 抗体产生的快,维持时间长

C. 潜伏期长　　　　　　　　　　　　　D. 先产生 IgG 后产生 IgM

E. 抗体效价低,亲和力低

4. 可释放穿孔素特异性杀伤靶细胞的是(　　)。

A. 巨噬细胞　B. NK 细胞　　C. Th1 细胞　　　D. Ts 细胞　　　E. Tc 细胞

5. 可特异性杀伤病毒感染细胞的是(　　)。

A. Tc 细胞　　B. Th 细胞　　C. NK 细胞　　　D. Ts 细胞　　　E. B 淋巴细胞

6. (多选)Tc 细胞杀伤靶细胞的特点包括(　　)。

A. 有特异性　　　　　　　　　　　　　B. 受 MHC-Ⅱ分子限制

C. 可释放穿孔素和颗粒酶杀伤靶细胞　　D. 可连续杀伤靶细胞

E. 不能直接杀伤靶细胞

7. (多选)初次应答的特点有哪些?(　　)

A. 主要产生 IgM 类抗体　　　　　　　　B. 抗体产生的快,维持时间长

C. 潜伏期长　　　　　　　　　　　　　D. 主要产生 IgG 类抗体

E. 抗体效价低,亲和力低

8. (多选)下列属于细胞免疫功能的是(　　)。

A. 抗肿瘤作用　　　　　B. 抑制细菌吸附　　　　　C. 抗胞内微生物感染

D. 中和作用　　　　　　E. 移植排斥

# 第六节 抗感染免疫

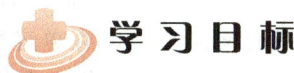
学习目标

1. 掌握非特异性、特异性免疫的概念;非特异性免疫的组成、特点。
2. 熟悉特异性免疫的抗感染作用。
3. 了解非特异性免疫和特异性免疫的相互关系。

抗感染免疫是机体抵抗病原生物感染的一系列防御功能,通过抵抗病原生物及其有害产物,以维持生理功能稳定,包括非特异性免疫和特异性免疫。病原生物侵入机体首先遭到非特异性免疫的抵御,一般经1~2周机体才产生特异性免疫,彻底杀灭侵入的病原生物。非特异性免疫是抗感染免疫的基础,特异性免疫是对非特异性免疫功能的加强,二者相互配合,共同发挥抗感染的作用。

## 一、非特异性免疫

非特异性免疫又称固有免疫或天然免疫,是机体在种系发育和进化过程中形成的天然免疫防御功能,即出生后就已具备的非特异性防御功能。其特点是与生俱来,可以遗传,人人都有,无个体差异,对病原生物广泛抵抗,无特异性。机体的非特异性免疫由屏障结构、吞噬细胞和体液中的抗微生物物质三部分组成。

### (一) 屏障结构

**1. 皮肤黏膜屏障** ①物理屏障作用:健康完整的皮肤黏膜是阻止病原生物入侵的第一道防线。如呼吸道黏膜纤毛的摆动能阻止病原生物的黏附,并将其运送至咽部再咳出;排尿、流泪、分泌唾液等都有冲洗局部和排出微生物的作用。②化学屏障作用:汗液中的乳酸、胃液中的胃酸、酸性的阴道分泌物均有杀菌作用。③生物拮抗作用:皮肤黏膜表面的正常菌群对病原生物也具有拮抗作用,能阻止或限制外来微生物的定居和繁殖,如口腔中的唾液链球菌能产生 $H_2O_2$,对白喉棒状杆菌、脑膜炎奈瑟菌有杀伤作用。

**2. 血脑屏障** 主要由软脑膜、脑毛细血管壁和壁外胶质膜组成。能阻止病原生物及其代谢产物从血液进入大脑或脑脊液,从而保护中枢神经系统。小儿血脑屏障发育不完善,因此,较成人更容易发生颅内感染。

**3. 血胎屏障** 血胎屏障是由母体的子宫内膜的基蜕膜和胎儿绒毛膜共同组成,能防止病原生物及其代谢产物从母体进入胎儿体内,保护胎儿免受感染。在妊娠的前3个月血胎屏障发育尚不完善,孕妇如感染某些病原生物,可经胎盘进入胎儿体内,导致胎儿畸形、流产、死胎等。

### (二) 吞噬细胞

病原生物突破皮肤黏膜屏障进入机体后,机体的吞噬细胞可发挥吞噬作用,杀伤进入体内的病原体。

**1. 吞噬细胞的种类**　包括血液中的单核细胞、中性粒细胞和组织中的巨噬细胞。

**2. 吞噬过程**

（1）吞噬细胞与病原体接触　可以是偶然相遇，也可以是趋化作用吸引。

（2）吞入病原体　可以通过两种方式吞入，对于较大的病原体颗粒，吞噬细胞能伸出伪足将其捕获后摄入细胞内，形成吞噬体，此称吞噬；对于较小的病原颗粒，吞噬细胞与其接触后细胞膜内陷，将其吞入，此称吞饮。

（3）杀死、破坏病原体　细胞内的吞噬体与溶酶体融合，形成吞噬溶酶体，溶酶体内的杀菌素、溶菌酶等将病原体杀死，然后消化降解。最后吞噬溶酶体与细胞膜融合排出残渣。

**3. 吞噬结果**　由于病原菌的种类、毒力和机体免疫力的不同，吞噬作用有不同结果。

（1）完全吞噬　吞噬病原体后，病原体被完全消化、破坏。

（2）不完全吞噬　某些胞内寄生菌，如结核分枝杆菌、伤寒沙门菌等，虽然能被吞噬或吞饮却不被杀灭。这些病原体可在吞噬细胞内繁殖，引起吞噬细胞死亡，也可以借用吞噬细胞作为保护体，避免了药物及血液中的抗菌物质对它们的伤害，病原体还可以随吞噬细胞游走，导致全身扩散或引起更广泛的感染。

（3）损伤组织　在吞噬过程中，吞噬细胞向胞外释放过剩溶酶体可损伤组织。如损伤肾小球基底膜，引起肾小球肾炎。

（4）提呈抗原　吞噬细胞吞入病原微生物后，对病原微生物进行消化降解，将抗原肽与MHC分子结合并表达于吞噬细胞膜上，激发免疫应答。

### （三）体液中的抗微生物物质

正常人体血液、淋巴液等体液中存在多种抗感染物质，其中主要有补体、溶菌酶、干扰素等，其中最重要的是补体。

**1. 补体（complement，C）**　补体是人和动物在长期的种系进化中形成的非特异性免疫成分，也在特异性免疫中发挥效应。

（1）补体的概念、组成　补体是存在于人和脊椎动物血清和组织液中的一组与免疫有关、经活化后具有酶活性的蛋白质，补体组成成分复杂，由30余种可溶性蛋白、膜结合性蛋白和补体受体组成的多分子系统，故称为补体系统。主要的成分有C1～C9，D、B、P因子等。补体占血浆球蛋白总量的10%～15%，各成分中C3含量最高，大部分补体由肝细胞和巨噬细胞合成。

（2）补体系统的性质　补体性质不稳定，56 ℃ 30 min即可以失去活性，此称为补体的灭活。室温下补体活性可很快减弱甚至消失，因此检测补体是需要用新鲜血清并尽快送检。正常情况下补体无免疫活性，需要被激活才有免疫作用。

（3）补体系统的激活　补体系统的激活是补体在各成分激活物作用下，按一定顺序通过连锁反应来完成的。

补体激活的途径主要由经典途径、旁路途径和甘露糖结合凝集素（MBL）途径。三种途径的激活物、起始因子、参与成分、发生免疫作用的特点不同（表3-4）。无论通过哪种途径激活，最后均能形成同样的效应物——膜攻击复合物（MAC），使靶细胞膜穿孔及细胞破裂、死亡。

补体的激活受体内多种因素调节，以防止补体成分过度消耗或活化范围过大而造成组织损伤。

表 3-4　三种补体激活途径的比较

| 项　目 | 经典途径 | 旁路途径 | MBL 途径 |
|---|---|---|---|
| 激活物质 | 免疫复合物 | 细菌脂多糖、酵母多糖等 | MBL、细菌甘露糖残基 |
| 起始因子 | C1q | C3 | MASP |
| 参与成分 | C1～C9 | C3,C5～C9,B、D、P 因子 | C2～C9 |
| 免疫作用 | 参与特异性体液免疫的效应阶段 | 参与非特异性免疫,在感染早期起作用 | 参与非特异性免疫,在感染早期起作用 |

（4）补体系统的生物学作用　补体系统的生物学作用多是由补体系统激活后产生的各种活性物质发挥的。补体成分及其裂解产物能发挥不同的作用。

①溶细胞作用:补体经激活后能产生 MAC(C56789),该复合物能嵌入细胞膜内,在细胞膜表面形成许多圆形孔道,使靶细胞的内容物渗漏,导致细胞破裂溶解。

补体溶解的细胞包括肿瘤细胞、自身抗原细胞、吸附外来抗原的细胞、病毒感染的细胞。

②补体活性片断的作用:补体激活过程中所产生的许多活性片断,也能发挥各自不同的作用。

总之,补体可作为效应分子及效应放大机制,参与感染早期的非特异性免疫及后期的特异性免疫。但是在某些情况下,补体的过度激活也可以引起自身组织损伤。

**2. 溶菌酶**　由巨噬细胞产生的一种碱性蛋白质,广泛分布于血清及泪液、唾液、鼻涕等多种分泌液中,其作用是溶解破坏革兰阳性菌的细胞壁肽聚糖,使细菌分裂,从而杀伤细菌(图3-16)。

中性粒细胞、巨噬细胞中也有溶菌酶,对吞噬杀菌有重要意义。在抗体与补体的参与下,溶菌酶也可溶解某些革兰阴性菌。

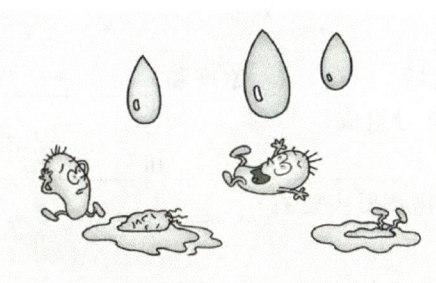

图 3-16　溶菌酶的作用示意图

**3. 干扰素**　由病毒感染细胞或效应 T 细胞等产生的一种糖蛋白,作用于邻近细胞后能诱导细胞产生抗病毒蛋白,抑制病毒的复制,从而能保护易感细胞,限制病毒的扩散。另外,干扰素还可以激活 NK 细胞、Tc 细胞和单核巨噬细胞。

## 二、特异性免疫

特异性免疫又称适应性免疫,是个体在生活过程中,受某种病原微生物等抗原的刺激引起的免疫应答,或被直接输入特异性抗体等免疫物质所形成的免疫力。其特点是后天获得,不能遗传,有明显针对性、记忆性和个体差异,故又称获得性免疫。机体的适应性免疫包括体液免疫和细胞免疫。

### （一）体液免疫抗感染的特点

（1）通过抗体来清除病原微生物,参与的抗体类型是 IgG、IgM、sIgA,在抗感染中起主要作用的是 IgG。

（2）既可以发挥直接抗感染作用(中和细菌外毒素、中和病毒),也可以发挥间接抗感染作用(激活补体、结合细胞等将病原体清除)。

（3）主要对细胞外生长的病原体起作用,对细胞内的微生物和真菌、寄生虫等较大的病原体较难发挥抗感染作用。

### （二）细胞免疫抗感染的特点

（1）通过效应细胞发挥作用。$CD8^+$ Tc 细胞能直接杀伤靶细胞,$CD4^+$ Th1 细胞能够释放淋巴因子,通过激活巨噬细胞、NK 细胞杀伤受感染的靶细胞。

（2）产生免疫效应缓慢,需要 48～72 h 发挥作用。

（3）主要针对细胞内病原微生物的感染发挥作用,如病毒、真菌、结核分枝杆菌、沙门菌等。

## 要点导航

**重点**:抗感染免疫的组成,机体的防御屏障,吞噬细胞的结局。

**难点**:补体的激活。

## 能力检测

### 一、填空题

1. 机体的抗感染免疫包括 _____ 免疫和 _____ 免疫,前者又由 _____、_____ 和 _____ 三部分组成。

2. 机体的屏障结构由 _____、_____ 和 _____ 三部分组成。

3. 正常体液中的抗微生物物质主要有 _____、_____ 和 _____。

### 二、选择题

1. 有关非特异性免疫的特点,下列描述错误的是(　　)。

A.无特异性        B.可以遗传        C.人人都有

D.作用迅速        E.经微生物感染后出现

2. 机体抵抗病原生物学的第一道防线是(　　)。

A.血脑屏障        B.皮肤黏膜屏障        C.血胎屏障

D.吞噬细胞        E.补体

3. 妊娠初期母体被病毒感染后易发生胎儿畸形的原因是(　　)。

A.胸腺发育不良        B.血胎屏障发育未完善

C.皮肤黏膜屏障发育不完善        D.血脑屏障发育不完善

E.外周免疫器官发育不完善

4. 不完全吞噬是指(　　)。

A. 吞噬入侵的全部细菌　　　　　　　　B. 吞噬的细菌全部被杀死

C. 反复吞噬细菌　　　　　　　　　　　D. 吞噬血液中的细菌

E. 被吞噬的细菌不能被杀死仍继续繁殖

5. 关于特异性免疫的描述,错误的是(　　　)。

A. 又称适应性免疫　　　　　　　　　　B. 后天获得,具有特异性

C. 可以遗传　　　　　　　　　　　　　D. 有记忆性

E. 包括细胞免疫应答和体液免疫应答

## 三、简答题

1. 简述人体非特异性免疫的特点及组成。

2. 简述吞噬细胞的吞噬过程和结果。

（李　永）

# 第四章 临床免疫

## 第一节 超敏反应

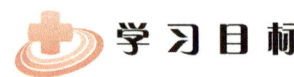

### 学习目标

1. 掌握超敏反应的概念、分型；Ⅰ型、Ⅱ型、Ⅲ型超敏反应的发生机制。
2. 熟悉四个类型超敏反应的特点和常见疾病,理解Ⅳ型超敏反应的机制。
3. 能根据症状判断常见的超敏反应性疾病,并知道处理原则。

超敏反应又称变态反应,是指机体对某种抗原致敏后,再次接触相同抗原时,发生的以生理功能紊乱和(或)组织细胞损伤为主的异常适应性免疫应答。引起超敏反应的抗原又称变应原。超敏反应常被称为变态反应或过敏反应。

根据超敏反应发生机制和临床特点,将其分为四型:Ⅰ型超敏反应,即速发型超敏反应;Ⅱ型超敏反应,即细胞毒型或细胞溶解型超敏反应;Ⅲ型超敏反应,即免疫复合物型或血管炎型超敏反应;Ⅳ型超敏反应,即迟发型超敏反应。

### 知识链接

**你是过敏体质吗**

一般是将容易发生过敏反应和患过敏性疾病的人称之为"过敏体质"。具有"过敏体质"的人可发生各种不同的过敏反应及过敏性疾病,如有的患湿疹、荨麻疹,有的患过敏性哮喘,有的则对某些药物特别敏感,甚至出现剥脱性皮炎。

为了预防过敏反应的发生,过敏体质者日常饮食要均衡,少吃油腻、辛辣的食物,多吃含维生素丰富的食物;要经常换洗衣物,枕头、床单、被褥等要经常清洗且晾晒;不要待在花粉浓度高以及刷油漆的地方;不要使用含有香料、酒精等对肌肤刺激大的护肤品;应随身携带治疗过敏的药品。

## 一、Ⅰ型超敏反应

Ⅰ型超敏反应,又称过敏反应或速发型超敏反应,指已致敏的机体再次接触相同变应原后在数分钟内所发生的超敏反应,可发生于局部,亦可发生于全身。其主要特征是:①过敏反应发生快,消退亦快;②常引起生理功能紊乱,几乎不发生严重组织细胞损伤;③主要由特异性IgE抗体介导;④具有明显个体差异和遗传背景。

### (一)发生机制及过程

Ⅰ型超敏反应的发生机制(图4-1)包括致敏阶段、激发阶段和效应阶段。

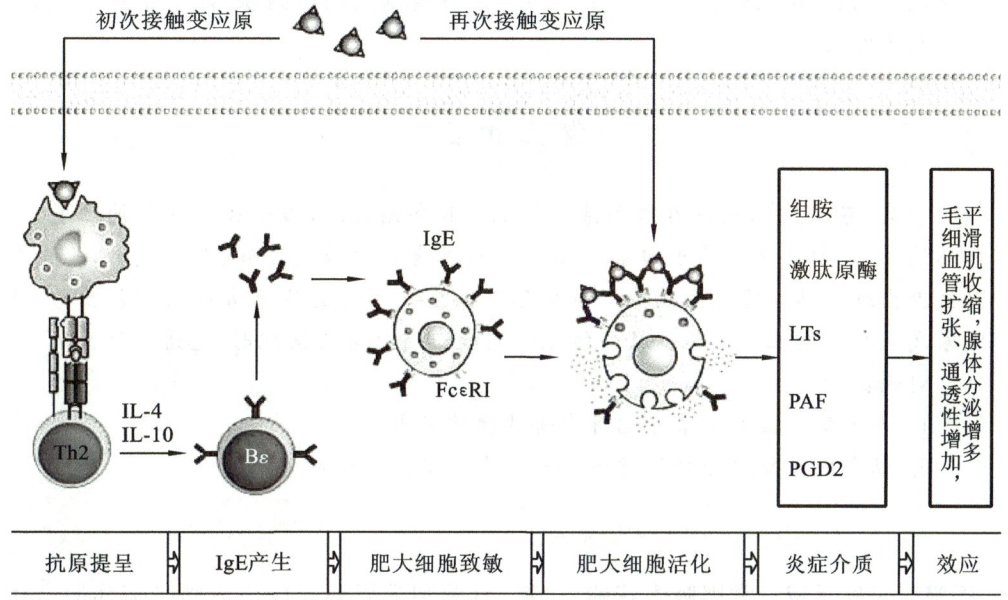

**图4-1 Ⅰ型超敏反应的发生机制**

**1. 致敏阶段** 引起Ⅰ型超敏反应的变应原多为水溶性小分子物质,主要有以下几种。

(1)某些药物或化学物质,如青霉素、磺胺、普鲁卡因、有机碘化合物等。

(2)吸入性变应原,如花粉颗粒、尘螨及其排泄物、真菌菌丝及孢子、动物皮毛等。

(3)食入性变应原,如奶、蛋、鱼虾、蟹贝等食物蛋白。

变应原进入机体后,诱导机体产生特异性IgE类抗体。IgE的Fc段与肥大细胞或嗜碱性粒细胞表面的Fc受体结合,而使机体处于致敏状态。通常致敏状态可维持数月甚至数年,一般不表现出任何症状。如长期不接触相应变应原,致敏状态可逐渐消失。

**2. 激发阶段** 相同变应原再次进入处于致敏状态的机体,与肥大细胞或嗜碱性粒细胞表面的两个或两个以上的IgE结合,便可导致肥大细胞或嗜碱性粒细胞释放组胺、激肽原酶、白三烯、前列腺素、血小板活化因子等多种生物活性介质。

**3. 效应阶段** 生物活性介质作用于效应器官、组织,引起机体局部或全身出现多种病理改变,主要表现如下。

(1)小血管扩张、通透性增强,引起组织水肿、血压下降甚至休克。

(2)支气管、胃肠道等处平滑肌痉挛,引起哮喘、腹痛、腹泻等。

(3)腺体分泌增加,引起流泪、流涕、呼吸困难、腹痛、腹泻等。

### （二）临床常见疾病

**1. 全身过敏性反应**

（1）药物过敏性休克　以青霉素引发最为常见,头孢菌素、链霉素、普鲁卡因等也可引起。青霉素降解产物青霉噻唑醛酸、青霉烯酸,与体内组织蛋白结合后,可刺激机体产生 IgE 抗体,使机体致敏。当机体再次接触青霉素时,能迅速引发过敏反应,重者可发生过敏性休克甚至死亡。临床发现少数人在初次注射青霉素时也可发生过敏性休克,这可能与其曾经使用过被青霉素污染的注射器等医疗器械,或吸入空气中青霉菌孢子而使机体处于致敏状态有关。

（2）血清过敏性休克　临床应用动物免疫血清如破伤风抗毒素、白喉抗毒素进行治疗或紧急预防时,有些患者可因曾经注射过相同的动物血清制剂已被致敏,而发生过敏性休克,重者可在短时间内死亡。

### 课堂讨论

　　李某,男,52 岁,因患痛风到某社区卫生服务站就诊,接受头孢噻肟钠注射液 4 g 静脉滴注,注射结束骑单车回家。40 min 后患者发生舌头发麻、喉咙发紧,其老伴到社区卫生服务站告诉医生病情。当时站里医生正在为其他患者诊治不能出诊,于是嘱家属将患者送往大医院抢救。经 120 急救车送至某大医院时,患者已经死亡。

　　讨论:

　　1. 在本案中该卫生服务站存在哪些操作不当?

　　2. 结合所学知识分析该案例给我们带来哪些警示?

**2. 呼吸道过敏反应**　常因吸入花粉、尘螨、真菌和毛屑等变应原或呼吸道病原微生物感染引起。过敏性鼻炎和过敏性哮喘是临床常见的呼吸道过敏反应。

**3. 消化道过敏反应**　少数人进食鱼、虾、蟹、蛋、奶等食物后可发生过敏性胃肠炎,出现恶心、呕吐、腹痛和腹泻等症状,有的可伴皮肤反应,严重者也可发生过敏性休克。

**4. 皮肤过敏反应**　皮肤过敏反应主要包括荨麻疹、特应性皮炎(湿疹)和血管神经性水肿。这些皮肤过敏反应可由药物、食物、肠道寄生虫或冷热刺激等引起。

### （三）防治原则

**1. 变应原检测**　查明变应原,避免与之接触,是预防过敏反应发生最有效的方法。临床检测变应原最常采用的方法是皮肤过敏试验(简称皮试)。皮试通常是将可疑变应原稀释后,取 0.1 mL 在受试者前臂内侧做皮内注射,15～20 min 后观察结果。若局部皮肤出现红晕、风团直径大于 1 cm 者,为皮试阳性,表示受试者接触该物质可发生过敏反应。

**2. 脱敏治疗**　脱敏治疗是将特异性变应原给患者多次注射,并逐渐加量,以提高患者对该变应原的耐受能力,对不同的变应原脱敏时方法有所不同。

（1）异种免疫血清脱敏疗法　抗毒素皮试阳性但又必须使用者,可采用小剂量、短间隔(20～30 min)、多次注射抗毒素血清的方法进行脱敏治疗。其机制是小剂量变应原进入体内不足以引起明显临床症状,多次注射变应原,以致最终逐渐全部解除致敏状态。此时大剂量注射抗毒素血清就不会发生过敏反应。但此种脱敏是暂时的,经一定时间后机体又可重新被致敏。

（2）特异性变应原脱敏疗法　对已查明而难以避免接触的变应原如花粉、尘螨等,可采用小剂量、间隔时间逐渐延长（每周 2 次至每周 1 次）、反复多次皮下注射相应变应原的方法进行脱敏治疗。

**3. 药物治疗**　根据过敏反应发生的机制,选择不同的药物,阻断、干扰或抑制过敏反应的进程,以达到治疗的目的。

（1）抑制生物活性介质合成和释放的药物　阿司匹林可抑制前列腺素等介质合成;色甘酸二钠、肾上腺素、糖皮质激素等可抑制生物活性介质的释放。

（2）生物活性介质拮抗药　苯海拉明、扑尔敏、异丙嗪等药物可与组胺竞争结合效应器官细胞膜上组胺受体而发挥抗组胺作用;阿司匹林为缓激肽拮抗剂;多根皮苷酊磷酸盐则对前列腺素具有拮抗作用。

（3）改善效应器官反应性的药物　肾上腺素不仅可解除支气管平滑肌痉挛,还可使外周毛细血管收缩升高血压,因此在抢救过敏性休克时具有重要作用。葡萄糖酸钙、氯化钙、维生素 C 等除可解除痉挛外,还能降低毛细血管通透性和减轻皮肤及黏膜的炎症反应。

**知识链接**

### Ⅰ型超敏反应新疗法

在人们认识 IgE 介导Ⅰ型超敏反应和有关 IgE 产生调控机制的基础上,试图应用下述一些免疫新方法对Ⅰ型超敏反应进行治疗:①将起佐剂作用的 IL-12 等分子与变应原共同使用,可使 Th2 型免疫应答向 Th1 型转换,下调 IgE 的产生;②用一定重组 DNA 疫苗进行接种,可成功诱导 Th1 型免疫应答。

## 二、Ⅱ型超敏反应

Ⅱ型超敏反应是由抗体与靶细胞表面相应抗原结合后,引起的以细胞溶解或组织损伤为主的病理性免疫反应。Ⅱ型超敏反应又称细胞毒型或细胞溶解型超敏反应。

### （一）发生过程与机制

**1. 靶细胞及其表面抗原**　正常组织细胞、改变的自身组织细胞、被抗原或抗原表位结合修饰的自身组织细胞,均可成为Ⅱ型超敏反应中被攻击杀伤的靶细胞。靶细胞表面的抗原主要如下。

（1）同种异型抗原,如 ABO 血型抗原、Rh 抗原、HLA 抗原以及血小板抗原等。

（2）共同抗原,某些病原微生物与人体组织抗原有交叉反应性（异嗜性抗原）,如链球菌胞壁的成分与心脏瓣膜、关节组织之间有共同抗原。

（3）感染和理化因素所致改变的自身抗原。

（4）外来抗原或半抗原,某些药物、化学制剂、病原微生物的抗原或半抗原,可结合在自身组织细胞表面而成为完全抗原。

**2. 抗体、补体和效应细胞的作用**　参与Ⅱ型超敏反应的抗体主要是 IgG 和 IgM。这些抗体与靶细胞表面抗原结合形成免疫复合物,黏附在靶细胞表面,通过以下三种途径杀伤靶细胞（图 4-2）。

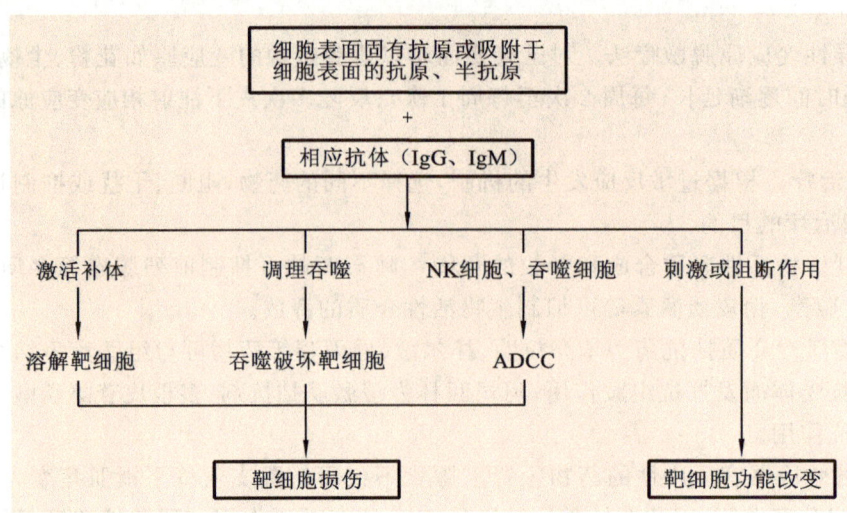

图 4-2　Ⅱ型超敏反应的发生机制

（1）通过经典途径激活补体形成膜攻击复合物，使靶细胞溶解破坏。

（2）IgG 作用于吞噬细胞，发挥调理作用，使靶细胞被吞噬溶解。

（3）IgG 作用于 NK 细胞，介导 ADCC 效应，溶解破坏靶细胞。

## （二）临床常见疾病

**1. 输血反应**　多发生于 ABO 血型不符的输血。如将 B 型供血者的血误输给 A 型受血者，由于 B 型血红细胞表面有 B 抗原，受者血清中有天然抗 B 抗体（IgM），两者结合后激活补体可使红细胞溶解破坏引起溶血反应。

**2. 新生儿溶血症**　主要由母婴 Rh 血型不符引起。多发生于母体为 Rh⁻，胎儿为 Rh⁺ 的情况。母亲由于输血、流产或分娩等原因接受红细胞表面 Rh 抗原刺激后，可产生 Rh 抗体，此抗体可通过胎盘。当体内产生 Rh 抗体的母亲再次妊娠，且胎儿血型为 Rh⁺ 时，母体内的 Rh 抗体便可通过胎盘进入胎儿体内，与其红细胞结合，导致胎儿红细胞溶解破坏，引起流产或发生新生儿溶血。初次分娩后，72 h 内给母体注射 Rh 抗体，及时清除进入母体内的 Rh 红细胞，可有效预防再次妊娠时发生新生儿溶血症。母子间 ABO 血型不符引起的新生儿溶血症也不少见，但症状较轻。全身换血可治疗新生儿溶血症。

**3. 药物过敏性血细胞减少症**　青霉素、磺胺、氨基比林、奎尼丁等药物能与血细胞膜蛋白结合成为完全抗原，从而刺激机体产生抗体。这种抗体与血细胞上的抗原结合，引起血细胞破坏，从而导致药物性溶血性贫血、粒细胞减少症和血小板减少性紫癜。

**4. 自身免疫性溶血性贫血**　服用甲基多巴类药物，或某些病毒如流感病毒、EB 病毒感染机体后，能使红细胞膜表面成分发生改变，从而刺激机体产生红细胞自身抗体。这种抗体与自身改变的红细胞特异性结合，激活补体，溶解红细胞。

**5. 链球菌感染后肾小球肾炎**　多见于溶血性链球菌感染后。其原因是链球菌的某些菌体抗原与人肾小球基底膜之间为共同抗原，链球菌感染后所产生的抗体可与人肾小球基底膜结合，激活补体或通过调理作用，导致肾小球肾炎。

**6. 甲状腺功能亢进症**　该病患者体内可产生针对甲状腺细胞表面促甲状腺激素（TSH）受体的自身抗体。该种抗体与甲状腺细胞表面 TSH 受体结合，可刺激甲状腺细胞合成分泌甲状腺素,引起甲状腺功能亢进,而不是使甲状腺细胞破坏。因此将此类超敏反应可视为特殊的Ⅱ型超敏反应。

## 三、Ⅲ型超敏反应

Ⅲ型超敏反应是由可溶性免疫复合物沉积于毛细血管基底膜后,通过激活补体,吸引中性粒细胞及其他细胞,引起血管及其周围组织炎症反应和损伤。故Ⅲ型超敏反应又称免疫复合物型或血管炎型超敏反应。

### (一)发生过程与机制

**1. 中等大小可溶性免疫复合物的形成与沉积** 血液循环中的可溶性抗原与相应的抗体结合,可形成可溶性抗原抗体复合物(即免疫复合物)。中等大小的可溶性免疫复合物不能有效地被清除,较长时间存在于血液循环中,随血流沉积于血流缓慢的毛细血管,如肾小球、关节滑膜、皮下等处,引起Ⅲ型超敏反应,导致毛细血管基底膜出现炎症反应和组织损伤。

**2. 免疫复合物沉积引起的组织损伤机制**

(1)补体的作用 免疫复合物本身并不能直接引起组织损伤,但可通过经典途径激活补体,产生裂解片段C3a和C5a。C3a和C5a与肥大细胞或嗜碱性粒细胞上的C3a和C5a受体结合,使其释放组胺等炎性介质,致局部毛细血管通透性增加及渗出增多,出现水肿。C3a和C5a同时又可趋化吸引中性粒细胞至免疫复合物沉积部位。

(2)中性粒细胞的作用 聚集的中性粒细胞在吞噬免疫复合物的同时,还释放许多溶酶体酶,造成局部组织损伤。

(3)血小板的作用 免疫复合物和C3b可使局部血小板集聚、激活,促进血栓形成,引起局部缺血、出血、坏死(图4-3)。

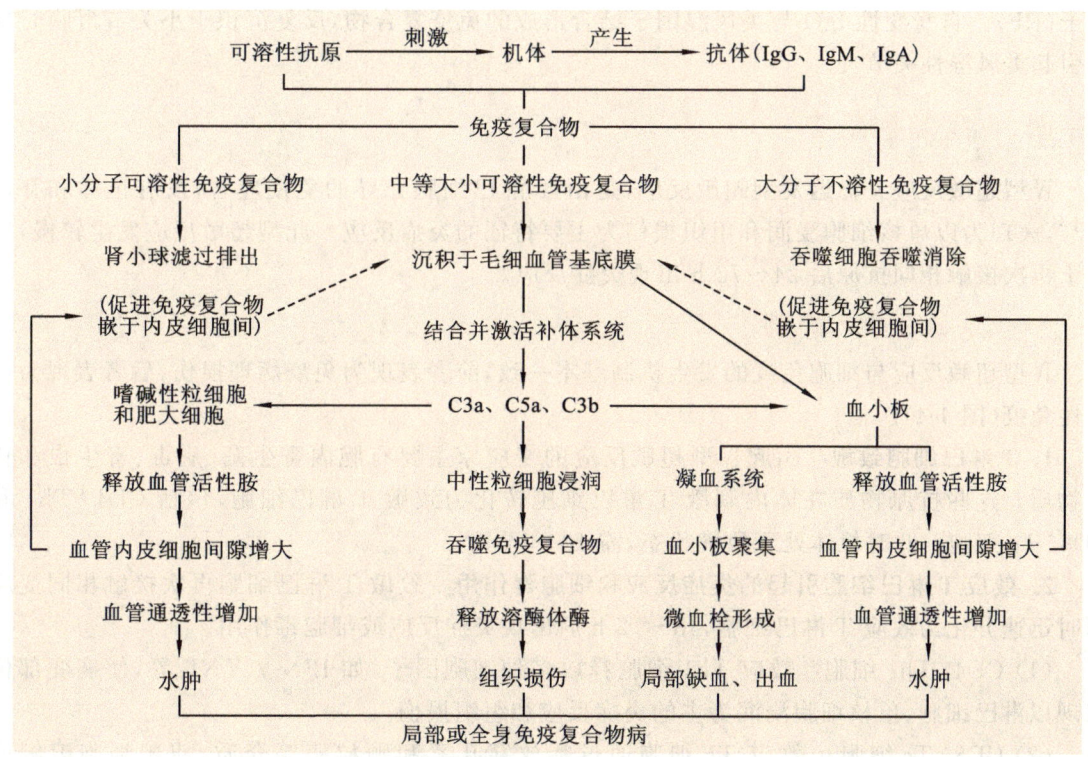

图4-3 Ⅲ型超敏反应的发生机制

### （二）临床常见疾病

常见的Ⅲ型超敏反应包括局部免疫复合物病和全身免疫复合物病两类。前者发生在抗原进入机体部位，后者因免疫复合物在血流中传播，而在多部位沉积。

**1. 局部免疫复合物病**

（1）Arthus反应　1903年Arthus发现用马血清经皮下反复免疫家兔数周后，当再次注射马血清时，可在注射局部出现红肿、出血和坏死等剧烈炎症反应。此种现象被称为Arthus反应。

（2）人类局部免疫复合物病　又称类Arthus反应。胰岛素依赖型糖尿病患者，局部反复注射胰岛素后可刺激机体产生相应IgG类抗体，若此时再次注射胰岛素，即可在注射局部出现红肿、出血和坏死。

**2. 全身免疫复合物病**

（1）血清病　通常是在初次大量注射抗毒素（马血清）后出现发热、皮疹、淋巴结肿大、关节肿痛和一过性蛋白尿等症状。这是由于患者体内已经产生抗毒素抗体而抗毒素尚未完全排除，两者结合形成中等大小可溶性免疫复合物所致。

（2）免疫复合物型肾小球肾炎　一般发生于A族溶血性链球菌感染后2～3周。此时体内产生抗链球菌抗体，与链球菌可溶性抗原结合形成免疫复合物，沉积在肾小球基底膜上，可引起免疫复合物型肾炎。其他病原微生物如葡萄球菌、肺炎双球菌、乙型肝炎病毒或疟原虫感染后也可引起此种肾小球肾炎。

**3. 类风湿性关节炎**　病因尚未完全查明，目前认为，因某些因素使体内IgG分子发生变性，从而刺激机体产生抗变性IgG的自身抗体。这种自身抗体以IgM为主，临床称为类风湿因子（RF）。自身变性IgG与类风湿因子结合形成的免疫复合物，反复沉积于小关节滑膜时即可引起类风湿性关节炎。

## 四、Ⅳ型超敏反应

Ⅳ型超敏反应又称迟发型超敏反应，是由T淋巴细胞介导的免疫应答，没有抗体和补体参与，表现为以单核细胞浸润和组织损伤为主要特征的炎症反应。此型超敏反应发生较慢，通常于再次接触相同抗原后24～72 h出现炎症反应。

### （一）发生过程与机制

Ⅳ型超敏反应与细胞免疫的发生机制基本一致，前者表现为免疫病理损伤，后者表现为保护性免疫（图4-4）。

**1. T淋巴细胞致敏**　引起Ⅳ型超敏反应的变应原主要有胞内寄生菌、病毒、寄生虫和化学物质。这些抗原物质在体内刺激T淋巴细胞转化为致敏T淋巴细胞，包括$CD4^+$Th1和$CD8^+$Tc细胞。此时机体处于致敏状态，需10～14天。

**2. 效应T淋巴细胞引起的炎症反应和细胞毒作用**　致敏T淋巴细胞再次接触相同变应原时迅速分化为效应T淋巴细胞，48～72 h后出现炎症反应或细胞毒作用。

（1）$CD4^+$Th1细胞　效应Th1细胞释放多种细胞因子，如IFN-γ、TNF等，使病变部位出现以淋巴细胞、单核细胞浸润为主的炎症反应和组织损伤。

（2）$CD8^+$Tc细胞　效应Tc细胞通过释放穿孔素和颗粒酶等介质，使靶细胞溶解或凋亡。

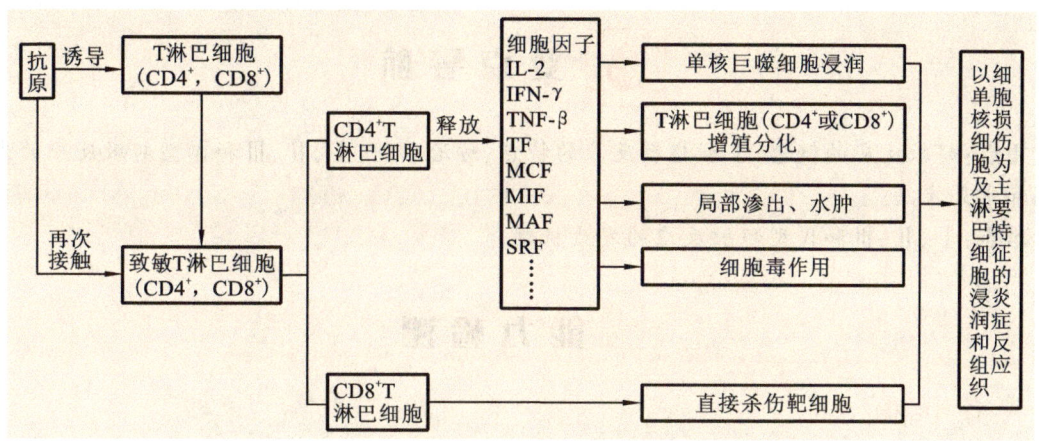

图 4-4　Ⅳ型超敏反应的发生机制

## （二）临床常见的Ⅳ型超敏反应

**1. 感染性迟发型超敏反应**　多发生在胞内寄生物感染时,病原体刺激机体发生Ⅳ型超敏反应,又称传染性迟发型超敏反应。如结核杆分枝杆菌、麻风分枝杆菌、某些原虫、大部分真菌和病毒等均可引起感染性迟发型超敏反应。

**2. 接触性皮炎**　通常是由于接触小分子半抗原物质,如油漆、染料、农药、化妆品和某些药物(磺胺和青霉素)等引起。小分子的半抗原与体内蛋白质结合成完全抗原,刺激细胞活化、分化为效应 T 淋巴细胞。机体再次接触相应抗原可发生接触性皮炎,导致局部皮肤出现红肿、皮疹、水疱,严重者可出现剥脱性皮炎。

**3. 移植排斥反应**　在进行异体组织移植后,如果供体与受体之间的组织相容性抗原相差较大,供体器官组织可刺激受体产生致敏淋巴细胞,引起Ⅳ型超敏反应,数周后移植物被排斥、坏死、脱落。

根据发生机制将超敏反应分为四种类型(表 4-1),但临床实际情况是复杂的,有些超敏反应性疾病可由多种免疫损伤机制引起。同一抗原在不同条件下可引起不同类型的超敏反应。如青霉素可引起Ⅰ、Ⅱ、Ⅲ和Ⅳ型超敏反应。同一疾病,如链球菌感染后肾小球肾炎可通过Ⅱ、Ⅲ型超敏反应引起。

表 4-1　四型超敏反应的比较

| 型　　别 | 免疫类型 | 参与分子 | 参与细胞 | 结　　果 |
|---|---|---|---|---|
| Ⅰ型<br>(速发型) | 体液免疫 | IgE<br>补体不参与 | 肥大细胞<br>嗜碱性粒细胞 | 功能紊乱 |
| Ⅱ型<br>(细胞毒型) | 体液免疫 | IgM、IgG<br>补体:细胞溶解<br>作用为主 | NK 细胞<br>中性粒细胞<br>巨噬细胞 | 细胞溶解,无炎症 |
| Ⅲ型<br>(免疫复合物型) | 体液免疫 | IgG、IgM<br>血小板<br>补体 | 中性粒细胞 | 中性粒细胞浸润<br>为主的炎症 |
| Ⅳ型<br>(迟发型) | 细胞免疫 | 抗体、补体<br>均不参与 | APC、Th1 细胞、<br>Tc 细胞、巨噬细胞 | 淋巴细胞与单核细胞<br>浸润为主的炎症 |

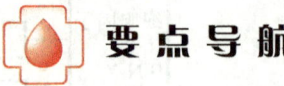 要点导航

**重点**:超敏反应的概念,Ⅰ型超敏反应的特点、防治原则,Ⅰ、Ⅱ、Ⅲ和Ⅳ型超敏反应的发生机制和常见疾病。

**难点**:Ⅰ、Ⅱ、Ⅲ和Ⅳ型超敏反应的发生机制。

## 能力检测

### 一、名词解释

1. 超敏反应　2. 变应原　3. 脱敏疗法

### 二、填空题

1. 超敏反应根据发生机制和临床表现可分为_____型、_____型、_____型和_____型。

2. 补体参与的超敏反应是_____型和_____型;抗体参与的超敏反应是_____型、_____型和_____型。

3. 血清过敏性休克属_____型超敏反应,血清病属于_____型超敏反应。

4. Ⅱ型超敏反应损伤靶细胞的机制包括_____、_____和_____。

### 三、选择题

1. 关于超敏反应的叙述,正确的是(　　)。

A. 是异常的免疫应答　　　　B. 均可导致组织损伤　　　　C. 均有个体差异

D. 均有补体参加　　　　　　E. 不需抗原参与

2. 在速发型超敏反应中起主要作用的抗体是(　　)。

A. IgA　　　　B. IgG　　　　C. IgE　　　　D. IgM　　　　E. IgD

3. Ⅰ型超敏反应不出现的生理功能紊乱是(　　)。

A. 平滑肌收缩　　　　　　　B. 腺体分泌增加　　　　　　C. 毛细血管收缩

D. 毛细血管通透性增加　　　E. 毛细血管扩张

4. 以下不属于Ⅰ型超敏反应性疾病的是(　　)。

A. 皮肤过敏反应　　　　　　B. 消化道过敏反应　　　　　C. 接触性皮炎

D. 过敏性休克　　　　　　　E. 呼吸道过敏

5. 查明变应原最常用的方法是(　　)。

A. 询问病史　　　　　　　　B. 皮肤过敏试验　　　　　　C. 皮肤斑贴试验

D. 血清IgE测定　　　　　　E. 肥大细胞数量检测

6. ABO血型不合引起的输血反应属于(　　)。

A. Ⅰ型超敏反应　　　　　　B. Ⅱ型超敏反应　　　　　　C. Ⅲ型超敏反应

D. Ⅳ型超敏反应　　　　　　E. Ⅴ型超敏反应

7. "新生儿溶血症"多发生于(　　)。

A. Rh⁺的母体　　　　　　　B. Rh⁻的母体　　　　　　　C. Rh⁻的胎儿 Rh⁺的母体

D. Rh⁺的胎儿 Rh⁺的母体　　E. Rh⁻的母体 Rh⁺的胎儿

8. 类风湿因子(RF)是(　　　)。

A. 感染的细菌　　　　　　　　B. 自身变性的 IgG　　　　　　C. 变性的 DNA

D. 抗变性 IgG 的抗体　　　　　E. 细胞因子

9. 下列细胞在免疫复合物型超敏反应性疾病引起的组织损伤中具有最重要作用的
是(　　　)。

A. 中性粒细胞　　　　　　　　B. 单核巨噬细胞　　　　　　　C. 红细胞

D. 血小板　　　　　　　　　　E. 淋巴细胞

10. 接触性皮炎多属于(　　　)。

A. Ⅰ型超敏反应　　　　　　　B. Ⅱ型超敏反应　　　　　　　C. Ⅲ型超敏反应

D. Ⅳ型超敏反应　　　　　　　E. Ⅴ型超敏反应

11. 在抗毒素皮试阳性时正确的措施是(　　　)。

A. 禁用抗毒素　　　　　　　　B. 改用抗生素　　　　　　　　C. 全量一次注射

D. 少量多次注射　　　　　　　E. 以上都不是

12. 初次注入大量抗毒素血清制剂引起血清病的发生机制属于(　　　)。

A. Ⅰ型超敏反应　　　　　　　B. Ⅱ型超敏反应　　　　　　　C. Ⅲ型超敏反应

D. Ⅳ型超敏反应　　　　　　　E. Ⅴ型超敏反应

13. (多选)属于Ⅲ型超敏反应性疾病的是(　　　)。

A. 输血反应　　　　　　　　　B. 甲状腺功能亢进症　　　　　C. 局部免疫复合物病

D. 类风湿性关节炎　　　　　　E. 传染性变态反应

14. (多选)有补体参与的超敏反应是(　　　)。

A. Ⅰ型超敏反应　　　　　　　B. Ⅱ型超敏反应　　　　　　　C. Ⅲ型超敏反应

D. Ⅳ型超敏反应　　　　　　　E. Ⅴ型超敏反应

15. (多选)Ⅱ型超敏反应的常见疾病有(　　　)。

A. 新生儿溶血症　　　　　　　B. 类风湿性关节炎　　　　　　C. 白细胞减少症

D. 传染性变态反应　　　　　　E. 肺-肾综合征

16. (多选)注射动物免疫血清可引起的超敏反应是(　　　)。

A. Ⅰ型超敏反应　　　　　　　B. Ⅱ型超敏反应　　　　　　　C. Ⅲ型超敏反应

D. Ⅳ型超敏反应　　　　　　　E. Ⅴ型超敏反应

17. (多选)Ⅱ型超敏反应的特点是(　　　)。

A. 为细胞溶解型超敏反应　　　　　　　　　B. 有补体参与反应过程

C. 三种方式损伤组织细胞　　　　　　　　　D. Tc 细胞为主要杀伤细胞

E. 以上都是

18. (多选)Ⅳ型超敏反应的特点是(　　　)。

A. 反应发生迟缓　　　　　　　　　　　　　B. 由致敏 T 淋巴细胞再次接触抗原而引发

C. 抗体 IgG 参与　　　　　　　　　　　　　D. 细胞因子在反应中起重要作用

E. 为单核细胞、淋巴细胞浸润为主的炎症

## 四、简答题

1. 简述Ⅰ型超敏反应的发生机制和防治原则。

2. 简述补体、中性粒细胞和血小板在Ⅲ型超敏反应中的作用。

3. 试举出Ⅰ型～Ⅳ型超敏反应的常见疾病。

# 第二节　免疫学检测

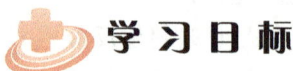

1. 熟悉免疫学检测的原理和方法。
2. 了解免疫学检测的常用方法。
3. 理解免疫学检测方法在临床诊断上的应用。

免疫学检测方法是应用免疫学理论设计的一系列测定抗原、抗体、免疫细胞及其分泌的细胞因子的实验方法。

> **知识链接**
>
> ### 免疫学检测的应用
>
> 　　免疫学检测广泛用于免疫相关疾病的诊断、病情监测及疗效评价等，随着相关技术的发展，免疫学检测的诊断应用已从最初的传染病的诊断扩展到肿瘤、超敏反应性疾病、自身免疫性疾病的诊断以及微量蛋白质、激素和药物的测定。

## 一、抗原或抗体的检测

抗原或抗体检测的基本原理是：在一定条件下抗原与相应抗体在体外可发生特异性结合，并在外界条件的影响下呈现某种反应现象，如凝集或沉淀，借此可用已知抗原（或抗体）检测未知抗体（或抗原）。试验所采用的抗体常存在于血清中，因此又称之为血清学反应。常见的抗原或抗体检测类型如下。

### （一）凝集反应

凝集反应指颗粒性抗原（细菌、细胞等）与相应的抗体结合，在一定条件下，形成肉眼可见的凝集现象，称凝集反应。

**1. 直接凝集反应**　它是颗粒性抗原与相应抗体直接结合所呈现的凝集现象（图 4-5）。该反应既可用于定性检测，也可用于定量检测。此法常用于协助临床诊断或流行病学调查，如辅助诊断伤寒、副伤寒的肥达反应等。

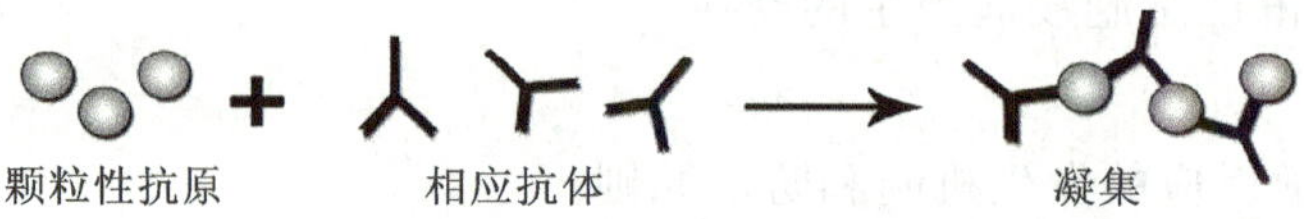

颗粒性抗原　　　相应抗体　　　　凝集

**图 4-5　直接凝集反应示意图**

**2. 间接凝集反应**　将可溶性抗原或抗体吸附于与免疫无关的载体颗粒上,与相应的抗体或抗原进行反应,产生凝集现象,称为间接凝集反应(图 4-6)。常用于辅助诊断风湿热的抗 O 试验和类风湿因子诊断实验等。

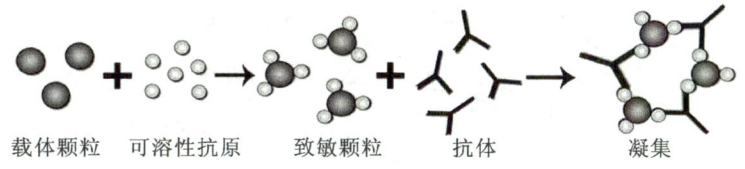

载体颗粒　可溶性抗原　致敏颗粒　抗体　凝集

图 4-6　间接凝集反应示意图

### (二) 沉淀反应

可溶性抗原与相应抗体在比例适合的条件下,出现肉眼可见的沉淀现象,称为沉淀反应。单向琼脂扩散是将特异性抗体与熔化的琼脂混合均匀,使抗体均匀分布于琼脂浇制成的琼脂板上,再按一定要求打孔并加入抗原,使抗原向孔周自由扩散,与琼脂板中的抗体形成白色沉淀环。抗原浓度越大,扩散范围越广,则形成的白色环越大。

### (三) 免疫标记技术

将已知抗体或抗原标记上酶、荧光素、放射性同位素、胶体金及电子致密物质等易显示的物质,通过检测标记物,反映有无抗原抗体反应,从而间接测出微量的抗原或抗体。常用的方法有酶免疫技术和放射免疫技术。应用最广泛的酶免疫技术是酶联免疫吸附试验,即使标记的抗体与标本中的抗原发生特异性结合,当加入酶的底物时,在酶的作用下经一系列生化反应产生有色物质,借助光学技术分析结果(图 4-7)。

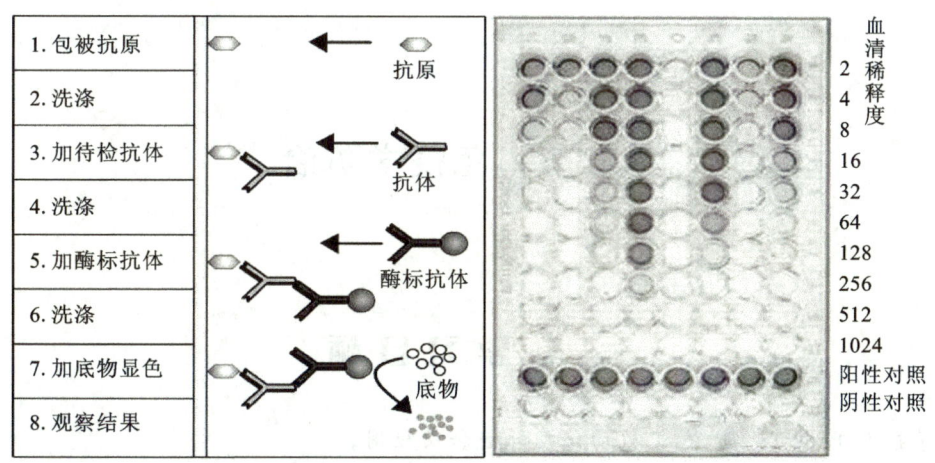

| 1.包被抗原 | 抗原 | 血清稀释度 |
| --- | --- | --- |
| 2.洗涤 | | 2 |
| 3.加待检抗体 | 抗体 | 4 |
| 4.洗涤 | | 8 |
| 5.加酶标抗体 | 酶标抗体 | 16 |
| 6.洗涤 | | 32 |
| 7.加底物显色 | 底物 | 64 |
| 8.观察结果 | | 128 |

图 4-7　酶联免疫吸附试验(间接法)

## 二、免疫细胞功能的测定

免疫细胞功能测定包括 B 淋巴细胞、T 淋巴细胞、吞噬细胞等功能测定,其中以 T 淋巴细胞功能测定最为重要。

### (一) E 花环试验

取外周血淋巴细胞与绵羊红细胞混合,在一定温度下作用一定时间,使绵羊红细胞与 T

淋巴细胞表面的 E 受体结合,形成以 T 淋巴细胞为中心,绕有绵羊红细胞的花环样细胞集团(图 4-8)。经制片染色后镜检,计数花环形成率。此实验可检测血液中 T 淋巴细胞数量和比例。

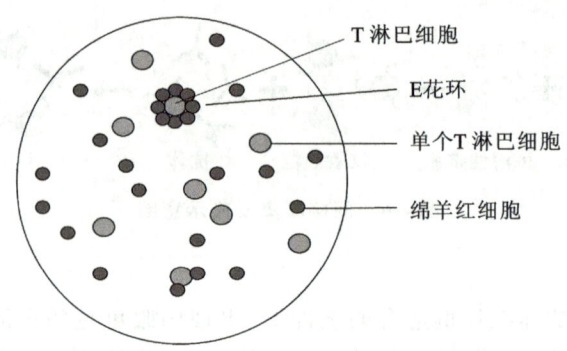

图 4-8　E 花环试验光镜下结果

### (二) 淋巴细胞转化试验

T 淋巴细胞在体外受特异性抗原或有丝分裂原刺激后,能转化为淋巴母细胞。通过计算 T 淋巴细胞转化率,间接反映 T 淋巴细胞功能。正常人的转化率为 70% 左右。

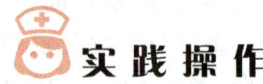 实践操作

见第十一章实验四免疫学实验。

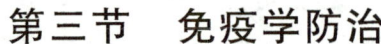

# 第三节　免疫学防治

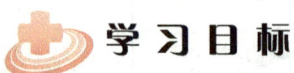 学习目标

1. 掌握人工主动免疫、人工被动免疫的概念及应用。
2. 熟悉疫苗的基本要求和应用;死疫苗、活疫苗、类毒素、抗毒素的概念及特点。
3. 了解免疫治疗的概念及应用。

免疫学防治指应用免疫学原理对疾病进行预防和治疗,它包括免疫预防和免疫治疗两方面。

## 一、免疫预防

免疫预防是人为地给机体输入抗原或抗体等,使机体获得某种特异性免疫力的方法。它包括人工主动免疫和人工被动免疫。

### （一）人工主动免疫

人工主动免疫是指给机体输入抗原性物质，使机体产生特异性免疫应答，获取免疫力的方法。

**1. 人工主动免疫常用的制剂**

（1）活疫苗　用毒力减弱或基本无毒的活微生物制备而成，也称减毒活疫苗，如卡介苗。通常只需接种 1 次，用量小，但是需要低温保存，且保存时间不长。

（2）死疫苗　将病原微生物灭活后制成疫苗，如百日咳、伤寒疫苗等。死疫苗不能在体内繁殖，产生的免疫力低，故接种剂量大，次数多，引起的不良反应也较大。死疫苗的优点是易于运输，安全易保存（表 4-2）。

（3）类毒素　细菌外毒素经甲醛处理后失去毒性，仍保留免疫原性的生物制剂称为类毒素，如白喉和破伤风类毒素。

**表 4-2　死疫苗与活疫苗的比较**

| 区　别　点 | 死　疫　苗 | 活　疫　苗 |
|---|---|---|
| 接种途径 | 多采取皮下注射 | 多为模拟自然感染途径、少数经皮下注射 |
| 接种剂量 | 较大 | 较小 |
| 接种次数 | 两次或多次 | 一般只需一次 |
| 免疫效果 | 较差 | 可靠 |
| 免疫力维持时间 | 数月至 1 年 | 长达 3 年以上 |
| 疫苗保存 | 易于保存 | 不易保存 |
| 不良反应 | 较大 | 较小 |
| 制品类型 | 可多种疫苗混合使用 | 一般单独使用 |

**2. 人工主动免疫的特点**　人工主动免疫输入机体的抗原需经过一定时间才能使机体产生抗体或效应淋巴细胞，产生免疫力效果缓慢，但维持时间较长，可达数月到数年。因此，人工主动免疫主要用于传染病的特异性预防。

### （二）人工被动免疫

人工被动免疫是指给机体直接输入抗体等制剂，使机体立即获得某种特异性免疫力的方法。

**1. 人工被动免疫常用的制剂**

（1）抗毒素　用类毒素多次免疫马，取其血清提取免疫球蛋白纯化浓缩，即制成抗毒素。抗毒素主要用于治疗或紧急预防细菌外毒素所致的疾病。抗毒素来源于动物，可能使某些人发生超敏反应，因此注射前必须做皮肤过敏试验。

（2）人免疫球蛋白制剂　从正常成人血浆或健康产妇胎盘血中提取的球蛋白。经纯化浓缩后，可用于免疫功能低下的个体。

**2. 人工被动免疫的特点**　人工被动免疫输入的是抗体等物质，其进入机体后立即产生免疫效果，但不是由自身免疫系统产生，所以作用维持时间通常只有 2～3 周。因此，人工被动免疫多用于传染病的治疗或紧急预防。

人工主动免疫和人工被动免疫的比较见表 4-3。

表 4-3　人工主动免疫和人工被动免疫的比较

| 项　　目 | 人工主动免疫 | 人工被动免疫 |
| --- | --- | --- |
| 输入物质 | 抗原（疫苗和类毒素） | 主要是抗体 |
| 免疫力产生时间 | 慢（2～3周） | 快（输入立即生效） |
| 免疫力维持时间 | 数月至数年 | 2～3周 |
| 主要用途 | 预防 | 治疗或紧急预防 |

 课堂讨论

　　患者，男，40岁。因张口受限2天来诊。自述1周前被铁钉刺伤右手拇指，在当地医院进行清创缝合，2天前拆线，遂出现张口受限、颈部与腰背部疼痛。体格检查：T 37 ℃，P 112 次/分，R 26 次/分，BP 126/76 mmHg。神志清楚，咬肌和颈部肌肉张力增高，无全身抽搐；右手拇指处见刺伤愈合痕迹。初步诊断为破伤风，给予破伤风抗毒素、地西泮注射。入院第2天交谈时见"苦笑"面容，第3天病情加重，不时咬伤舌前部出血，颈项强直，腰背肌抽搐，并发呼吸困难一次。随后加大抗毒素和地西泮剂量，并给予抗抽搐治疗。7天后症状逐渐缓解，巩固治疗5天后出院。

　　思考：

　　1. 该患者出现咬肌和颈部肌肉张力增高，"苦笑"面容，不时咬伤舌前部出血这些症状的原因。

　　2. 抗毒素注射治疗的注意事项有哪些？

　　3. 促使该病发生的护理因素有哪些？

### （三）计划免疫

　　计划免疫是根据某些特定传染病的疫情监测和人群免疫状况分析，按照科学的免疫程序，有计划地进行人群接种，使人体获得对这些传染病的免疫力，从而达到控制及消灭相应传染病的目的。目前，我国推荐的儿童免疫程序见表4-4。

表 4-4　我国推荐的儿童免疫程序

| 年　　龄 | 接种疫苗 | 可预防的传染病 |
| --- | --- | --- |
| 出生24 h内 | 乙肝疫苗（1） | 乙型肝炎 |
|  | 卡介苗 | 结核病 |
| 1个月 | 乙肝疫苗（2） | 乙型肝炎 |
| 2个月 | 脊髓灰质炎疫苗（1） | 脊髓灰质炎（小儿麻痹症） |
| 3个月 | 脊髓灰质炎疫苗（2） | 脊髓灰质炎（小儿麻痹症） |
|  | 百白破疫苗（1） | 百日咳、白喉、破伤风 |
| 4个月 | 脊髓灰质炎疫苗（3） | 脊髓灰质炎（小儿麻痹症） |
|  | 百白破疫苗（2） | 百日咳、白喉、破伤风 |
| 5个月 | 百白破疫苗（3） | 百日咳、白喉、破伤风 |

续表

| 年　　龄 | 接种疫苗 | 可预防的传染病 |
|---|---|---|
| 6 个月 | 乙肝疫苗（3） | 乙型肝炎 |
|  | 流脑疫苗 | 流脑 |
| 8 个月 | 麻疹疫苗 | 麻疹 |
| 1 岁 | 乙脑疫苗 | 乙型脑炎 |
| 1.5~2 岁 | 加强注射百白破疫苗 | 百日咳、白喉、破伤风 |
|  | 加强乙脑疫苗 | 乙型脑炎 |
| 4 岁 | 加强脊髓灰质炎糖丸 | 脊髓灰质炎（小儿麻痹症） |
|  | 加强麻疹疫苗 | 麻疹 |
| 6 岁 | 加强白破二联疫苗 | 白喉、破伤风 |
|  | 加强乙脑疫苗 | 乙型脑炎 |
| 12 岁 | 加强卡介苗（农村） | 结核病 |

## 二、免疫治疗

免疫治疗指针对机体不正常的免疫状态，人为地增强或抑制机体的免疫功能，以达到治疗疾病的目的。免疫治疗分为免疫调节、免疫重建和免疫替代疗法，免疫调节又可分为免疫增强和免疫抑制疗法。

### （一）免疫调节

使用免疫调节剂干预机体免疫功能，使机体免疫功能达到或接近正常水平，包括免疫增强疗法和免疫抑制疗法。免疫增强疗法多用于免疫功能低下患者，免疫抑制疗法主要用于免疫功能亢进的治疗和延长移植物的存活时间。

### （二）免疫重建

免疫重建是将免疫功能正常个体的造血干细胞或淋巴细胞移植给免疫功能缺陷患者，使后者免疫功能全部或部分得到恢复。包括骨髓移植和免疫效应细胞输注，主要用于治疗免疫缺陷病、再生障碍性贫血及白血病等。

 要点导航

**重点**：免疫学检测的类型，人工主动免疫与人工被动免疫的区别。
**难点**：免疫学治疗。

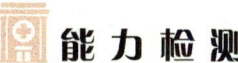 能力检测

#### 一、名词解释

1. 人工主动免疫　2.人工被动免疫　3.活疫苗

#### 二、填空题

1. 抗原或抗体检测方法常见有_____、_____和_____。

2. 人工主动免疫是向机体注入_____类物质,主要包括_____和_____;人工被动免疫是向机体注入_____类物质,主要包括_____和_____。

### 三、单项选择题

1. 常用的抗原抗体反应有(　　)。

A. 凝集反应　　　　　　　　　B. 沉淀反应　　　　　　　　　C. 免疫标记检验技术

D. A+B+C　　　　　　　　　E. 以上均不是

2. 能与绵羊红细胞形成花环样细胞集团的细胞是(　　)。

A. K 细胞　　　　B. NK 细胞　　　　C. T 淋巴细胞　　　D. B 淋巴细胞　　　E. 单核细胞

3. 下列哪项不符合人工主动免疫的特点?(　　)

A. 输入的生物制品本质为抗原　　　　　　　B. 产生免疫力的时间慢

C. 免疫力维持时间长　　　　　　　　　　　D. 主要用于治疗或紧急预防

E. 主要用于预防

4. 免疫重建是给患者输入(　　)。

A. 巨噬细胞　　　B. NK 细胞　　　　C. 造血干细胞　　　D. 树突状细胞　　　E. 抗体

5. 用于人工被动免疫的制剂有(　　)。

A. 活疫苗　　　　B. 抗毒素　　　　C. 类毒素　　　　D. 外毒素　　　　E. 内毒素

6. 活疫苗的特点,不应包括(　　)。

A. 接种量小,但免疫效果好,维持时间　　　　B. 易保存,免疫效果好

C. 接种次数少　　　　　　　　　　　　　　D. 接种后副反应少

E. 用弱毒株或无毒株制成

### 四、简答题

1. 简述抗原或抗体检测的机制。

2. 归纳类毒素与抗毒素的区别。

3. 比较人工主动免疫与人工被动免疫的特点。

(崔文亮)

# 第五章　常见病原菌

1. 掌握常见病原菌的致病性。
2. 熟悉常见病原菌的形态、培养特性、抵抗力等生物学性状。
3. 了解其微生物学检查的方法及防治原则。
4. 有系统归纳常见病原菌相关致病性的能力。

能引起人或动植物疾病的细菌称为病原菌。临床上常见的病原菌按生物学特性和致病特点可分为化脓性球菌、肠道杆菌、弧菌、厌氧性细菌和分枝杆菌等。

## 第一节　化脓性球菌

球菌是细菌中的一个大类。病原性球菌主要引起化脓性炎症,故又称为化脓性球菌。根据革兰染色的不同,球菌分为革兰阳性和革兰阴性两类。临床上常见的化脓性球菌有葡萄球菌、肺炎链球菌、脑膜炎奈瑟菌、淋病奈瑟菌等。

### 一、葡萄球菌属

葡萄球菌属因堆聚成葡萄串状而得名,为最常见的化脓性球菌。广泛分布于自然界、人和动物体表以及与外界相通的腔道内,多数为不致病的腐生菌或寄生菌。少数人可携带致病性葡萄球菌,医务人员的带菌率可高达70%,多为耐药性菌株。目前发现葡萄球菌属有30多种,寄生人体的有16种,其中只有金黄色葡萄球菌能产生血浆凝固酶,称为血浆凝固酶阳性葡萄球菌,其余统归为血浆凝固酶阴性葡萄球菌。

#### (一) 主要生物学性状

**1. 形态与染色**　葡萄球菌多呈球形,常呈葡萄串状排列,革兰染色呈阳性(彩图2)。

**2. 培养特性**　营养要求不高,需氧或兼性厌氧,最适宜生长温度为37 ℃,最适 pH 值为7.4。在普通琼脂平板上形成圆形、凸起、表面光滑、湿润、不透明的菌落。本菌产生的色素(金黄色、白色、柠檬色)为脂溶性,使菌落呈现不同的颜色,有助于细菌鉴别。在血平板上,金黄色葡萄球菌多产生溶血素,故在菌落周围形成明显的透明溶血环。

**3. 分类**　根据色素和生化反应的不同,可分为金黄色葡萄球菌、表皮葡萄球菌和腐生葡萄球菌。其中金黄色葡萄球菌主要产生金黄色色素和凝固酶,为致病菌;表皮葡萄球菌产生白色色素,偶可致病,为条件致病菌;腐生葡萄球菌可产生白色色素和柠檬色色素,一般不致病。

**4. 抵抗力**　对理化因子抵抗力强于其他无芽胞菌。干燥情况下能生存数月,加热至80 ℃ 30 min方可杀死;耐盐性强;使用2‰石炭酸经10~15 min才能被杀死,龙胆紫稀释液能抑制其生长;对青霉素和庆大霉素高度敏感。因广泛使用抗生素,耐药菌株逐年增多。目前,金黄色葡萄球菌对青霉素G的耐药性菌株高达90%以上。

### (二) 致病性与免疫性

**1. 致病物质**　金黄色葡萄球菌能产生多种外毒素和酶。

(1) 血浆凝固酶　一种能使含有抗凝剂的人或兔血浆发生凝固的酶。致病菌株多能产生,因此,它是鉴定葡萄球菌有无致病性的重要指标。

凝固酶与致病性金黄色葡萄球菌的致病力有密切关系,可使血浆纤维蛋白包被在菌体表面,妨碍吞噬细胞的吞噬或胞内消化作用,还能保护细菌免受血清杀菌物质的作用,同时病灶周围有纤维蛋白酶的凝固和沉积,使细菌不易向外扩散,故葡萄球菌感染易于局限化,脓汁黏稠。

(2) 溶细胞毒素　为膜损伤毒素,主要有葡萄球菌溶血素,除对多种哺乳动物红细胞有溶血作用外,对白细胞、血小板、肝细胞、成纤维细胞、血管平滑肌等均有毒性作用,可引起组织坏死。

(3) 杀白细胞素　由大多数致病性葡萄球菌产生,能杀伤人和动物的中性粒细胞和巨噬细胞。

(4) 肠毒素　葡萄球菌肠毒素是一组对热稳定的可溶性蛋白质,在100 ℃水中加热30 min不被破坏,能够抵抗胃肠液中蛋白酶的水解作用。

**2. 所致疾病**　有侵袭性疾病和毒素性疾病两种类型。

(1) 侵袭性疾病　主要引起化脓性感染,金黄色葡萄球菌可通过多种途径侵入机体,引起局部组织、内脏器官或全身性化脓感染。局部感染主要有疖、痈、甲沟炎、睑腺炎、蜂窝组织炎、伤口化脓等;内脏器官感染如肺炎、脓胸、中耳炎、脑膜炎、心包炎、心内膜炎等;全身感染如败血症、脓毒血症等。

(2) 毒素性疾病

①食物中毒:人摄入被肠毒素污染的食物1~6 h后,即可出现头晕、恶心、呕吐等急性胃肠炎症状。多数人发病1~2天可自行恢复,预后良好。

②假膜性肠炎:由于滥用抗生素造成菌群失调,少数耐药性金黄色葡萄球菌大量繁殖,产生肠毒素,使肠黏膜发生炎症,形成由炎性渗出物、肠黏膜坏死块和细菌组成的一层膜状物(假膜)。假膜性肠炎主要表现为顽固性腹泻。

③烫伤样皮肤综合征:由表皮剥脱毒素引起,多见于婴幼儿及免疫功能低下者。患者皮肤呈弥漫红斑,起皱,继而形成水疱,导致表皮脱落。

**3. 免疫性**　人对金黄色葡萄球菌有一定的天然免疫力。当皮肤黏膜发生损伤或机体抵抗力降低时才易引起感染。病后能获得一定的免疫力,但作用不强,不足以预防再次感染。

### (三) 标本的采集与检查

**1. 标本采集**　临床标本可采集穿刺液、脓液、分泌液、脑脊液、胸腹水、血液等;食物中毒者则采集剩余食物、呕吐物、粪便等。

**2. 标本检查** 脓汁、渗出物等标本可直接涂片染色镜检,根据细菌形态、排列和染色性做出初步诊断。必要时经分离培养后取细菌做生化特性鉴定,最后诊断需结合临床症状。

### (四)防治原则

注意个人卫生,保持皮肤清洁,对皮肤黏膜损伤应及时处理。医院内做好消毒隔离,防止医源性感染。加强食品卫生管理,防止食物中毒。合理使用抗生素,根据药敏试验结果选择适宜的抗菌药物。

## 二、链球菌属

链球菌属是化脓性球菌中的一大类常见细菌,广泛分布于自然界及人和动物的鼻咽部、消化道和泌尿生殖道中,大多数不致病,构成正常菌群。链球菌属中对人类致病的主要是乙型溶血性链球菌,主要引起化脓性感染、风湿热、猩红热、肾小球肾炎等。

### (一)主要生物学性状

**1. 形态与染色** 菌体呈球形或卵圆形,链状排列,链的长短不一(彩图 3)。革兰染色阳性。

**2. 培养特性** 为需氧或兼性厌氧菌,大多数链球菌对营养要求较高,在普通培养基中需加血液、血清等才能生长。在血平板上,形成灰白色、表面光滑、边缘整齐的细小菌落,由于种类不同在菌落周围有不同的溶血现象。

**3. 抗原构造**

(1)核蛋白抗原(又称 P 抗原) 无特异性,各种链球菌均有。

(2)多糖抗原(又称 C 抗原) 为细胞壁的多糖组分,系群特异性抗原。分为 A～V 共 22个群,对人致病的 90% 为 A 群。

(3)蛋白质抗原(又称表面抗原) 位于 C 抗原外层,由蛋白质组成,具有型特异性。同群链球菌间,因 M 抗原不同可分若干型。与致病性有关的是 M 蛋白抗原。

**4. 分类**

(1)根据链球菌在血平板上的溶血情况分为:①甲型溶血性链球菌:菌落周围有狭窄的草绿色溶血环,故又称草绿色链球菌,为条件致病菌。②乙型溶血性链球菌:在菌落周围形成较宽大的透明溶血环,亦称溶血性链球菌。溶血环中红细胞完全溶解,致病力强,可引起多种疾病。③丙型链球菌:菌落周围无溶血环,故亦称不溶血性链球菌,一般不致病。

(2)根据 C 抗原的不同,可将链球菌分为 A、B、C、D、E 等 20 个群,对人致病的 90% 属于 A 群。A 群链球菌根据 M 蛋白不同可分 80 个型。

**5. 抵抗力** 较弱,60 ℃ 30 min 可被杀死,对常用消毒剂敏感。对青霉素、红霉素及磺胺类药物敏感,青霉素是链球菌感染的首选药物。

### (二)致病性与免疫性

**1. 致病物质** 乙型溶血性链球菌的致病物质主要有细菌细胞壁成分、外毒素和侵袭性酶。

(1)细菌细胞壁成分

①脂磷壁酸:与宿主细胞膜具有高度亲和力,是该细菌黏附定居于人体的主要侵袭因素。

②M 蛋白:有抗吞噬细胞的吞噬作用,与心肌、肾小球基底膜有共同抗原,可引起某些超

敏反应性疾病。

（2）外毒素类

①致热外毒素：亦称红疹毒素，是引起猩红热的主要毒性物质，化学成分为蛋白质，较耐热。主要引起发热、皮疹等。

②链球菌溶血素：有溶解红细胞、破坏白细胞和损伤心肌细胞的作用。分为链球菌溶血素O（SLO）和链球菌溶血素S（SLS）两种。其中，SLO对氧敏感，免疫原性强，可刺激机体产生抗体。在链球菌感染2～3周后，85%～95%患者血清中可出现SLO抗体（抗O抗体）。尤其是活动性风湿热患者，抗O抗体升高更显著，因此检测抗O抗体可作为链球菌感染和风湿热的辅助诊断指标。SLS对氧稳定，无免疫原性，溶血能力较强，血平板上菌落周围的溶血环即为溶血素S所致。

（3）侵袭性酶类　链球菌可产生多种侵袭性酶，以不同的作用方式促进细菌在组织间的扩散，因此，链球菌引起的感染易向周围组织或经淋巴、血流扩散。

①透明质酸酶：又名扩散因子，可分解组织中的透明质酸，使组织通透性增加，病菌易在组织中扩散。

②链激酶：能使血液中纤维蛋白酶原变成纤维蛋白酶，故可溶解血块或阻止血浆凝固，有助于细菌扩散。

③链道酶：又称链球菌DNA酶，能降解脓液中高度黏稠的DNA，使脓液变稀，促进病菌扩散。

**2. 所致疾病**

（1）化脓性疾病　包括链球菌感染后引起的咽炎、脓疱疮、丹毒、蜂窝组织炎、产褥热、淋巴管炎、肺炎等各组织系统的感染。

（2）中毒性疾病　猩红热，小儿被产生致热外毒素的菌株感染后所致的一种急性传染病。传染源为患者和带菌者，经呼吸道传播，潜伏期平均为3天。临床特征为发热、咽峡炎、全身弥漫性鲜红色皮疹和疹退后皮肤脱屑。少数患者可因超敏反应出现心、肾损害。

（3）超敏反应性疾病

①风湿热：由A群链球菌中多种型别（如M18、M3、MS）所引起。5～12岁的儿童较多见。感染咽峡炎后有3%的病童发生风湿热，主要表现为多发性关节炎、心肌炎、心内膜炎、心包炎等。

②急性肾小球肾炎：儿童中大多数属链球菌感染后的急性肾小球肾炎。引起咽峡炎和皮肤感染的链球菌都可发生急性肾小球肾炎，主要表现为水肿、少尿、血尿、蛋白尿、高血压等。病程1个月左右，多能自愈，很少转为慢性，预后良好。

**3. 免疫性**　链球菌感染后，机体可获得一定的免疫力，因其型别多，各型之间无交叉免疫性，故可反复感染。

**（三）标本采集与检查**

**1. 标本采集**　根据疾病不同可采集脓液、渗出液、血液、咽拭子等标本。

**2. 标本检查**　通过直接涂片染色镜检与分离培养进行病原学鉴定。对可疑风湿热或急性肾小球肾炎患者，可进行抗链球菌溶血素O抗体测定，简称抗O试验，如血清中抗O抗体效价大于等于400 U即有诊断意义。

**（四）防治原则**

注意个人卫生，保持皮肤清洁，防止化脓性感染。注意空气、器械、敷料等的消毒灭菌。对猩红热患者,在治疗的同时应进行隔离。对急性咽峡炎和扁桃体炎患者,应及时彻底治疗,以防止风湿热和急性肾小球肾炎的发生。青霉素G为首选治疗药物。

### 三、其他常见化脓性球菌

除葡萄球菌和链球菌外,化脓性球菌还有肺炎链球菌、脑膜炎奈瑟菌和淋病奈瑟菌,见表5-1。

表 5-1　其他常见化脓性球菌

| 名称 | 主要生物学性状 | 致病物质 | 传播途径 | 所致疾病 | 防治原则 |
|---|---|---|---|---|---|
| 肺炎链球菌 | 成双排列,菌体呈矛头状,宽端相对,有荚膜,G$^+$ | 荚膜 | 呼吸道 | 大叶性肺炎等 | 提高免疫力,接种疫苗。治疗可选青霉素等 |
| 脑膜炎奈瑟菌 | G$^-$,肾形或豆形、成双排列,凹面相对,有荚膜和菌毛。对冷、热及干燥极敏感,可产生自溶酶,标本应保温、保湿立即送检 | 内毒素 荚膜 菌毛 | 空气飞沫传播 | 流行性脑脊髓膜炎(流脑) | 患者隔离,接种疫苗。治疗可选青霉素、红霉素 |
| 淋病奈瑟菌 | G$^-$,肾形或豆形、成双排列,凹面相对,有荚膜和菌毛。对冷、热及干燥极敏感 | 菌毛 荚膜 内毒素 | 性接触和间接接触,新生儿可经产道感染 | 淋病、新生儿淋球菌性结膜炎 | 加强卫生宣传。治疗首选青霉素,新生儿可用1%硝酸银溶液滴眼 |

## 第二节　肠道杆菌

肠道杆菌是一大群寄居在人类和动物肠道中生物学性状近似的革兰阴性无芽胞菌,广泛分布于土壤、水和腐物中,其中大多数是肠道正常菌群,当宿主抵抗力下降或寄生部位发生改变时,也可引起疾病,成为条件致病菌,如大肠埃希菌、变形杆菌等;少数是致病菌,如伤寒沙门菌、志贺菌、致病性大肠埃希菌等。

肠道杆菌具有下列共同特点。

(1) 形态与结构　中等大小的革兰阴性无芽胞杆菌。多数有鞭毛和菌毛,少数有荚膜。

(2) 培养特性　需氧或兼性厌氧菌,营养要求不高,在普通培养基上生长良好。在含乳糖的SS琼脂培养基上,肠道致病菌不分解乳糖,菌落无色;非致病菌能分解乳糖,产酸、产气,菌落有色,致病菌与非致病菌可用此法鉴别。

（3）生化反应　生化反应活泼,能分解多种糖和蛋白质,产生不同的代谢产物,可以此鉴别肠道杆菌。

（4）抗原结构　较为复杂,均有菌体（O）抗原,多数有鞭毛（H）抗原,有些还有表面抗原（如大肠埃希菌的 K 抗原、伤寒沙门菌的 Vi 抗原等）。

（5）抵抗力　不强,加热 60 ℃ 30 min 可被杀死,对常见化学消毒剂敏感。

## 一、埃希菌属

埃希菌属是一群革兰阴性杆菌,是人类和动物肠道中的正常菌群。常见的有大肠埃希菌（俗称大肠杆菌）（彩图 4）,出生数小时后进入肠道,并终身相伴。该菌一般不致病,并能利用肠道内食物残渣合成 B 族维生素和维生素 K,供宿主吸收;当宿主抵抗力下降或细菌移居肠道外,可引起肠道外感染。有些菌株的大肠埃希菌为致病菌,可导致肠道感染。在卫生学上,大肠埃希菌常被用作粪便污染的检测指标。

### （一）致病性

**1.致病物质**

（1）黏附因子　具有黏附肠道和泌尿道黏膜上皮细胞的能力。

（2）肠毒素　有耐热和不耐热两种,均可引起腹泻。

（3）K 抗原　有抗吞噬作用。

**2.所致疾病**

（1）肠外感染　大肠埃希菌主要是细菌寄居部位改变的结果,以泌尿系统感染最常见,如尿道炎、膀胱炎、肾盂肾炎,亦可引起腹膜炎、阑尾炎、胆囊炎、术后创口感染等。免疫力低下者可引起败血症,其至引起新生儿脑膜炎等。

（2）肠道感染　某些血清型大肠埃希菌可引起人类腹泻,为外源性感染。

### （二）卫生学意义

大肠埃希菌随粪便排出,易污染环境、水源和食品,故饮水、食品、药品等的卫生学检查常以细菌总数和大肠菌群数作为指标。我国饮用水卫生标准:每 1000 mL 饮用水中大肠埃希菌群数不得超过 3 个。

### （三）防治原则

加强饮食卫生检查,避免食用不清洁的食物或饮用污染的水。改善公共卫生条件,控制传染源。治疗选用磺胺、链霉素、诺氟沙星等,但易产生耐药性,应根据药敏试验结果选药。

## 二、沙门菌属

沙门菌属是一群形态结构、生化反应和抗原构造近似的寄生在人和动物肠道内的革兰阴性杆菌。其血清型众多,仅少数对人致病。如伤寒沙门菌、甲型副伤寒沙门菌、肖氏沙门菌等,可引起伤寒、副伤寒、食物中毒、败血症等。

### （一）致病性与免疫性

**1.致病物质**

（1）侵袭力　菌毛可黏附在肠黏膜上皮细胞;Vi 抗原有微荚膜功能,能抵抗吞噬细胞的吞噬作用。

（2）内毒素　具有较强的内毒素,是其主要的致病物质,可引起机体发热、白细胞计数降低,甚至中毒和休克。

（3）肠毒素　某些沙门菌如鼠伤寒沙门菌可产生类似产毒性大肠埃希菌的肠毒素,可引起食物中毒。

**2. 所致疾病**　伤寒沙门菌和副伤寒沙门菌等可引起人类疾病,多数沙门菌可引起人畜共患病,动物宿主范围很广,家畜、家禽和鼠类等均可带菌。人类因食用患病或带菌动物的肉、乳、蛋或被病鼠尿液污染的食物等而致病。主要有以下 3 种类型。

（1）伤寒与副伤寒　也称肠热症。传染源为患者和带菌者,通过粪-口途径传播。分别由伤寒沙门菌和副伤寒沙门菌引起,临床表现相似,副伤寒症状较轻。

细菌随污染的食物进入消化道后,侵入小肠壁及肠系膜淋巴组织繁殖后,经胸导管入血,引起第一次菌血症。患者出现发热、乏力、全身酸痛等前驱症状。之后病原菌随血流进入肝、脾、肾、骨髓、胆囊等器官,继续繁殖后,再次入血造成第二次菌血症,并释放大量内毒素,引起患者持续高热（39 ℃以上）,胸腹部皮肤有玫瑰疹,相对缓脉,肝脾大,血液中白细胞明显减少（相当于病程第 2 周）。胆囊中细菌可随胆汁进入肠道,一部分随粪便排出,另一部分再次侵入肠壁淋巴组织,引起局部超敏反应,导致肠壁溃疡和坏死,严重者发生肠出血、肠穿孔等并发症。肾脏中的细菌随尿排出,尿液检出率高（相当于病程的 2～3 周）。若无并发症,自第 3～4 周后病情开始好转。第 4 周随着特异性免疫功能的建立,患者逐渐恢复。部分患者细菌存留在胆囊,成为无症状带菌者,并不断随粪便排菌污染环境,是重要的传染源。

## 课堂讨论

临床上在伤寒和副伤寒患者的护理过程中,应嘱患者避免食用不易消化的食物,以防止消化道出血或肠穿孔等并发症的发生。请根据所学知识解释原因,并简述其发病过程。

（2）食物中毒　食物中毒是最常见的沙门菌感染,约占 70%,多为集体食物中毒。摄入由大量鼠伤寒沙门菌、肠炎沙门菌、猪霍乱沙门菌、丙型副伤寒沙门菌等污染的食物后 8～48 h,出现发热、恶心、呕吐、腹痛、水样便等急性胃肠炎症状。细菌一般不入血,患者血培养阴性,粪便培养阳性。一般多在 2～3 天自愈,不易形成带菌者。

（3）败血症　多见于儿童和免疫力低下的成人。细菌从肠道入血,症状严重,有高热、寒战、厌食和贫血等。

尚有一种特殊类型即无症状带菌,如伤寒或副伤寒痊愈后,部分患者的粪便或尿液持续排菌,可成为带菌者,是危险的传染源。

**3. 免疫性**　伤寒与副伤寒病后可获得牢固的免疫力,以细胞免疫为主,也可产生体液免疫,在病后第 2 周,血中出现特异性抗体,3～4 周达到高峰。

### （二）标本的采集与检查

**1. 标本采集**　急性胃肠炎采集可疑食物、粪便、呕吐物等,败血症可采集血液。肠热症不同病程采集不同标本,疾病第 1～2 周采集静脉血液;第 2 周后采集尿液培养,第 2～3 周后采取粪便做多次培养;骨髓培养阳性率高于血液。

**2. 标本检查**　血液和骨髓标本需增菌后再接种于血琼脂培养基,粪便和尿沉淀可直接用鉴别培养基或选择培养基分离、培养细菌,结合生化及血清学试验鉴定。

**3. 肥达试验**　用已知的伤寒沙门菌的 O 抗原和 H 抗原以及副伤寒沙门菌 H 抗原与患者血清做试管定量凝集试验,检测患者血清中的相应抗体及其效价,作为伤寒与副伤寒的辅助诊断。

### (三) 防治原则

沙门菌经消化道感染,因此预防沙门菌重要的是加强饮水、食品及粪便等的卫生监督管理,切断传播途径。对易感人群及时接种疫苗以提高免疫力。目前有效的治疗药物是环丙沙星。

## 三、志贺菌属

志贺菌属是人类肠道致病菌,引起细菌性痢疾,俗称痢疾杆菌。全世界每年病例数超过 2 亿,年死亡病例达 65 万。主要流行于发展中国家,发达国家也有局部暴发。志贺菌有菌体 O 抗原,据该抗原中的群、型特异性抗原不同,可将本菌属分为:A 群——痢疾志贺菌、B 群——福氏志贺菌、C 群——鲍氏志贺菌、D 群——宋内志贺菌四群和若干型及亚型。我国以 B 群——福氏志贺菌最为常见。

### (一) 致病性与免疫性

**1. 致病物质**　主要是侵袭力和内毒素,有的菌株可产生外毒素。

(1) 侵袭力　志贺菌的脂多糖对胃酸和胆汁具有一定的抵抗力,其外膜蛋白具有较强的侵袭力。菌毛能黏附于回肠末端和结肠黏膜的上皮细胞。K 抗原也与致病性有关。

(2) 内毒素　作用于肠黏膜,使其通透性增高,继之又促进内毒素的吸收,引起发热、神志障碍,甚至中毒性休克等症状。内毒素破坏肠黏膜上皮细胞,形成炎症、溃疡、出血,呈现典型的黏液脓血便。内毒素刺激肠壁植物神经,导致肠功能紊乱。肠蠕动失调和痉挛,出现腹痛、腹泻,尤其是直肠括约肌痉挛明显,产生里急后重等症状。

(3) 外毒素　由痢疾志贺菌产生的一种外毒素称为志贺毒素,由 A 群志贺菌产生,具有神经毒性、细胞毒性和肠毒性。

**2. 所致疾病**　细菌性痢疾(简称菌痢),是最常见的肠道传染病。患者或带菌者为传染源,通过粪-口途径传播,潜伏期一般为 1～3 天,有三种类型。

(1) 急性菌痢　潜伏期后突然发病,有发热、腹痛、里急后重、黏液脓血便等典型症状。

(2) 慢性菌痢　若急性菌痢治疗不彻底或机体抵抗力低而转为慢性,多由福氏志贺菌引起,病程超过 2 个月。

(3) 中毒性痢疾　常见于小儿。肠道症状不典型,以全身中毒症状为主。由于内毒素迅速吸收入血,出现高热,导致 DIC、多器官功能衰竭等,死亡率高。

志贺菌感染后,部分患者成为恢复期带菌者、慢性带菌者或无症状带菌者,成为菌痢的主要传染源。

**3. 免疫性**　主要为消化道肠黏膜的局部免疫,可产生 sIgA,由于细菌不入血,而且型别多,病后不能获得牢固的免疫力。

### (二) 标本采集与检查

**1. 标本采集**　取脓血便或黏液便立即送检。若不能及时送检,则保存于 30% 的甘油缓冲盐水中。中毒性菌痢可取肛拭子。

**2. 标本检查**　分离鉴定标本接种于鉴别培养基,利用生化反应和血清凝集试验确定菌群和菌型。

### (三) 防治原则

及时隔离治疗患者和带菌者,控制传染源。注意食品、饮水和粪便的卫生管理。特异性预防主要采取多价减毒活疫苗。治疗可用磺胺类药或黄连素等,也可用诺氟沙星、氧氟沙星等。此菌易产生耐药菌株,可做药物敏感试验来指导用药。

### 四、变形杆菌属

变形杆菌属广泛存在于土壤、污水、垃圾、人及动物肠道中。此属菌为多形态革兰阴性杆菌,周身有鞭毛,营养要求不高,在普通琼脂培养基上繁殖迅速,呈扩散生长,形成波纹状菌苔,称迁徙生长现象。某些菌株,如变形杆菌 $X_{19}$、$X_2$、$X_K$ 的菌体抗原与某些立克次体有共同抗原成分,可出现交叉反应,故可用这些菌株代替立克次体检测血清中相应的抗体,来帮助诊断立克次体病,称为外斐试验(Weil-Felix test)。

变形杆菌属为条件致病菌,在特定条件下可引起尿路感染,亦可引起食物中毒、婴幼儿腹泻、脑膜炎、败血症等。此菌属耐药菌株较多,治疗时需做药物敏感试验。

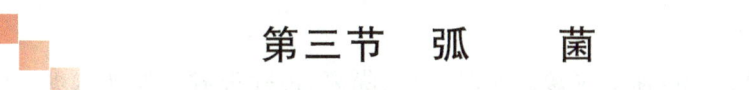

# 第三节　弧　菌

弧菌属细菌是一群菌体短小,弯曲成弧形的革兰阴性菌。分布广泛,水中最为多见。此菌属有 36 个种,其中至少有 12 种与人类疾病有关。最重要的有霍乱弧菌和副溶血性弧菌,分别引起霍乱和食物中毒。

### 一、霍乱弧菌

霍乱弧菌是引起烈性传染病霍乱的病菌体。曾引起多次世界性大流行,死亡率很高。霍乱弧菌有古典生物型和埃托生物型。

#### (一) 主要生物学性状

**1. 形态与结构**　新分离的霍乱弧菌形态典型,弯曲成弧状或逗点状。长期培养后,细菌可变为杆状,很难与肠道杆菌区别。有菌毛,无芽胞,在菌体一端有一根单鞭毛。若直接用患者的米泔水样便做悬滴观察,可见细菌流星样穿梭运动(彩图 5)。

**2. 培养特性**　兼性厌氧,营养要求不高,耐碱不耐酸,在 pH 8.4～9.2 碱性培养基中生长良好。

**3. 抵抗力**　不强,55 ℃ 15 min 即可杀死。在正常胃酸仅存活 4 min。对热、干燥、日光、常见化学消毒剂敏感,对链霉素、氯霉素等抗生素敏感。

## （二）致病性与免疫性

**1. 致病物质**　主要是菌体结构和毒素。

（1）菌毛与鞭毛　通过鞭毛运动穿过黏膜表面的黏液层，通过菌毛黏附于小肠黏膜上皮细胞。

（2）霍乱肠毒素　目前已知致泻能力最强的毒素，化学成分为蛋白质，主要导致严重的腹泻和呕吐。

**2. 所致疾病**　引起烈性消化道传染病霍乱，为我国的甲类法定传染病。人是霍乱弧菌的唯一易感者，传染源为患者和恢复期带菌者，主要通过污染的水源或食物经口感染。病菌很容易到达小肠，黏附于肠黏膜表面，并迅速繁殖产生肠毒素而致病，患者出现剧烈呕吐和腹泻，粪便呈米泔水样。由于水、电解质大量丢失，患者出现严重脱水、微循环障碍、代谢性酸中毒，重者最终可因肾功能衰竭、休克而死亡。如未经治疗处理，死亡率高达 60%。霍乱弧菌古典生物型所致疾病较埃托生物型严重。

**3. 免疫性**　病后可获牢固免疫力，再次感染少见，病后以体液免疫为主。

## （三）标本的采集与检查

**1. 标本采集**　可取米泔水样粪便和呕吐物，注意粪尿不能混合。应及时送检，若不能及时送检，应将标本置于保存液中，严密包装，专人送检。

**2. 标本检查**　直接取米泔水样粪便涂片以悬滴法观察动力，染色观察细菌的形态和排列。有必要时分离培养，及时接种到碱性蛋白胨培养基，37 ℃孵育 6～8 h，镜检。

## （四）防治原则

以预防为主，改良环境，保护水源。及时发现、隔离、治疗患者。加强饮水、食品、粪便管理。特异性预防可通过接种死菌苗、重组疫苗、混合疫苗等增强免疫力。治疗以补液和纠正水、电解质紊乱为主，同时服用抗生素。

## 二、副溶血性弧菌

副溶血性弧菌是一种嗜盐性菌，存在于海水及鱼和贝壳等海产品中，是我国沿海地区食物中毒中最常见的病原体。

菌体为弧形或多形性，无芽胞，有单鞭毛，运动活泼，革兰染色阴性。在含 3%～4% 氯化钠的培养基中生长良好，在自然淡水中生存不超过 2 天，但在海水中可生存 47 天。致病性副溶血性弧菌能溶解人、兔等的红细胞。抵抗力弱，不耐热，56 ℃ 30 min 可死亡。不耐酸，在 1% 醋酸中 1 min 可被杀死。

人主要因食用未煮熟的海产品等引起食物中毒，潜伏期为 2～26 h，最短的仅 1 h。主要表现为腹痛、腹泻、呕吐和低热等，粪便为水样，少数是黏液血便。病程 1～6 天，一般恢复较快，病后免疫力不强，可重复感染。

预防措施关键是注意饮食卫生，对海产品、腌制食品等应加热后食用。治疗可选用抗生素，如庆大霉素、诺氟沙星等。

# 第四节　厌氧性细菌

厌氧性细菌是一大群必须在无氧环境中才能生长的细菌。主要分为两大类:厌氧芽胞梭菌和无芽胞厌氧菌。

厌氧芽胞梭菌为革兰阳性杆菌,因芽胞直径大于菌体宽度,使菌体膨大呈梭形而得名。广泛分布于自然界中,常存在于土壤、人和动物肠道及腐败物中。多数为非致病菌,少数为致病菌,可引起外源性感染。在适宜条件下,芽胞发芽形成繁殖体,分泌外毒素和侵袭性酶类,引起的感染常有特殊的症状和体征。常见的主要病原菌有破伤风梭菌、产气荚膜梭菌、肉毒梭菌等。

## 一、破伤风梭菌

破伤风梭菌是人类破伤风的病原菌,广泛分布于自然界,在土壤、人和动物肠道内最为多见。

### (一) 主要生物学性状

革兰染色阳性,有周鞭毛,无荚膜,芽胞呈圆形,位于菌体顶端,宽于菌体,使菌体呈"鼓槌状",是本菌的典型特征(彩图6)。专性厌氧,常用庖肉培养基培养。芽胞抵抗力很强,土壤中可存活数十年,100 ℃加热1 h可被破坏。繁殖体对青霉素敏感。

### (二) 致病性与免疫性

**1. 致病条件**　该菌主要经伤口感染,感染的重要条件是伤口的厌氧微环境:伤口窄而深,如枪伤、扎伤等;有泥土或异物污染;坏死组织较多,局部组织缺血;同时伴有需氧菌或兼性厌氧菌的感染,易造成厌氧微环境,有利于破伤风梭菌的繁殖。该菌本身侵袭力不强,仅在伤口局部繁殖,产生毒性极强的外毒素。

**2. 致病物质**　破伤风痉挛毒素。属神经毒素,毒性极强,仅次于肉毒毒素。痉挛毒素易被肠道蛋白酶破坏,故口服无致病作用。该毒素经甲醛处理后,可脱毒制成类毒素。

**3. 所致疾病**

(1) 破伤风　细菌由伤口侵入人体,出芽繁殖,产生外毒素引起。潜伏期平均为7～14天,破伤风痉挛毒素对中枢神经系统,尤其是脑干神经和脊髓前角神经细胞有高度的亲和力,阻断了上下神经元之间抑制性冲动的传递,致使伸肌、屈肌同时强直收缩,造成破伤风特有的苦笑面容、牙关紧闭、角弓反张等症状,可因呼吸肌痉挛而窒息死亡。

(2) 新生儿破伤风　俗称"七日风",多由分娩接生操作不当所致,病死率高。

**4. 免疫性**　破伤风免疫属体液免疫,主要是抗毒素发挥中和作用。患病后不易产生牢固的免疫力,因破伤风痉挛毒素毒性很强,极微量即可使人死亡,尚不足以诱发机体产生足量抗体,故病愈后仍应进行人工主动免疫,使其获得有效的免疫力。

### （三）微生物检查

主要依据病史和典型的临床症状。伤口标本涂片观察"鼓槌状"芽胞，或用庖肉培养基厌氧培养，将培养液注射于小鼠做毒力试验等。

### （四）防治原则

破伤风一旦发病，治疗效果不佳，应以预防为主。及时清创扩创，用3%过氧化氢溶液正确冲洗伤口，防止厌氧微环境形成是重要的预防措施。对感染概率较大的人如军人、儿童等注射破伤风类毒素。对伤口较深且有污染者，及时注射破伤风抗毒素（TAT），必要时须脱敏注射。对已发病者应早期足量注射破伤风抗毒素（TAT），做紧急预防。治疗采用抗毒素中和血液中游离外毒素，用抗生素杀灭伤口处的致病菌，用镇静、解痉药物对症治疗。

---

**知识链接**

#### 破伤风早发现

早期诊断破伤风可应用压舌试验法。其检查方法是：对某一近期有过割破刺伤皮肤的破伤风可疑患者，将一块压舌板或其他经消毒的光滑小木板，或筷子、汤勺等，轻轻放入其口腔内的舌中部，用力下压。如果患者立即出现牙关紧闭，并将压舌板咬住，不易拔出，则为阳性，可判断为破伤风早期表现。这些患者在4～30 h内，将全部出现典型破伤风症状。

---

## 二、产气荚膜梭菌

产气荚膜梭菌广泛存在于自然界及人和动物肠道中，是气性坏疽的主要病原体。

### （一）主要生物学性状

本菌为革兰阳性粗大杆菌，芽胞呈椭圆形，位于菌体次极端，不大于菌体宽度。在机体内形成明显荚膜。能分解多种糖产酸产气，在牛奶培养基中能分解乳糖产酸产气，酸使酪蛋白凝固，产生的气体能将凝固的酪蛋白冲成蜂窝状，气势凶猛，称"汹涌发酵"，是主要的鉴别试验。

### （二）致病性

**1. 致病物质**　本菌有荚膜和多种侵袭性酶，具有很强侵袭力，还能产生毒性强烈的外毒素，入侵创口后可造成严重的局部感染和全身中毒。

**2. 所致疾病**

（1）气性坏疽　致病条件与破伤风梭菌相似，常见于战伤、大面积烧伤、开放性骨折等，局部组织缺血、缺氧，芽胞发芽繁殖，产生多种毒素和酶而引起严重的创伤感染性疾病。潜伏期短，为8～48 h。局部水肿，挤压软组织和血管，影响血液循环，导致组织缺血、缺氧而坏死。严重病例表现为组织胀痛剧烈，触摸有捻发感，并伴有恶臭。可因细菌产生的各种毒素吸收入血引起毒血症、休克，死亡率高。

（2）食物中毒　食入被本菌污染的食物（如肉类食品）引起，潜伏期约10 h，表现为腹痛、腹泻、腹胀，1～2天自愈。

### （三）防治原则

气性坏疽发病急剧，后果严重。应尽早诊断，早治疗。及时清创扩创，用3%过氧化氢溶液冲洗处理伤口,切除坏死组织。感染早期可用多价抗毒素治疗。高压氧舱疗法,使局部氧含量提高,可抑制厌氧菌的生长。

### 三、肉毒梭菌

肉毒梭菌主要存在于土壤中,江、河、湖沉积物中也可检出,偶见于动物粪便中。肉毒梭菌在厌氧条件下可产生毒性极强的外毒素,经消化道进入机体引起食物中毒及婴儿肉毒病。

#### (一)主要生物学性状

革兰阳性短粗杆菌,有周鞭毛,无荚膜,芽胞位于菌体次极端,宽于菌体,使细菌呈汤匙状或网球拍状。严格厌氧,在庖肉培养基上使肉渣变黑,有腐败恶臭。

#### (二)致病性与免疫性

**1. 致病物质** 肉毒毒素是迄今所知的毒性最强的物质,毒性比氰化钾强 1 万倍,对人的致死量约为 $0.1~\mu g$。肉毒毒素不耐热,煮沸 1 min 即被破坏,但对酸和消化酶的抵抗力较强,在正常胃液中 24 h 不被破坏,故可被胃肠吸收。该毒素是嗜神经外毒素,可导致肌肉弛缓性麻痹。

**2. 所致疾病**

(1) 食物中毒 又称肉毒中毒,在我国十几个省、自治区内均有发生。食物在制作过程中被肉毒梭菌芽胞污染,芽胞在厌氧环境中发芽繁殖,产生毒素。肉毒毒素常见于罐头、香肠、腊肉制品、发酵豆制品(如臭豆腐)等。肉毒中毒与其他食物中毒不同,没有明显的胃肠道症状,主要为神经末梢麻痹,从乏力、头痛发展为眼部肌肉麻痹、面部肌肉麻痹(面无表情)、咽部肌肉麻痹(吞咽困难)。最终可因呼吸肌麻痹,导致死亡。

(2) 婴儿肉毒病 6 个月以内的婴儿,食用肉毒毒素污染的食物如蜂蜜等,因肠道缺乏能拮抗肉毒梭菌的正常菌群而感染。早期表现为便秘、吮乳无力、吞咽困难、眼睑下垂等。

**3. 免疫性** 自然患病后无免疫力,原因与破伤风相同。

#### (三)防治原则

预防为主,加强食品卫生监督和管理。食品加热处理可以破坏肉毒毒素。因抗毒素仅能中和尚未与神经细胞结合的毒素,故应早期注射多价肉毒抗毒素血清,加强护理和对症治疗。

### 四、无芽胞厌氧菌

无芽胞厌氧菌是寄生于人和动物体内的正常菌群的一部分,种类繁多,包括革兰阳性和革兰阴性的球菌和杆菌。其中以革兰阴性的脆弱类杆菌、产黑色素类杆菌及革兰阳性的消化链球菌引起的感染最为多见。其在一定条件下作为条件致病菌引起内源性感染,其感染在临床上非常普遍。虽然所致疾病不如有芽胞菌者严重,但感染涉及的范围广,在临床厌氧菌感染中,无芽胞厌氧菌的感染率占 90%。

#### (一)致病性

**1. 致病条件** 无芽胞厌氧菌为条件致病菌,当其在寄居部位改变、宿主免疫力下降、菌群失调等情况下,局部出现厌氧微环境,则易引起内源性感染。

**2. 致病物质** 主要有荚膜、菌毛、侵袭性酶类和内毒素等。

**3. 感染特征** 无芽胞厌氧菌感染多为慢性过程,无特定类型,大多是化脓性感染,也可侵入血流引起败血症。其特征主要有:①分泌物或脓液黏稠,呈黑色、乳白色、粉红色或血色,恶臭,有气体;③深部脓肿,脓毒性血栓静脉炎;③用氨基糖苷类抗生素长期无效;④分泌物直接涂片可见细菌,但普通培养无菌生长。

**4. 所致疾病**　无芽胞厌氧菌感染无特定临床类型,感染部位遍及全身,主要为化脓性感染,引发中枢神经系统、口腔、女性生殖道及盆腔、呼吸道等组织感染及败血症。

### (二)标本的采集与检查

采集标本应避免正常菌群的污染,应在正常无菌部位采集,如血液、深部脓肿等;采集标本后应立即排除空气,使其处于无氧环境中,迅速送检。

### (三)防治原则

防治原则主要是避免正常菌群侵入其不应存在的部位及防止局部出现厌氧微环境。无芽胞厌氧菌种类繁多,对各种抗菌药物的敏感程度不同。多数对青霉素、氯霉素、万古霉素、头孢菌素、甲硝唑等敏感。由于常伴有需氧菌和兼性厌氧菌的混合感染,在治疗时应全面考虑,合理用药。

## 第五节　分枝杆菌

分枝杆菌属是一群生长缓慢的专性需氧菌,菌体细长或略弯曲,因有分枝生长的趋势而得名。其细胞壁还有大量脂质,不易着色,若经加温或延长染色时间着色后,能抵抗强脱色剂盐酸酒精的脱色,故又称抗酸杆菌。对人致病的主要有结核分枝杆菌和麻风分枝杆菌。

### 一、结核分枝杆菌

结核分枝杆菌(俗称结核杆菌),是引起结核病的病原菌。可侵犯全身各器官,但以肺结核最为多见。结核病至今仍为世界性的重要传染病之一。据 WHO 报道,每年全球约有 800 万新病例发生,每年至少有 300 万人死于该病。近年来,由于治疗的不规范,耐药菌株的出现,以及艾滋病、吸毒、免疫抑制剂的应用、酗酒和贫困等原因,发病率又有上升趋势,结核病再次成为社会的严重公共卫生问题。

#### (一)主要生物学性状

**1. 形态与染色**　结核杆菌为细长略带弯曲的杆菌,呈分枝状生长,常呈分枝状排列或聚集成团。抗酸染色呈红色(彩图 7),有荚膜。

**2. 培养特性**　专性需氧,最适温度为 37 ℃。培养时营养要求较高。初次分离需营养丰富的培养基,常用罗氏培养基(在普通培养基的基础上加入蛋黄、马铃薯、甘油等物质)。该菌生长缓慢,在培养基中分裂一代需 18～24 h,生长 10～30 天才出现肉眼可见的乳白色或米黄色形似花菜的干燥菌落。

**3. 抵抗力**　结核杆菌抵抗力相对较强。其细胞壁中高含量的脂质成分可防止菌体水分的丢失,在干燥痰中可存活 6～8 个月。对湿热、紫外线、75%酒精敏感,紫外线照射 2～4 h 即可被杀死。62～63 ℃加热 15 min 或煮沸即可被杀死。

## （二）致病性

结核杆菌不产生内毒素和外毒素,其致病性可能与细菌在组织细胞内大量繁殖引起炎症,菌体的成分、代谢产物的毒性,以及机体对菌体成分产生的免疫损伤有关。

**1. 致病物质**

（1）脂质　包括索状因子、磷脂、硫酸脑苷脂、蜡质 D 等毒性成分。脂质能使本菌在吞噬细胞中顽强增殖,还可诱导机体产生IV型超敏反应,形成结核结节等病变。

（2）蛋白质　分枝杆菌含有多种蛋白质,有抗原性,其中结核菌素是一种非常重要的蛋白质,与蜡质 D 结合后可作为变应原激发机体的IV型超敏反应。

（3）荚膜　具有黏附、抗吞噬和抗杀菌物质的作用。

**2. 所致疾病**　机体可通过多种途径感染结核杆菌,大多通过呼吸道感染,也可经消化道或破损的皮肤黏膜感染。呼吸道感染最常引起肺结核。肺结核可有以下两类表现。

（1）原发感染　多见于儿童。结核杆菌经呼吸道进入肺泡,被吞噬细胞吞噬,由于菌体细胞壁的脂质成分能够抑制吞噬溶酶体的形成,使得细菌不被杀死而在吞噬细胞内继续繁殖,破坏吞噬细胞,释放的细菌引起肺泡炎症;也可经淋巴管到达肺门淋巴结引起肺门淋巴结的炎症,称原发综合征。原发感染常见于肺的中叶、下叶,胸部 X 线透视常见为哑铃状病变。大多数感染者由于机体逐渐产生细胞免疫,使病灶钙化或纤维化,但病灶内可能有一定量的结核杆菌长期潜伏。如果机体的抵抗力较弱,免疫反应差,细菌可经血液、淋巴播散至全身而引起全身粟粒样结核或结核性脑膜炎。

（2）继发感染　多见于成人或较大儿童,多由原发感染引起。当机体免疫力下降时,残存在原发病灶中的结核杆菌可大量繁殖而发病;也可因外源性结核杆菌侵入而引起。因机体已建立抗结核特异性免疫,故感染病灶较局限,不易全身散播,但容易发生干酪样坏死和空洞形成,病菌可随痰液排出,形成开放性肺结核。

## （三）免疫性

**1. 免疫性**　该菌以细胞免疫为主,属于带菌免疫,即结核杆菌或其组分在体内存在时才有免疫力,一旦菌体或其组分在体内消失,免疫力也会随之消失。机体在产生抗结核免疫的同时,也发生IV型超敏反应。

**2. 结核菌素试验**　在结核杆菌的感染中,感染、免疫、超敏反应三者同时存在,因而可以通过检测机体对结核菌素的超敏反应来了解机体对结核杆菌的细胞免疫水平。

常用的结核菌素有两种:旧结核菌素(OT)和纯蛋白衍生物(PPD)。目前常用后者。结核菌素试验可用于选择卡介苗接种对象及测定免疫效果,用于婴幼儿结核病的诊断,进行结核病的流行病学调查及测定肿瘤患者的非特异性细胞免疫功能。

（1）试验方法　于受试者前臂掌侧皮内注射含 5 U 的 PPD 液 0.1 mL,48～72 h 后观察红肿硬结的直径。

（2）结果及意义

①阴性反应:无硬结或直径小于 5 mm,表示未感染过结核杆菌。在感染初期(4～8 周内)、严重结核病患者或机体细胞免疫功能低下,也会呈现阴性反应。

②阳性反应:硬结直径大于 5 mm,表示感染过结核杆菌或接种过卡介苗,机体对结核杆菌有一定的免疫力。

③强阳性反应:硬结直径大于 15 mm 为强阳性,表示机体可能有活动性感染,需要做进一步检查。

### (四)标本采集与检查

**1. 标本采集与处理**　根据感染部位不同采取不同的标本,如痰液、尿液、脑脊液、胸水、腹水等。

**2. 涂片染色镜检**　将标本直接涂片或集菌后涂片,用抗酸染色法染色,可结合症状做出初步诊断。

**3. 分离培养**　将标本接种于固体培养基,37 ℃培养 3~4 周后观察菌落特征,并根据涂片染色结果进行鉴定。也可将标本接种于含血清的液体培养基中,经 37 ℃培养 3~4 天,取管底沉积物涂片染色镜检,检出率较直接涂片高约 100 倍。

**4. 快速诊断**　聚合酶链反应(PCR)基因扩增技术已应用于结核杆菌 DNA 的鉴定。每毫升标本中仅需几个结核杆菌即能获得阳性结果。

### (五)防治原则

**1. 特异性预防接种卡介苗(BCG)**　卡介苗是牛型结核杆菌经 13 年 230 次传代后获取的减毒活菌苗株,新生儿可直接接种。

**2. 药物治疗**　结核病常用药物有异烟肼、利福平、链霉素、乙胺丁醇等,早期、联合、足量、足疗程用药可提高治疗效果并减少耐药性的发生。

**课堂讨论**

如果家中有结核病患者,我们该注意些什么?患者的衣服、书籍、碗筷应如何正确处理?

## 二、麻风分枝杆菌

麻风分枝杆菌俗称麻风杆菌,是麻风病的病原菌。其形态、染色等类似于结核杆菌。对干燥、低温有一定的抵抗力,对紫外线和湿热敏感。

麻风是一种慢性传染病,主要侵犯皮肤、黏膜、外周神经组织,很少侵犯内脏。世界各地均有流行。患者是唯一传染源,患者鼻腔的分泌物、皮疹渗出液、精液、乳汁及阴道分泌物中均含有该致病菌,故可经破损的皮肤黏膜、呼吸道及密切接触传播。患者皮肤出现结节、红斑,面部结节融合可呈"狮面容";由于周围神经变硬变粗,可出现感觉、运动功能障碍。临床有瘤型、结核样型、未定类和界限类四种类型。麻风杆菌是典型的胞内菌。患者标本涂片可见细胞内有大量麻风杆菌存在,细胞质呈泡沫状,即麻风细胞。由患者鼻黏膜或皮肤病变处取材涂片做抗酸染色,检出抗酸杆菌及麻风细胞有诊断意义。

麻风病目前尚无特异性预防方法,主要依靠早期发现、早期隔离、早期治疗。治疗所用药物主要是砜类、利福平等,多种药物联合应用可减少耐药性的产生。

# 第六节　其他病原性细菌

其他病原性细菌详见表 5-2。

**表 5-2　其他病原性细菌**

| 名称 | 主要生物学特性 | 致病物质 | 所致疾病 | 传播途径 | 预防原则 |
|------|----------------|----------|----------|----------|----------|
| 白喉棒状杆菌 | G⁺杆菌，一端或两端膨大呈棒状，异染颗粒明显 | 白喉外毒素 | 白喉 | 呼吸道 | 儿童可接种百白破三联疫苗预防；用白喉抗毒素进行紧急预防和治疗 |
| 铜绿假单胞菌 | G⁻杆菌，一端有单鞭毛，可产生水溶性绿色色素，对多种抗生素不敏感 | 内毒素 | 继发性感染如大面积创伤感染可并发败血症 | 接触、空气、医疗器械等 | 严格无菌操作，合理用药 |
| 百日咳鲍特菌 | G⁻短小杆菌 | 菌毛、荚膜、内外毒素 | 百日咳 | 呼吸道 | 儿童接种百白破三联疫苗，隔离患儿 |
| 流感嗜血杆菌 | G⁻短小杆菌，多形性，需在含 X、V 因子的巧克力血平板上生长 | 荚膜、菌毛、内毒素 | 原发性化脓性感染和继发性感染 | 呼吸道 | 接种流感杆菌荚膜多糖疫苗预防 |
| 空肠弯曲菌 | G⁻菌，菌体细长呈弧形弯曲 | 肠毒素、细胞毒素 | 婴幼儿急性肠炎、食物中毒 | 消化道和接触 | 加强人和动物粪便管理，注意饮食卫生 |
| 嗜肺军团菌 | G⁻短粗杆菌，多形性。在污水中可存活较长时间 | 菌毛、酶、毒素 | 军团菌病 | 呼吸道 | 加强水源的管理 |
| 幽门螺杆菌 | G⁻杆菌，呈螺形，有端鞭毛；有高活性尿素酶 | 尿素酶、细胞毒素、内毒素 | 与人类消化性溃疡、慢性胃炎、胃癌的发病有关 | 粪-口途径 | 尝试用幽门螺杆菌疫苗预防 |
| 布氏菌 | G⁻小球杆菌；专性需氧，营养要求高，生长缓慢 | 荚膜、侵袭性酶、内毒素 | 人类波浪热和动物母畜流产 | 接触、消化道、皮肤感染 | 加强动物检疫和食品卫生管理；用减毒活疫苗预防 |

续表

| 名称 | 主要生物学特性 | 致病物质 | 所致疾病 | 传播途径 | 预防原则 |
|---|---|---|---|---|---|
| 鼠疫耶尔森菌 | G⁻粗短杆菌,两端浓染,有荚膜 | 荚膜、内毒素 | 鼠疫 | 呼吸道、带菌的蚤叮咬 | 加强出入境检疫,灭鼠灭蚤,接种减毒活疫苗预防 |
| 炭疽芽胞杆菌 | G⁺杆菌,呈竹节状排列,有荚膜,菌体中央有芽胞 | 荚膜、毒素 | 人、动物的炭疽病 | 皮肤、呼吸道、消化道 | 加强动物检疫,严禁病畜解剖,需深埋或焚烧,接种疫苗预防 |

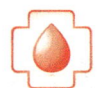 要 点 导 航

　　**重点**:常见病原菌的类型,葡萄球菌、链球菌的主要致病物质和所致疾病。沙门菌属、志贺菌属的致病性。霍乱弧菌的主要生物学性状、致病物质、所致疾病。破伤风梭菌的致病条件、致病物质、防治原则。结核分枝杆菌的主要生物学性状,结核菌素试验结果及意义。

　　**难点**:其他常见病原微生物主要生物学性状、致病性。

## 能 力 检 测

### 一、名称解释

1. 凝固酶　2. 链激酶　3. 外斐试验　4. 汹涌发酵　5. 气性坏疽

### 二、填空题

1. 革兰阴性的化脓性球菌有_____和_____。

2. 葡萄球菌所致的化脓性感染的特点是病灶_____,脓汁_____。

3. 对人致病的链球菌90%属_____群,该群根据_____抗原不同又分80个型。

4. 淋病是由_____菌引起的,主要经_____、_____和_____传播。

5. 大多数肠道杆菌为正常菌群,但当侵犯_____组织时可引起化脓性感染。

6. 志贺菌属引起的细菌性痢疾可分_____、_____和_____三型。

7. 致病性沙门菌可引起人类的_____、_____和_____等疾病。

8. 人是霍乱弧菌的_____,主要通过污染的_____或_____经口感染。

9. 厌氧芽胞梭菌主要包括_____、_____、_____。

10. 在已知毒物中毒力最强者是_____,若污染食物经口食入可引起_____。

11. 结核分枝杆菌经_____、_____、_____等途径侵入机体。引起多种__的结核病,其中以_____最为多见,预防可以注射_____。

12. 结核分枝杆菌常用_____法进行染色,呈_____色。

### 三、选择题

1. 引起化脓性感染最常见的病原菌是(　　)。

A. 葡萄球菌　　　　　　　　B. 链球菌　　　　　　　　C. 肺炎链球菌

D.脑膜炎奈瑟菌　　　　　　　　E.淋病奈瑟菌

2.在无芽胞菌中抵抗力最强的是(　　　)。

A.A群链球菌　　　　　　　　B.脑膜炎奈瑟菌　　　　　　C.金黄色葡萄球菌

D.肺炎链球菌　　　　　　　　E.淋病奈瑟菌

3.抗O试验可用于哪种疾病的辅助诊断?(　　　)

A.猩红热　　　　　　　　　　B.风湿热　　　　　　　　　C.假膜性肠炎

D.淋病　　　　　　　　　　　E.产褥热

4.在我国食品卫生学当中,作为食品被粪便污染的检测指标的病原菌是(　　　)。

A.大肠埃希菌　　　　　　　　B.伤寒沙门菌　　　　　　　C.霍乱弧菌

D.金黄色葡萄球菌　　　　　　E.痢疾杆菌

5.正常情况下,没有无芽胞厌氧菌存在的部位是(　　　)。

A.子宫　　　　B.肠道　　　　C.尿道　　　　D.呼吸道　　　　E.阴道

6.破伤风梭菌主要引起(　　　)。

A.菌血症　　　　B.败血症　　　　C.毒血症　　　　D.脓毒血症　　　　E.脓血症

7.引起大叶性肺炎的病原菌是(　　　)。

A.军团菌　　　　　　　　　　B.葡萄球菌　　　　　　　　C.肺炎链球菌

D.肺炎支原体　　　　　　　　E.乙型溶血性链球菌

8.如果足底被钉子扎伤,冲洗伤口最好选用(　　　)。

A.20%肥皂水　　　　　　　　B.1%硝酸银溶液　　　　　　C.3%过氧化氢溶液

D.5%的盐水　　　　　　　　　E.生理盐水

9.诊断伤寒可用(　　　)。

A.外斐试验　　　　　　　　　B.结核菌素试验　　　　　　C.抗O试验

D.肥达试验　　　　　　　　　E.血浆凝固酶试验

10.下列细菌中,繁殖速度最慢的细菌是(　　　)。

A.链球菌　　　　　　　　　　B.大肠埃希菌　　　　　　　C.结核分枝杆菌

D.葡萄球菌　　　　　　　　　E.肉毒梭菌

11.沙门菌感染最常见的类型是(　　　)。

A.伤寒或副伤寒　　　　　　　B.食物中毒　　　　　　　　C.败血症

D.无症状带菌者　　　　　　　E.气性坏疽

12.卡介苗的接种对象主要是(　　　)。

A.结核病早期　　　　　　　　　　　　B.结核菌素试验呈阳性者

C.结核菌素试验呈强阳性者　　　　　　D.新生儿和结核菌素试验呈阴性者

E.结核病患者

13.乙型溶血性链球菌引起的超敏反应性疾病是(　　　)。

A.猩红热　　　　B.扁桃体炎　　　　C.咽峡炎　　　　D.风湿热　　　　E.局部感染

14.可引起食物中毒的细菌不包括(　　　)。

A.金黄色葡萄球菌　　　　　　B.肉毒杆菌　　　　　　　　C.沙门菌

D.白喉棒状杆菌　　　　　　　E.产气荚膜梭菌

15.鉴别葡萄球菌有无致病性的重要指标是(　　　)。

A.溶血毒素　　　　　　　　　B.杀白细胞素　　　　　　　C.血浆凝固酶

D. 剥脱性毒素　　　　　　　　　E. 毒性休克综合征毒

16.（多选）关于淋病的叙述，正确的有（　　　）。

A. 可通过污染的衣物传播　　　　　　　　　B. 分娩时可感染新生儿

C. 治疗可选用青霉素　　　　　　　　　　　D. 淋病奈瑟菌在干燥环境中极易死亡

E. 主要引起泌尿生殖道的感染

## 四、简答题

1. 葡萄球菌、链球菌引起的化脓性感染有何不同？原因是什么？

2. 简述大肠埃希菌的致病因素和所致疾病。

3. 霍乱弧菌所致的疾病及致病机制是什么？

4. 试述破伤风梭菌的致病条件、致病机制。

5. 结核分枝杆菌的主要生物学性状有哪些？

（郜景阁）

# 第六章 病毒概述

## 学习目标

1. 掌握病毒的概念、结构、化学组成及抵抗力特点。
2. 熟悉病毒的增殖方式、感染方式和类型,体液免疫和细胞免疫的抗病毒作用。
3. 了解病毒感染的检查,干扰素的作用和病毒性疾病的防治。

病毒是一类体积微小、结构简单、只含一种核酸(DNA 或 RNA)类型,必须在活细胞内以复制方式进行增殖的非细胞型微生物。

### 知识链接

**你知道吗?**

病毒是地球上数量最为庞大的生命形式,如果把地球上的病毒首尾相接,能连成一条 2 亿光年的长链。生活在地球上的我们时刻遭受着病毒的侵袭,每个人身上至少会携带 4 种以上的病毒。第一个被发现的病毒是一种植物病毒,即烟草花叶病毒(TMV)。1979 年 10 月 26 日联合国世界卫生组织在肯尼亚首都内罗毕宣布,全世界已经消灭了天花病。在现代测序技术的发展下,人类基因组已经得到破译,在人类的基因组中发现了病毒的基因存在,甚至一些具有重要功能的基因可能最初就是来源于病毒。这些证据说明,病毒在人类生命进化过程中,也能起到正向的作用。

病毒在自然界分布广泛,人、动物、植物及细菌体内均可有病毒寄生并引起感染。人类传染病约有 75% 由病毒所致。有些病毒性疾病传染性强,流行广泛,目前尚缺乏特效药物治疗,严重影响人类的健康。

## 第一节 病毒的基本性状

### 一、病毒的大小与形态

病毒个体微小,其测量单位为纳米(nm,1 nm = 1/1000 $\mu$m),通常需借助电子显微镜放大方能观察到。不同种类的病毒大小不一,差别很大。最大病毒直径约为 300 nm,最小仅为 20 nm,大多数病毒直径在 150 nm 以下。

病毒的形态有多种,多数病毒呈球形或近似球形,少数呈杆状、砖形、丝状和蝌蚪状等(图 6-1)。引起人和动物疾病的病毒多数为球形。

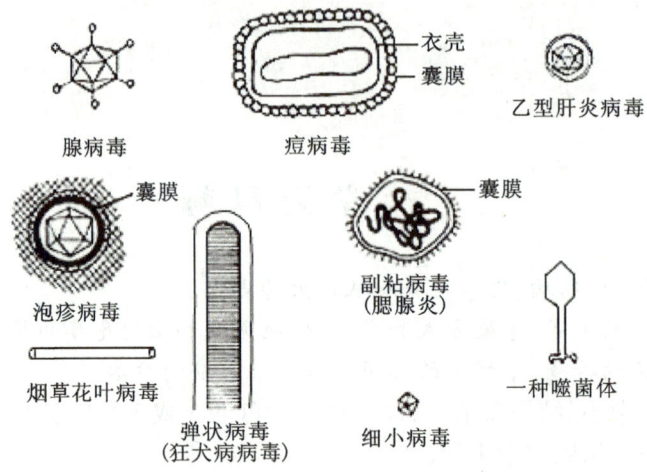

图 6-1 常见病毒形态示意图

## 二、病毒的结构与化学组成

病毒的结构简单,无完整的细胞结构。其基本结构由核心和衣壳构成,简称为核衣壳,即最简单的病毒颗粒。有些病毒在核衣壳外还有一层包膜,有些病毒包膜表面有刺突(图 6-2)。

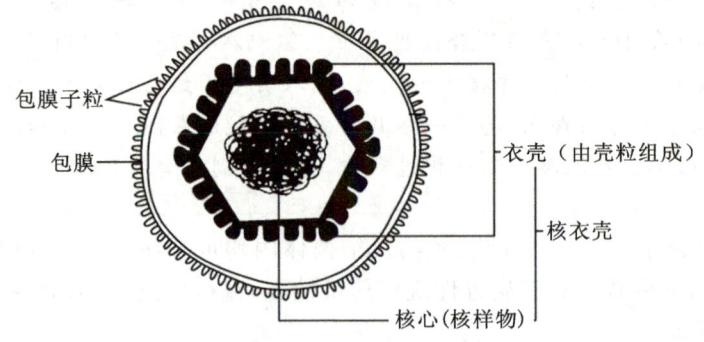

图 6-2 病毒的结构示意图

### (一) 病毒的核心

核心是病毒的中心结构,只含单一核酸(DNA 或 RNA),构成病毒的基因组,是病毒遗传信息的物质基础,控制着病毒的复制、感染、遗传变异等性状。有些病毒的核心还有少量功能蛋白,如 DNA 聚合酶等。

### (二) 病毒的衣壳

衣壳是包围在核心外的蛋白质结构,衣壳蛋白质是病毒的主要结构蛋白质,由一定数量的壳粒(蛋白质亚单位)组成,按其数量与排列方式不同可以分为二十面体对称型、螺旋对称型和复合对称型 3 种。其主要功能有:①保护病毒核酸免受酶或其他理化因素破坏;②可与宿主细胞膜上的受体特异性结合,协助病毒进入细胞引起感染,即病毒的吸附;③具有免疫原性,可以诱导机体产生免疫应答。

### (三)病毒的包膜

包膜是包裹在核衣壳外的膜状结构,为某些病毒在成熟过程中,以出芽方式向细胞外释放时获得的,具有宿主细胞膜或核膜的化学成分,主要为双层脂质及病毒编码的糖蛋白,后者在包膜表面形成钉状突起,称为包膜子粒或刺突。包膜的功能有:①保护核衣壳;②参与病毒吸附,与病毒亲嗜性、感染性有关;③病毒的糖蛋白具有免疫原性。

## 三、病毒的增殖

### (一)病毒的复制

病毒由于缺乏完整的细胞结构以及酶系统,故不能独立生存,必须借助易感宿主细胞所提供的酶系统、原料及能量等来进行繁殖。进入易感宿主细胞的病毒,在核酸的控制下,以复制方式完成自我增殖,其过程可分为吸附、穿入、脱壳、生物合成、组装与成熟及释放六个阶段,称为一个复制周期(图6-3)。

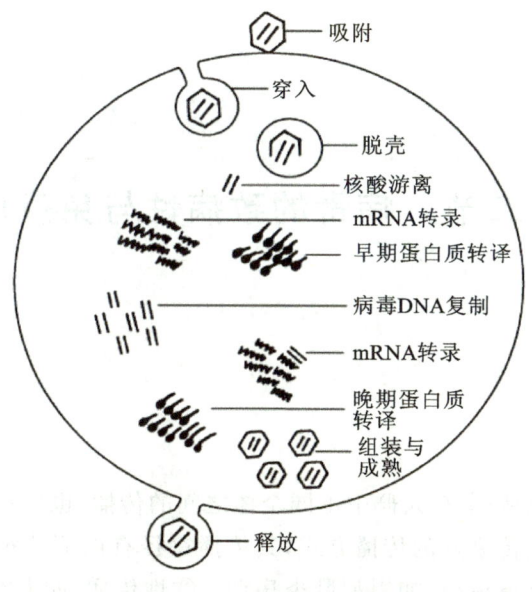

图6-3 病毒的增殖示意图

### (二)包涵体

某些病毒在宿主细胞内增殖后,于细胞质或细胞核内形成圆形或椭圆形、嗜酸性或嗜碱性的斑块状结构称为包涵体。它由病毒颗粒或未装配的病毒成分组成,是细胞被病毒感染的标志,其形态、位置、染色性等特征随病毒而异,可经普通光学显微镜观察到,故其检查可用于辅助诊断某些病毒性疾病,如内基小体(狂犬病毒包涵体)可协助诊断狂犬病。

### (三)病毒的干扰现象

两种病毒感染同一细胞时,可发生一种病毒抑制另一种病毒增殖的现象,称为病毒的干扰现象。干扰现象可发生在异种、同种、同型以及同株病毒之间,也可以发生在灭活病毒和活病毒之间。机体在同一时间可能感染一种病毒,也可能感染两种或两种以上的病毒。在预防病毒性疾病疫苗应用时,应避免同时使用有干扰现象的两种病毒疫苗,以防止降低免疫效果;当机体正患病毒性疾病时应暂停接种。

### 四、病毒的抵抗力与变异性

#### (一)病毒的抵抗力

大多数病毒耐冷不耐热,病毒因理化因素作用后失去感染性,称为灭活。加热 50～60 ℃ 30 min 或 100 ℃ 数秒钟可被灭活,有包膜的病毒耐热性更差,37 ℃ 以上可迅速灭活。而在干冰温度(−70 ℃)或液氮温度(−196 ℃)下,其感染性可保持数月或数年。甲醛能灭活病毒但可保持其免疫原性,故常用于制备灭活疫苗。乙醚、氯仿等脂溶剂能灭活有包膜的病毒。病毒对甘油有耐受力,常用 50％甘油盐水作为病毒标本保存液。病毒对抗生素不敏感。某些中草药如板蓝根、大青叶、大黄、贯众等对某些病毒有一定的抑制作用。

#### (二)病毒的变异性

病毒在自然或人工条件下可发生多方面变异。如流行性感冒病毒的刺突抗原易发生变异,从而形成新的变异株而引起大流行。在人工诱导下的毒力减弱的病毒变异株可用于制备减毒活疫苗。

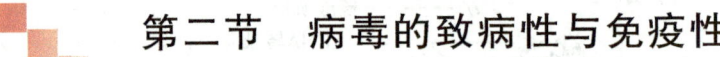

# 第二节　病毒的致病性与免疫性

## 一、病毒的感染方式与类型

### (一)病毒的感染方式与途径

**1. 水平传播**　它是指病毒在人群中不同个体之间的传播,也包括从动物到动物再到人的传播。水平传播是大多数传染病的传播方式,其传播途径有以下几种:①经呼吸道传播:如流行性感冒病毒。②经消化道传播:如甲型肝炎病毒。③性传播:如人类免疫缺陷病毒。④血液传播:如乙型肝炎病毒、人类免疫缺陷病毒可由输血而感染机体。⑤经皮肤传播:如狂犬病毒经动物咬伤,乙脑病毒经蚊虫叮咬皮肤侵入。⑥多途径传播:有些病毒可经多途径侵入机体,如人类免疫缺陷病毒、乙型肝炎病毒等。

**2. 垂直传播**　它是指病毒经胎盘或产道由母体传播给胎儿的方式。垂直传播引起的感染往往后果严重,如风疹病毒、人类免疫缺陷病毒、乙型肝炎病毒等垂直传播,可致先天畸形、早产、死胎等。

### (二)病毒的感染类型

**1. 隐性感染**　病毒侵入机体后不引起明显的临床症状,称隐性感染或亚临床感染。人类病毒感染大多属此类型,其发生可能与病毒毒力弱或机体免疫力强有关。隐性传染者虽没有临床症状,但可成为病毒携带者,病毒可在体内增殖并向外界播散,成为重要的传染源。隐性感染者常通过健康体检或普查才被发现,在流行病学上有重要意义。

**2. 显性感染** 病毒侵入机体后引起明显的临床症状,称显性感染或临床感染。显性感染可以是局部的,也可以是全身的。根据发病缓急及病毒持续时间,显性感染可分急性感染和持续性感染。

(1)急性感染 又称病原消灭型感染,其特点是潜伏期短,发病急,进展快,病程一般为数日至数周。多数病例最终以组织器官中病毒被清除而痊愈,如流行性感冒病毒的感染。

(2)持续性感染 病毒长期存在于寄主体内,可达数月至数年,甚至终身。持续性感染者既可出现症状,也可是无症状病毒携带者,是重要的传染源。持续性感染可引起慢性进行性疾病,也可引发自身免疫病或与肿瘤发生相关。按病程可分为以下 3 型:①潜伏感染:病毒在显性或隐性感染后,长期潜伏于特定组织或细胞内,不复制,与机体处于相对平衡状态,不引起临床症状;在某些条件下,如机体免疫力低下时,潜伏的病毒被激活重新增殖而引起疾病复发。如单纯疱疹病毒、水痘-带状疱疹病毒的感染。②慢性感染:病毒在显性或隐性感染后未完全清除,长期存在机体血液或组织中,可持续增殖,患者可表现为轻微或无症状,反复发作,如乙型肝炎病毒的感染。③慢发病毒感染:为慢性发展的进行性加重的病毒感染,较少见,但后果严重,潜伏期长,可达数年,病变逐渐发展,最后导致死亡,如麻疹病毒引起的亚急性硬化性全脑炎。

## 二、病毒的致病性

### (一)直接损伤宿主细胞

不同的病毒对易感宿主细胞的损伤方式不尽相同,主要有下列几个方面。

**1. 杀细胞效应** 病毒在宿主细胞内大量增殖,使之代谢紊乱最终导致细胞病变、溶解或死亡。

**2. 细胞膜改变** 表现为:①引起感染细胞膜出现新的抗原;②引起感染细胞与未感染细胞融合,形成多核巨细胞,有利于病毒的扩散;③引起细胞膜通透性异常。

**3. 细胞转化** 病毒核酸或片段整合到宿主细胞核酸中,引起后者遗传物质改变,可导致细胞的癌变。

**4. 细胞凋亡** 细胞凋亡是一种由基因控制的程序性细胞死亡。研究表明,某些病毒可致细胞凋亡,成为细胞凋亡的诱导因子。

### (二)免疫病理作用

病毒感染宿主细胞后可发生自身抗原变异或宿主细胞出现新的抗原,从而刺激机体的免疫系统发生病理性的免疫应答,最终导致组织细胞的损伤。有些病毒感染之后能引起宿主免疫功能的抑制,如麻疹病毒、风疹病毒,甚至有些病毒能直接攻击和杀伤免疫细胞,如人类免疫缺陷病毒。

## 三、抗病毒免疫

### (一)体液免疫的保护作用

抗病毒抗体,主要为 IgG、IgM,称为中和抗体,它能与相应的细胞外病毒结合,不利于病毒对宿主细胞的吸附。体液免疫在清除细胞外的病毒中起主要作用。存在于黏膜局部的 sIgA,在抵抗同型呼吸道和肠道病毒的再感染中起重要作用。

### (二) 细胞免疫的保护作用

病毒进入细胞内,主要依赖细胞免疫发挥作用。参与的细胞主要有致敏 T 淋巴细胞、巨噬细胞及 NK 细胞,这些细胞主要依靠吞噬作用和释放抗病毒活性的细胞因子发挥抗病毒作用。

### (三) 干扰素的作用

**1. 干扰素的概念**　干扰素是在病毒或干扰素诱生剂作用下,由宿主细胞产生的一组具有高度活性的多功能糖蛋白。

**2. 干扰素的种类**　干扰素主要由人的白细胞、成纤维细胞和 T 淋巴细胞产生,分别称 α、β 和 γ 干扰素,α、β 干扰素统称为 Ⅰ 型干扰素,γ 干扰素又称 Ⅱ 型干扰素,前者具有较强的抗病毒作用,后者具有较强的免疫调节作用。

> **知识链接**
>
> #### 病 毒 家 族
>
> 　　1971 年人们发现了一种只含有 RNA 的病毒,称为类病毒;1981 年至 1983 年,人们又在四种植物 RNA 病毒颗粒中发现一种伴随存在的与类病毒相似的 RNA 分子,其复制和衣壳化都需要依赖于辅助病毒,被称为拟病毒或卫星。1982 年美国生物学家斯坦利·普鲁辛纳发现引起羊瘙痒病的病原体是一种相对分子质量约为 27 000 的蛋白质,将它命名为蛋白侵染因子或朊病毒。朊病毒(关于朊病毒是否属于病毒还存在争议)不含核酸,可在人类和多种动物里引发可传播性海绵状脑病,这是一类致死率极高的中枢神经系统的退行性脑病。

**3. 干扰素的作用及作用特点**　干扰素具有抗病毒、抗肿瘤和免疫调节等作用。其作用特点有:①广谱性:抵抗病毒无特异性。②间接性:不能直接进入宿主细胞杀灭病毒,而是通过诱导受染细胞产生抗病毒蛋白来抑制多种病毒的增殖(图 6-4)。③种属特异性:动物产生的干扰素仅能用于同类动物发挥其抗病毒作用,人用干扰素只能来源于人的血制品,因而较昂贵。不良反应较小,不易产生耐药性。

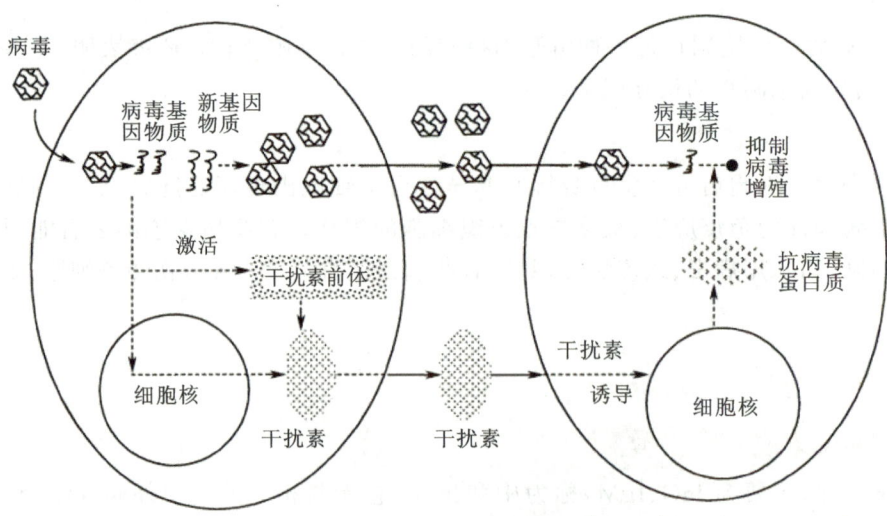

图 6-4　干扰素的产生及抗病毒作用

# 第三节 病毒感染的检查与防治原则

## 一、病毒感染的检查

### （一）标本采集与送检

由于发病早期容易检出病毒，故应及早采集标本，做到无菌操作，根据不同病毒感染，采集不同部位的标本。通常包括鼻咽分泌液、痰液、血液、粪便和脑脊液等标本的采集。

病毒抵抗力弱，在室温中易被灭活，故标本应尽快送检。若不能立即送检，可在运送标本过程中冷藏，或用装有冰块的保温瓶存放，病变组织可置于50％甘油盐水中。若为污染标本如咽漱液、粪便等，可加适量抗生素处理后送检。

### （二）形态学检查

可用光学显微镜进行病毒包涵体的检查及某些大病毒颗粒（痘类病毒）的检查，用电子显微镜可直接观察病毒颗粒的形态、结构。也可用免疫电镜法检查，将病毒标本与特异性抗体混合后，使病毒颗粒凝集后再观察，可提高检出率。

### （三）分离培养

病毒只能在活的易感细胞内复制、增殖，因此病毒培养必须提供活的易感宿主细胞，最常用的方法是细胞培养法，此外还有鸡胚培养和动物接种。

### （四）其他检查方法

**1. 免疫学检查**  应用抗原与抗体反应的原理，用已知病毒抗原检测患者血清中的相应抗体，用于感染的辅助诊断和流行病学调查；也可用已知抗体检测未知病毒抗原，以确定病毒的种和型或快速诊断病毒性疾病。血清学检查常用方法有中和试验、血凝抑制试验、免疫标记技术等。

**2. 核酸检测**  检测病毒核酸可对病毒感染性疾病做出快速诊断。核酸杂交技术、聚合酶链反应技术、基因芯片技术检测病毒特异性基因片段已在许多病毒的检测中得到应用，使临床病毒学诊断进入基因诊断水平。

## 二、病毒感染的防治原则

对病毒感染由于缺乏特效药物治疗，故预防尤为重要。主要措施是做好疫苗接种工作。药物和生物制剂在治疗病毒性疾病中也有一定效果。

### （一）病毒感染的免疫学防治

**1. 人工自动免疫**  目前常用的疫苗有减毒活疫苗（如脊髓灰质炎疫苗、麻疹疫苗、甲型肝炎疫苗和流感疫苗等）、灭活疫苗（如流行性乙型脑炎疫苗、狂犬病疫苗等）、亚单位疫苗（如乙型肝炎亚单位疫苗）、基因工程疫苗等。

**2. 人工被动免疫**　常用的生物制剂有胎盘球蛋白、丙种球蛋白、特异性免疫球蛋白、细胞因子等,可用于某些病毒性疾病的紧急预防,但免疫力维持时间短。

此外,避免接触传染源及切断传播途径依然是预防病毒性疾病的重要措施。

### (二)病毒感染的治疗

**1. 干扰素**　干扰素具有广谱抗病毒活性,不良反应较小,不易产生耐药性,对某些病毒性疾病的治疗有一定的效果。干扰素诱生剂如聚肌胞,对乙型肝炎等有一定疗效。

**2. 化学药物**　由于病毒只能在活细胞内增殖,对病毒有效的化学药剂多数对机体细胞也有一定的损伤作用,因此尚不能广泛应用于临床。近年来,随着病毒分子生物学的研究,研制出一些对某些病毒有明显抑制作用的药物,如核苷类药物和蛋白酶抑制剂类药物。

**3. 中草药**　常用的有板蓝根、大青叶、黄芪、甘草、贯众、苍术等,对某些病毒性疾病有一定作用。

## 要点导航

重点:病毒的概念,病毒的大小与结构,病毒的增殖,干扰现象,病毒的感染途径,病毒感染的防治原则。

难点:病毒的致病性。

## 能力检测

**一、名词解释**

1. 病毒　2. 病毒的干扰现象　3. 包涵体　4. 垂直传播　5. 水平传播

**二、填空题**

1. 病毒的大小是以_____为单位衡量,其繁殖的方式是_____。

2. 病毒的基本结构是由_____和_____组成的,有的还有_____的保护。

3. 病毒的传播方式有_____和_____传播两种。

**三、选择题**

1. 非细胞型微生物是(　　)。

A. 细菌　　　　B. 真菌　　　　C. 放线菌　　　　D. 病毒　　　　E. 衣原体

2. 病毒的核酸是(　　)。

A. DNA　　　　　　　　B. RNA　　　　　　　　C. DNA 或 RNA

D. DNA 和 RNA　　　　E. 以上均不对

3. 衡量病毒大小的单位是(　　)。

A. $\mu m$　　　　B. nm　　　　C. dm　　　　D. cm　　　　E. mm

4. 垂直传播是指(　　)。

A. 父母把病毒传给子女的感染方式

B. 亲属之间的病毒传播

C. 个体间的病毒传播

D. 通过胎盘或产道,由母体直接传给胎儿的方式

E. 以上都不是

5. 下列微生物属于病毒的是（　　　）。

A. 痢疾杆菌　　　　　　　B. 结核杆菌　　　　　　　C. 痢疾杆菌噬菌体

D. 大肠杆菌　　　　　　　E. 霍乱弧菌

6. 病毒性疾病的预防原则是（　　　）。

A. 治疗患者　　　　　　　B. 追踪病毒的携带者　　　　C. 切断传播途径

D. 提高易感者的免疫力　　E. 以上均是

7. 关于病毒说法错误的是（　　　）。

A. 体积微小,结构简单　　　　　　B. 仅含单一核酸(DNA 或 RNA),具有严格的寄生性

C. 对抗生素不敏感　　　　　　　D. 其基本结构是核心和包膜

E. 绝大多数传染病是由病毒引起

8. (多选)常用来培养病毒的方法有（　　　）。

A. 动物接种　　　　　　　B. 固体培养基　　　　　　C. 组织细胞培养

D. 鸡胚培养　　　　　　　E. 液体培养基

9. (多选)下属哪些属于病毒结构?（　　　）

A. 核心　　　　B. 芽胞　　　　C. 衣壳　　　　D. 鞭毛　　　　E. 包膜

10. (多选)病毒的干扰现象发生在（　　　）。

A. 异种病毒　　　　　　　B. 同种异型病毒　　　　　C. 同型异株病毒

D. 活病毒干扰死病毒　　　E. 死病毒干扰活病毒

## 四、简答题

1. 简述病毒的感染类型。

2. 病毒与细菌比较,有哪些不同的基本特征?

3. 简述病毒感染的防治原则。

（董　静）

# 第七章 常见病毒

## 学习目标

1. 掌握流行性感冒病毒抗原变异与流行性感冒流行的关系以及肝炎病毒、人类免疫缺陷病毒、乙型脑炎病毒、狂犬病毒的传染源与传播途径。
2. 熟悉常见病毒的主要生物学特性、致病性及防治原则。
3. 了解其他常见呼吸道病毒的主要生物学性状、致病性及防治原则。
4. 能初步运用有关知识解释与之相关的临床现象。

## 第一节 呼吸道病毒

呼吸道病毒是一大类主要以呼吸道为侵入门户,侵入呼吸道黏膜上皮组织,引起呼吸道局部感染或呼吸道以外组织器官病变的病毒。此类病毒具有感染力强、传播快、潜伏期短、发病急和易继发细菌性感染等特点。据统计,90%～95%的急性呼吸道感染是由病毒所引起,常见的有流行性感冒病毒、禽流感病毒、冠状病毒、麻疹病毒、腮腺炎病毒、风疹病毒等。

### 一、流行性感冒病毒

流行性感冒病毒(简称流感病毒)是引起流行性感冒(简称流感)的病原体。在病毒分类上属于正黏病毒科。人类流感病毒分为甲、乙、丙三型,它们的生物学性状基本相似。甲型流感病毒除引起人类流感外,还可引起动物感染,且易发生变异,曾多次引起世界性大流行;乙型流感病毒仅感染人且致病性较低;丙型流感病毒只引起人类不明显或轻微的上呼吸道感染。

#### (一) 生物学性状

**1. 形态与结构** 流感病毒多呈球形或丝状,球形直径为 80～120 nm。病毒的结构有核衣壳、包膜和刺突。

(1) 核衣壳 位于病毒内部,呈螺旋对称型,由分节段的单股 RNA(通常分为 7～8 个节段)和包绕其外的核蛋白及 RNA 多聚酶组成。核酸分节段是病毒在复制过程中极易发生基因重组而变异的主要原因。RNA 多聚酶负责每段 RNA 的转录和复制。

(2) 包膜和刺突 包膜分两层:内层是内膜蛋白(M 蛋白);外层是来源于宿主细胞膜的脂

质双层膜,其对病毒的核衣壳具有保护作用,并能维持病毒形状和结构的完整性。M蛋白抗原结构稳定,具有型的特异性。包膜表面镶嵌有两种由病毒基因编码的糖蛋白刺突:一种是血凝素(HA),一种是神经氨酸酶(NA)。两种刺突构成了流感病毒的表面抗原,极易发生变异,为流感病毒划分亚型的依据(图7-1)。

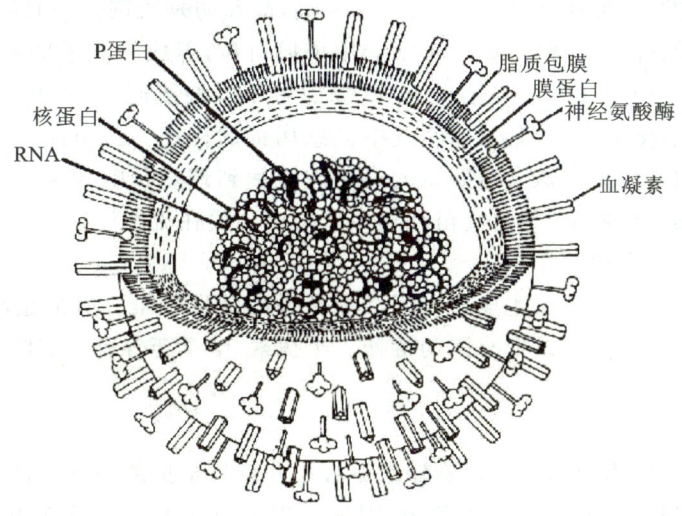

图7-1　流感病毒结构模式图

**2. 分型**　根据核蛋白和M蛋白的抗原结构不同,可将流感病毒分为甲、乙、丙三型;其中甲型流感病毒又可以根据HA和NA的抗原结构不同分为若干亚型;乙型和丙型至今尚未发现亚型。

**3. 抗原变异与流感流行的关系**　从世界流感流行的资料分析表明,乙型和丙型流感病毒的免疫原性较稳定,而甲型流感病毒表面的HA和NA变化最为频繁,HA变异更快。

病毒的变异与流感流行的关系密切。流感病毒抗原变异有以下两种形式。

(1)抗原漂移　其变异幅度小,属亚型内变异,为量变,每2～5年产生一个新的变异株。由基因组自发的点突变和人群免疫力选择所造成,引起甲型流感周期性的局部中、小型流行。

(2)抗原转变　其变异幅度大,属质变,由基因组发生重新排列所造成,产生新亚型。由于人群对这种新变异病毒株缺乏免疫力,可致大规模流行,甚至世界性大流行。甲型流感病毒迄今已经历过数次大变异。

**4. 抵抗力**　流感病毒抵抗力较弱,不耐热,56 ℃环境下30 min可被灭活。室温下短时间可失去传染性,对日光、紫外线、干燥、乙醚、甲醛、乳酸等敏感。耐低温,0～4 ℃环境下能存活数周。

### (二) 致病性与免疫性

**1. 致病性**　流感是冬春季易发的急性呼吸道传染病,但当发生流行或暴发流行时季节性不明显。传染源主要是患者,但也有隐性感染者或感染的动物。其发病前后2～3天,患者鼻咽分泌物中可排出大量病毒颗粒,此时传染性最强。传播途径主要是病毒随飞沫或气溶胶经呼吸道感染,潜伏期为1～4天。病毒主要在呼吸道黏膜柱状上皮细胞内增殖,导致细胞变性、坏死、脱落,黏膜充血、水肿。患者常突然发病,出现畏寒、头痛、发热、咽痛、鼻塞、流涕、咳嗽、浑身酸痛等局部及全身症状,有时伴有呕吐、腹痛、腹泻等消化道症状。流感病毒仅在呼吸道局部增殖,一般不进入血流,病程为3～5天。流感发病率高,但病死率低,若无并发症,患者即痊愈。死亡病例多见于有细菌感染等并发症的老年人或婴幼儿。

**2. 免疫性**　机体受病毒感染或接种疫苗后,可产生对同型病毒的短暂免疫力,主要是对呼吸道局部抗体 sIgA 的抗感染作用。各亚型之间无交叉免疫。

### (三) 防治原则

流感病毒传染性强、传播速度快,人群感染率高,故预防是关键。平时应注意加强锻炼,多饮水。疾病流行期间外出应戴口罩,尽量不要用手摸口鼻,养成勤洗手的好习惯,避免去人群聚集的环境。注意室内空气流通与消毒,公共场所可用乳酸溶液(每 100 m³ 空间用 2～4 mL乳酸加 10 倍水)加热熏蒸,能起到灭活空气中流感病毒的作用。预防流感最有效的方法是接种流感疫苗,但必须是用流行株及时制备的疫苗才能达到理想预防效果。目前使用的流感疫苗有 3 种,即全病毒灭活疫苗、裂解疫苗和亚单位疫苗。要在流感流行高峰前 1～2 个月接种,需多次接种,可起到一定预防作用。

流感的治疗尚无特效药物,主要是对症治疗和预防继发感染。盐酸金刚烷胺是预防和治疗甲型流感的常用药物,但已发现有耐药毒株。干扰素、中草药等有一定防治效果。

## 二、麻疹病毒

麻疹病毒是引起麻疹的病原体。麻疹是冬春季儿童最常见的一种急性呼吸道传染病。其传染性强,易感者接触后 90% 以上会发病,因该病以全身皮肤斑丘疹为其临床特征,故称麻疹。自普遍应用麻疹减毒活疫苗以来,麻疹发病率大大降低。

**1. 生物学性状**　麻疹病毒的颗粒较大,呈球形,核心为完整的单股 RNA,不分节段。该类病毒有包膜,其上有放射状排列的刺突,有血凝素(HA)和融合因子(F 蛋白),前者与病毒吸附有关,后者可促进宿主细胞膜与病毒、细胞与细胞间的融合,形成多核巨细胞。麻疹病毒只有一个血清型。

**2. 致病性与免疫性**　急性期麻疹患者为传染源,通过飞沫经呼吸道或眼结膜传播。潜伏期为 10～14 天,病毒首先在侵入的呼吸道上皮细胞内增殖,随后进入血流形成第一次病毒血症。患者可表现为发热、咳嗽、流涕、流泪、眼结膜充血、口颊黏膜出现灰白色外绕红晕的黏膜斑(科氏斑),有助于临床早期诊断。血流中的病毒继而侵入全身淋巴组织内进一步增殖后,病毒再次入血,形成第二次病毒血症,此后 1～3 天,患者全身皮肤相继出现红色丘疹,从面部到躯干,最后到四肢,病程为 1 周左右。无并发症的患者大多可自愈,但年幼体弱的患儿易并发细菌性肺炎,这是麻疹患儿死亡的主要原因之一。此外,尚有 1‰ 的麻疹患者在其恢复后多年可出现亚急性硬化性全脑炎(SSPE),表现为大脑功能发生渐进性衰退,1～2 年死亡。

接种麻疹减毒活疫苗是最有效的预防措施。麻疹病后可获牢固免疫力,很少发生再感染。6 个月以内的婴儿,因有从母体获得的自然被动免疫(IgG),故不易感染。6 个月至 5 周岁的婴幼儿易感性高,因此时从母体获得的抗体渐已消失,而自身免疫系统尚未健全。5 岁后易感性下降。

## 三、冠状病毒和 SARS 冠状病毒

### (一) 冠状病毒

冠状病毒是普通感冒的主要病原体,也可引起腹泻或胃肠炎。冠状病毒在分类上属于冠状病毒科冠状病毒属。该属既包括一些能引起人类疾病的病毒,也包括一些能引起其他哺乳

动物和禽类疾病的病毒。

冠状病毒呈多形性,直径为 80～160 nm,核酸为单股正链 RNA,不分节段,核衣壳呈多形性,有包膜,其表面有排列间隔较宽的刺突,使病毒形如日冕或皇冠,故命名为冠状病毒。

冠状病毒感染在世界各地普遍存在,可感染各年龄组人群,引起普通感冒和咽喉炎。某类冠状病毒还可引起成人腹泻或胃肠炎。冠状病毒感染多为自限性疾病,以往对其流行病学研究十分重视。该病毒主要经飞沫传播,流行期为冬春两季。疾病的潜伏期短,平均为 3 天,病程一般为 6～7 天,病后免疫力不强,可发生再感染。

### (二) SARS 冠状病毒

SARS 冠状病毒是引起严重急性呼吸综合征的病原体。我国将该病毒所致疾病称为传染性非典型肺炎,俗称"非典"。

**1. 生物学性状**　病毒形态多不规则,近似球形,直径为 60～220 nm。核心为单股 RNA,衣壳呈螺旋对称型,有包膜。包膜上有刺突,其末端膨大呈棒状,形似花冠。该病毒抵抗力较弱,56 ℃环境下 30 min 即可被灭活,对脂溶剂敏感,不耐热和酸。

**2. 致病性与免疫性**　传染源主要是 SARS 患者,以近距离飞沫传播为主,同时可通过接触呼吸道分泌物经口、眼、鼻传播,也可经粪-口等其他途径传播。易受感染的高危人群是与患者密切接触者。流行季节多在冬春季,潜伏期平均为 3～7 天。主要症状有高热、头痛、肌肉痛、干咳、胸闷、气短等;严重者可见呼吸困难和低氧血症,继而出现呼吸窘迫、休克、DIC 及心律失常的症状,病死率极高。感染后,机体可产生特异性抗体 IgM 和 IgG,有一定免疫作用。

**3. 防治原则**　SARS 的预防措施主要是隔离患者、切断传播途径及提高机体免疫力。对患者治疗主要采用支持疗法,如早期氧疗及适量糖皮质激素疗法。给予抗病毒类药物和大剂量抗生素,可防止病情发展及并发症的发生。目前已研制出灭活疫苗、基因工程疫苗,但必须通过动物安全实验和疫苗保护性试验测定后方可应用于临床。

### 四、其他呼吸道病毒

其他呼吸道病毒的比较见表 7-1。

表 7-1　其他呼吸道病毒的比较

| 病毒名称 | 传染源 | 传播途径 | 所致疾病 | 预防措施 |
|---|---|---|---|---|
| 腮腺炎病毒 | 患者、病毒携带者 | 飞沫 | 流行性腮腺炎 | 接种腮腺炎疫苗。目前接种的主要是腮腺炎疫苗、麻疹疫苗和风疹疫苗组成的三联疫苗(MMR) |

续表

| 病毒名称 | 传染源 | 传播途径 | 所致疾病 | 预防措施 |
|---|---|---|---|---|
| 风疹病毒 | 患者 | 呼吸道 | 风疹,垂直传播可引起胎儿流产、死胎或表现为胎儿风疹综合征(如先天性心脏病、先天畸形等) | 接种风疹病毒减毒活疫苗或MMR。紧急预防可用丙种球蛋白 |
| 腺病毒 | 患者 | 呼吸道 | 咽炎、支气管炎、肺炎、结膜炎、扁桃体等 | 隔离患者,减毒活疫苗尚未应用,病后对同型病毒可获牢固免疫力 |

# 第二节　肠道病毒

肠道病毒是指经消化道侵入机体,在肠道上皮细胞内增殖,引起多器官复杂病变的小RNA病毒。其种类繁多,在自然界分布极为广泛,常见的有脊髓灰质炎病毒、柯萨奇病毒、埃可病毒、新型肠道病毒等。

肠道病毒的共同特性如下。

(1)病毒体呈球形,衣壳为20面体对称结构,无包膜。

(2)基因组为单股正链RNA,具有感染性,并起mRNA作用。

(3)在宿主细胞质内增殖,迅速引起细胞病变。

(4)耐乙醚,耐酸,56 ℃环境下30 min可使病毒灭活,对紫外线、干燥敏感;在污水或粪便中可存活数月。

(5)主要经粪-口途径传播,临床表现多样化,引起人类多种疾病。

## 一、脊髓灰质炎病毒

脊髓灰质炎病毒是引起脊髓灰质炎的病原体。人受到脊髓灰质炎病毒感染后大多无症状,轻者仅表现为上呼吸道及胃肠道症状,只有约0.1%的感染者因病毒侵犯中枢神经系统,破坏脊髓前角运动神经元,导致肢体肌肉弛缓性麻痹。本病多见于儿童,故又称小儿麻痹症。

### (一)生物学性状

病毒呈球形,直径为27 nm,为小RNA病毒;无包膜,衣壳为20面体立体对称型。据病毒的抗原结构不同,可分为3个血清型,即Ⅰ型、Ⅱ型和Ⅲ型,均可引起人类感染,但各型间无交叉免疫。病毒在自然环境中的生存能力很强,在粪便和污水中可存活数月。

### (二)致病性与免疫性

病毒主要通过粪-口途径传播,传染源为患者、无症状携带者或隐性感染者。脊髓灰质炎病毒经口进入胃肠道后,先在咽喉部、扁桃体、肠黏膜及肠系膜淋巴结中增殖,多数感染者表现为隐性或亚临床感染状态,不出现临床症状或仅有轻微发热、咽痛、腹部不适等症状。少数感染者因机体抵抗力较弱,在肠道局部淋巴结内增殖的病毒可扩散至全身的淋巴组织和易感的非神经组织细胞内进一步增殖,并再次入血形成第二次病毒血症。患者主要表现为发热、头痛、咽喉痛或伴有恶心、呕吐等症状。此时,如机体的免疫力强,则中枢神经系统不受侵犯,表现为顿挫感染,数日后则可恢复。若突破了血脑屏障并在脊髓前角运动神经细胞等靶细胞中增殖,则可导致细胞出现病变。初始症状与顿挫感染相似,随后可出现背痛、颈项强直等脑膜刺激征。如细胞病变轻微则仅引起暂时性肌肉麻痹,以四肢多见,下肢尤甚,患者多于数日或数月内可自行恢复;若细胞受损严重则可造成永久性弛缓性肢体麻痹后遗症。极少数患者可发展为延髓麻痹,常因呼吸和心脏衰竭而死亡。

病后机体可产生长期而牢固的型特异性免疫力,以体液免疫为主。局部抗体 sIgA 能阻止病毒从局部侵入血流;血清中和抗体 IgM、IgG 能阻止病毒侵入中枢神经系统。6 个月以内婴儿可从母体获得自然被动免疫,故较少发生感染。

### (三) 防治原则

脊髓灰质炎可防难治,患儿一旦出现肢体麻痹,易成为终身残疾,甚至危及生命,故预防甚为重要。一般预防除隔离患者,还要加强粪便、水源及食品卫生监督管理,消灭苍蝇,防止病从口入。特异性预防主要是给婴幼儿和儿童接种脊髓灰质炎减毒活疫苗。1986 年我国卫生部实施 2 月龄开始服用三价混合疫苗,连续 3 次,每次间隔 1 个月,4 岁时加强 1 次,预防效果显著。紧急预防可立即给接触患者的易感儿童注射丙种球蛋白。

### 二、其他肠道病毒

其他肠道病毒的比较见表 7-2。

表 7-2　其他肠道病毒的比较

| 病毒名称 | 血清型 | 传播途径 | 所致疾病 |
|---|---|---|---|
| 埃可病毒 | 1～34 型 | 粪-口途径、呼吸道 | 普通感冒、无菌性脑膜炎、流行性肌痛、皮疹、婴幼儿腹泻等 |
| 新型肠道病毒 | 68 型、69 型、70 型、71 型 | 粪-口途径 | 手足口病、麻痹症、急性出血性结膜炎、无菌性脑膜炎等 |
| 柯萨奇病毒 | A 组:1～24 型 B 组:1～6 型 | 粪-口途径、呼吸道 | 疱疹性咽峡炎、麻痹症、手足口病、流行性肌痛、心肌炎、心包炎等 |

## 第三节　肝炎病毒

肝炎病毒是引起病毒性肝炎的主要病原体。目前公认的人类肝炎病毒至少有 5 种型别,包括甲型肝炎病毒、乙型肝炎病毒、丙型肝炎病毒、丁型肝炎病毒及戊型肝炎病毒。此外,还有一些病毒如巨细胞病毒、EB 病毒、黄热病毒等也可引起肝炎,但不列入肝炎病毒范畴。

## 一、甲型肝炎病毒

甲型肝炎病毒(HAV)是引起甲型肝炎的病原体,归类为小 RNA 病毒科嗜肝病毒属,儿童和青少年感染率较高,但大多数呈隐性感染。

**1. 生物学性状** 病毒呈球形,直径约为 27 nm,无包膜。衣壳由 60 个壳微粒组成,呈 20 面体立体对称型。在病毒的核心部位,为单股正链 RNA。抗原结构稳定单一,只有一个血清型。HAV 的抵抗力强于其他肠道病毒。对热、酸、碱、乙醚等耐受性强,在 pH 值为 3 的酸性环境中稳定。加热至 100 ℃ 5 min 或用过氧乙酸、甲醛等可灭活病毒。

**2. 致病性与免疫性** 甲型肝炎病毒主要通过粪-口途径传播,传染源多为患者和隐性感染者。HAV 随患者粪便排出体外,通过污染水源、食物、海产品(如毛蚶等)、食具等的传播可造成散发性流行或大流行。

甲型肝炎的潜伏期为 15～45 天,平均 30 天。HAV 经口进入体内后,经肠道进入血流,引起病毒血症,约过 1 周后到达肝脏,随后通过胆汁排入肠道并出现在粪便中。病毒侵犯的主要器官是肝脏,主要表现为急性肝炎,分为急性黄疸型及急性无黄疸型。典型急性黄疸型甲型肝炎表现为起病急,早期表现为畏寒、发热、全身乏力、食欲不振、厌油腻、恶心、呕吐、腹痛、肝区痛、腹泻、尿色逐渐加深渐呈浓茶色。少数病例以发热、头痛、上呼吸道症状为主要表现,此时易误诊为上呼吸道感染。黄疸出现前,早期消化道症状明显容易误诊为胃炎或消化不良。随着病程进展,上述自觉症状减轻,发热减退,但尿色继续加深,眼睛巩膜、皮肤出现黄染,约于 2 周达高峰,可伴有大便颜色变浅、皮肤瘙痒,以及肝大,有充实感,有压痛及叩击痛,部分患者脾大,以上症状可持续 2～6 周。到恢复期黄疸逐渐消退,症状减轻至消失,肝脾回缩,肝功能逐渐恢复正常。总病程 2～4 个月。

患病或隐性感染后,机体均可产生较强的免疫力,主要是 IgM 和 IgG 抗体。其中,抗-HAV IgM 出现早、消失快,可作为 HAV 新近感染指标。

**3. 防治原则** 加强卫生宣教工作和饮食卫生管理,水源保护,切断粪-口途径,消毒患者排泄物、物品、食具等,隔离治疗患者。接种灭活或减毒疫苗进行预防,紧急预防可注射丙种球蛋白或胎盘球蛋白。

## 二、乙型肝炎病毒

乙型肝炎病毒(HBV)是引起乙型肝炎的病原体,是一种 DNA 病毒,属于嗜肝 DNA 病毒科。乙型肝炎已经成为世界性传播的疾病。我国的乙型肝炎病毒感染率为 60%～70%;乙肝表面抗原携带率约占总人口的 7.18%,以此计算,全国约有 9300 万人携带乙型肝炎病毒,其中慢性乙型肝炎患者约 2000 万人。

### (一) 生物学性状

**1. 形态结构** 电镜下可见乙型肝炎病毒有大球形、小球形和管形 3 种颗粒(图 7-2)。

(1) 大球形颗粒 亦称 Dane 颗粒,它是一种由一个包膜和一个含有 DNA 分子的核衣壳组成的病毒颗粒。Dane 颗粒表面含有 HBsAg,核心中含有双股有缺口的 DNA 链和依赖 DNA 的 DNA 多聚酶。目前认为 Dane 颗粒即完整的 HBV,具有感染性。

(2) 小球形颗粒 为一种中空颗粒,主要成分为 HBsAg,是由 HBV 在肝细胞内复制时产生过剩的 HBsAg 装配而成。其不含病毒 DNA 及 DNA 聚合酶,因此无感染性。

(3) 管形颗粒 实际上它是一串聚合起来的小球形颗粒,同样具有 HBsAg 的抗原性,无

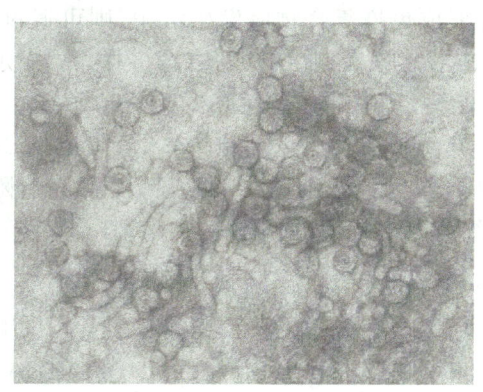

**图 7-2　乙型肝炎病毒结构图**

感染性。

**2. 抗原组成**

（1）表面抗原（HBsAg）　存在于 Dane 颗粒、小球形颗粒和管形颗粒的表面。若在感染者的血清中检出 HBsAg，表示机体已受乙肝病毒感染。HBsAg 的免疫原性较强，可刺激机体产生中和抗体（抗-HBs），该抗体对机体有保护作用。

（2）核心抗原（HBcAg）　存在于 Dane 颗粒的内衣壳，血清中游离的极少，故临床常规检测很难查见。HBcAg 可刺激机体产生相应抗体（抗-HBc），但对机体无保护作用。抗-HBc IgM 产生较早，其检出提示 HBV 正在肝细胞内复制；抗-HBc IgG 出现较晚，在血清中维持时间较长，通常提示有既往感染。小球形颗粒和管形颗粒均不含有 HBcAg。

（3）e 抗原（HBeAg）　HBeAg 是一种可溶性蛋白质，存在于 Dane 颗粒的内衣壳，当内衣壳裂解后可游离于血清中。该抗原的消长与 Dane 颗粒及 DNA 多聚酶的消长基本一致，故血清中检出 HBeAg，可作为 HBV 复制和血清具有强传染性的指标。HBeAg 可刺激机体产生相应抗体（抗-HBe），抗体出现后，病毒复制多处于静止状态，传染性降低，故抗-HBe 对 HBV 感染具有一定保护作用。

**3. 抵抗力**　HBV 抵抗力较强，对低温、干燥、紫外线和一般消毒剂均有耐受性。高压蒸汽灭菌或 100 ℃环境下 10 min 可将其灭活。环氧乙烷、0.5% 过氧乙酸、5% 次氯酸钠及 2% 戊二醛等可消除其传染性，但仍可保留其抗原性。但须注意 HBV 不被 75% 乙醇灭活。

## （二）致病性与免疫性

**1. 传染源**　患者和无症状携带者是主要的传染源。乙型肝炎的潜伏期较长（30～160天），在潜伏期、急性期、慢性活动期的患者血清中均有 HBV，具有传染性。

**2. 传播途径**

（1）血液传播　血液传播是乙型肝炎传播途径中最常见的一种，HBV 可通过输血、手术、注射、针刺、拔牙、内镜、牙刷、皮肤黏膜的微小损伤等进行传播。

（2）母婴传播　患急性乙型肝炎或携带 HBsAg 的母亲可将乙型肝炎病毒传给新生儿，尤其是后者为主要的感染类型。哺乳也被认为是传播 HBV 的途径。

（3）性传播及密切接触传播　HBV 可通过唾液、经血、阴道分泌物、精液等接触传播。

**3. 致病机制及所致疾病**　HBV 的致病机制目前尚未完全明了。一般认为，HBV 感染肝细胞后，肝细胞的受损程度与机体免疫应答的强弱有关，特别是细胞免疫应答。HBV 对感染的肝细胞并无明显直接损伤作用。肝细胞损伤主要是由Ⅱ型和Ⅳ型超敏反应所致；若循环中的病毒抗原与相应抗体结合形成免疫复合物后发生沉积,则可通过Ⅲ型超敏反应引起肝脏或肝外组织的病变。机体受 HBV 感染后,临床症状复杂多样,常表现为重症肝炎、急性肝炎、慢性肝炎或无症状 HBV 携带者等,其中部分慢性肝炎患者可演变为肝硬化或肝癌,危害严重。

**4. 免疫性** 机体受 HBV 感染后可产生多种抗体,只有抗-HBs 对机体有保护作用,可抵抗 HBV 的再感染。但抗-HBs 只能清除细胞外的病毒,要彻底清除细胞内寄生的病毒,必须依靠效应 T 淋巴细胞、NK 细胞及干扰素的作用。

### (三) 免疫学检查

免疫学检查是目前临床上乙型肝炎的主要诊断方法。常用的有胶体金法、ELISA 法等免疫标记技术,主要检测受感染者血清中的 HBsAg、抗-HBs、HBeAg、抗-HBe 及抗-HBc,俗称"乙肝五项"或"两对半"(表7-3)。

**表 7-3　HBV 抗原抗体检测结果的临床意义**

| HBsAg | HBeAg | 抗-HBs | 抗-HBe | 抗-HBc | 临 床 意 义 |
|:---:|:---:|:---:|:---:|:---:|:---|
| + | + | − | − | − | 急、慢性乙型肝炎或无症状携带者 |
| + | − | − | − | − | HBV 感染或无症状携带者 |
| + | + | − | − | + | 急、慢性乙型肝炎("大三阳") |
| + | − | − | + | + | 急性感染趋向恢复("小三阳") |
| − | − | + | + | +/− | 既往感染恢复期 |
| − | − | − | − | + | 既往感染或"窗口期" |
| − | − | + | − | − | 接种过乙肝疫苗或感染过乙型肝炎已恢复者 |

### (四) 防治原则

预防乙型肝炎应采取切断传播途径、保护易感人群等综合性的措施。严格筛选供血人员,加强血液、血制品的监管,对各种医疗器械严加管理,以杜绝医源性传播。保护易感人群最有效的方法是接种乙型肝炎疫苗,目前我国使用的是 HBsAg 基因工程疫苗,安全可靠、副作用小,接种后机体可产生有效的保护性免疫。对已接触 HBV 的易感者,应立即采取紧急预防措施,在 8 天之内注射乙型肝炎免疫球蛋白(HBIg),2 个月后再加强注射 1 次,以防发病。另外,用 HBIg 和乙肝疫苗同时对新生儿进行免疫,可有效防止母婴间传播乙型肝炎。

### 三、其他肝炎病毒

其他肝炎病毒的比较见表7-4。

**表 7-4　其他肝炎病毒的比较**

| 病毒名称 | 生物学性状 | 致 病 性 | 防 治 原 则 |
|:---|:---|:---|:---|
| 丙型肝炎病毒(HCV) | 球形,单股正链 RNA 病毒 | 所致疾病与乙型肝炎类似,发展成为慢性肝炎比乙型肝炎常见,约 20% 可发展成肝硬化,少数可发展成为重症肝炎和原发性肝癌。也是输血后肝炎肝硬化的主要原因 | 检测抗-HCV 筛选献血人员,抗原性易变异,给疫苗研制带来困难 |

续表

| 病毒名称 | 生物学性状 | 致病性 | 防治原则 |
|---|---|---|---|
| 丁型肝炎病毒（HDV） | 单股负链 RNA，外壳由 HBsAg 构成 | 传染源是患者，传播途径与 HBV 相似，HDV 和 HBV 联合感染和重叠感染可使乙型肝炎感染症状加重、病情恶化 | 防治原则与 HBV 基本一致 |
| 戊型肝炎病毒（HEV） | 球形，直径为 32～34 nm，无包膜。核酸为单股正链 RNA | 传染源为患者，经粪-口途径传播 | 加强血液制品管理是主要的预防方法，干扰素治疗有一定的效果 |
| 庚型肝炎病毒（HGV） | 单股正链 RNA | 主要通过输血或血制品传播 | 加强血液制品管理是主要的预防方法，干扰素治疗有一定的效果 |

# 第四节　人类免疫缺陷病毒

人类免疫缺陷病毒（HIV）是引起获得性免疫缺陷综合征（AIDS，俗称艾滋病）的病原体。我国自 1985 年发现首例艾滋病患者以来，感染人数正逐年迅速增多，已将其列入乙类法定传染病，并被列为国境卫生监测传染病之一。

**知识链接**

### "世界艾滋病日"的确立

WHO 在 1988 年将每年的 12 月 1 日定为"世界艾滋病日"。这是因为第一个艾滋病病例是在 1981 年的此日诊断出来的。世界艾滋病日的标志是红绸带。红绸带标志的意义：红绸带像一条纽带，将世界人民紧紧联系在一起，共同抗击艾滋病，它象征着我们对艾滋病患者和感染者的关心与支持；象征着我们对生命的热爱和对和平的渴望；象征着我们要用"心"来参与预防艾滋病的工作。

## 一、生物学特性

人类免疫缺陷病毒直径约为 120 nm，大致呈球形。病毒外膜是类脂包膜，来自宿主细胞，衣壳在电镜下呈高电子密度。衣壳内含有病毒的 RNA 基因组、酶以及其他来自宿主细胞的成分。

HIV 对理化因素抵抗力较弱，56 ℃ 30 min 可被灭活。对消毒剂和去污剂亦敏感，0.2% 次氯酸钠、0.1% 漂白粉、70% 乙醇、35% 异丙醇、50% 乙醚、0.5% 来苏儿处理 5 min 能灭活病毒。对紫外线、γ射线有较强抵抗力。

## 二、致病性与免疫性

**1. 传染源与传播途径**　传染源主要是 HIV 无症状携带者和艾滋病患者,病毒主要存在于感染者的血液、精液、阴道分泌液、乳汁中。握手、拥抱、接吻、游泳、蚊虫叮咬、共用餐具、咳嗽或打喷嚏、日常接触等不会传播。

主要有三种传播方式:①性接触传播:HIV 存在于感染者精液和阴道分泌物中,性行为很容易造成细微的皮肤黏膜破损,病毒即可通过破损处进入血液而感染。②血液传播:人体被输入含有 HIV 的血液或血液制品、静脉吸毒、移植感染者或患者的组织器官都有感染艾滋病的危险性。③母婴传播:感染了 HIV 的妇女在妊娠及分娩过程中,也可将病毒传给胎儿,感染的产妇亦可通过母乳喂养传播给婴儿。

**2. 致病机制**　HIV 致病的主要特点是选择性地侵犯表达 $CD4^+$ 分子的辅助性 T 淋巴细胞,受染 T 淋巴细胞被溶解破坏,数量进行性减少,引起 $CD4^+$ T 淋巴细胞缺损和功能障碍为中心的严重免疫缺陷。患者除表现为严重的细胞免疫缺陷外,还表现出体液免疫功能障碍和迟发型超敏反应减弱或消失等。

**3. 临床表现**

(1) 原发感染急性期　病毒感染机体后开始大量复制,引起病毒血症,此时期从血液、脑脊液及骨髓细胞可分离到病毒,从血清中可查到 HIV 抗原。临床上可出现发热、咽炎、淋巴结肿大、皮肤斑丘疹和黏膜溃疡等症状。持续 1～2 周后 HIV 感染进入无症状潜伏期。

(2) 潜伏期　此期可长达 6 个月至 10 年。当机体受到各种因素的激发,使潜伏感染的病毒再次大量增殖而引起免疫损伤时,才出现临床症状,进入 AIDS 相关综合征期。

(3) AIDS 相关综合征期　早期有发热、盗汗、全身倦怠、体重下降、皮疹及慢性腹泻等胃肠道症状,并有进行性淋巴结病及舌上白斑等口腔损害。

(4) 典型 AIDS　主要表现为免疫缺陷综合征的合并感染和恶性肿瘤的发生。由于 AIDS 患者机体免疫力低下,一些对正常机体无致病作用的病原生物常可造成 AIDS 患者的致死性感染,如真菌(假丝酵母菌、卡氏肺孢菌)、细菌(分枝杆菌)、病毒(巨细胞病毒、人类疱疹病毒-8型、EB 病毒)、原虫(弓形虫)等感染。部分患者可并发肿瘤,如 Kaposi 肉瘤、恶性淋巴瘤、肛门癌、宫颈癌等。也有许多患者出现神经系统疾病,如 AIDS 痴呆综合征等。感染病毒 10 年发展为 AIDS 的约占 50%,AIDS 患者 5 年内死亡率约 90%。

## 三、防治原则

(1) 预防 HIV 感染的综合措施:①认识艾滋病的传播方式及其严重危害,杜绝吸毒和性滥交;②建立 HIV 感染的监测系统;③加强国境检疫;④对供血者进行 HIV 抗体检查。

(2) 加强对 HIV 疫苗的研究。

(3) 病毒治疗:①核苷类反转录酶抑制剂;②非核苷类反转录酶抑制剂;③蛋白酶抑制剂。最近采取上述三种药物的二联或三联疗法,能迅速降低患者血浆中 HIV RNA 载量至极低水平,推迟 HIV 病情发展,并可延长患者的寿命。

# 第五节　其他病毒

## 一、狂犬病毒

狂犬病毒是引起狂犬病的病原体。狂犬病毒是一种嗜神经病毒,也是一种人畜共患的自然疫源性疾病病毒。病毒主要在野生动物(如狼、浣熊、臭鼬、吸血蝙蝠等)及家畜(如犬、猫、牛、猪等)间相互传播。人类通常是被患病或带病毒的狂犬咬伤而受感染,故名狂犬病。

### (一) 生物学性状

病毒外形呈弹状((60~400) nm×(60~85) nm),一端钝圆,另一端平凹,有囊膜,内含衣壳呈螺旋对称。核酸是单股不分节负链 RNA。病毒在受感染动物或人的中枢神经细胞内大量增殖后,在胞质内可形成嗜酸性的圆形或椭圆形包涵体,称为内基小体,有助于疾病的诊断。

狂犬病毒对热、紫外线、日光、干燥的抵抗力弱,加温 50 ℃ 1 h、60 ℃ 5 min、100 ℃ 2 min、高压锅 110 ℃ 1 min 即灭活,也易被强酸、强碱、甲醛、碘、乙酸、乙醚、肥皂水及离子型和非离子型去污剂灭活。于 4 ℃可保存 1 周,如置 50%甘油中于室温下可保持活性 1 周。

### (二) 致病性与免疫性

狂犬病的传染源主要是病犬,其次是病猫。动物发病前 5 天,唾液中含大量病毒颗粒。当人被咬伤后,病毒进入伤口,先在该部周围神经背根神经节内,沿着传入感觉神经纤维上行至脊髓后角,然后散布到脊髓和脑的各部位内增殖导致损害。在发病前数天,病毒从脑内和脊髓沿传出神经进入唾液腺内增殖,不断随唾液排出。潜伏期 1~2 个月,短者 5~10 天,长者 1 年至数年。潜伏期的长短取决于咬伤部位与头部距离远近、伤口的大小及深浅、有无衣服阻挡,以及侵入病毒的数量。人发病时,先感不安,头痛、发热,侵入部位有刺痛或出现爬行感。继而出现神经兴奋性增强症状,脉速、出汗、流涎、多泪、瞳孔放大,吞咽时咽喉肌肉发生痉挛,见水或其他轻微刺激可引起发作,故又名"恐水病"。最后转入麻痹、昏迷、呼吸及循环衰竭而死亡,病程为 5~7 天。病死率几乎为 100%。

### (三) 防治原则

**1. 公共卫生措施**　捕杀野犬,加强家犬管理或口服兽用减毒活疫苗(与食物混合喂食)。预防家畜及野生动物的狂犬病是防止人狂犬病的重要措施,其任务涉及面广,需要全社会的配合、支持与理解。

**2. 咬伤处理**　人被疑似狂犬咬伤时,立即用 20%肥皂水冲洗和浸泡伤口,再用 70%乙醇及 2%碘酒涂擦消毒。于伤口底部和四周浸润注射高效价狂犬病毒抗血清,也可采取肌内注射,以进行被动免疫,注射剂量为 20 U/kg;同时立即肌内注射狂犬病疫苗 1 次,于第一次注射后 3、7、14、28 天再行注射,共 5 次,可防止发病。

## 二、乙型脑炎病毒

乙型脑炎病毒简称乙脑病毒,是流行性乙型脑炎(简称乙脑)的病原体,属于虫媒病毒黄病毒科黄病毒属。1935 年日本学者首先从因脑炎死亡患者的脑组织中分离到该病毒,故国际上又称日本脑炎病毒(JEV),是我国夏、秋季流行的主要传染病之一,除新疆、西藏、青海外,全国各地均有病例发生,年发病人数 2.5 万,病死率 10%,大约 15% 的患者留有不同程度的后遗症。

### (一)生物学性状

病毒颗粒呈球状,核酸为单链 RNA,外层具包膜,包膜表面有血凝素,衣壳呈 20 面体立体对称型。病毒对理化因素抵抗力较弱,对热、乙醚和氯仿等脂溶剂敏感;不耐热,加热至 56 ℃ 30 min 或 100 ℃ 2 min 均可灭活病毒。

### (二)致病性与免疫性

乙脑的传染源主要是带病毒的猪、牛、马、羊等家畜和鸟类,特别是幼猪。乙脑病毒可通过蚊虫作为媒介在蚊—动物—蚊中不断循环。若带病毒的蚊虫叮咬人,则可引起人的感染。病毒侵入人体后,先在毛细血管内皮细胞及局部淋巴结等处的细胞中增殖,随后有少量病毒进入血流,形成短暂的第一次病毒血症。此时病毒随血液循环散布到肝、脾等处的细胞中继续增殖,一般不出现明显症状或只发生轻微的前驱症状。经 4～7 天潜伏期后,在体内增殖的大量病毒,再侵入血流形成第二次病毒血症,引起发热、寒战及全身不适等症状,若不再继续发展,即成为顿挫感染,数天后可自愈;但少数患者(0.1%)体内的病毒可通过血脑屏障进入脑内增殖,引起脑膜及脑组织发炎,造成神经元细胞变性坏死、毛细血管栓塞、淋巴细胞浸润,甚至出现局灶性坏死和脑组织软化。临床上表现为高热、意识障碍、抽搐、颅内压升高以及脑膜刺激征。重症患者可能死于呼吸、循环衰竭,部分患者病后遗留失语、强直性痉挛、精神失常等后遗症。病后或隐性感染后均可获得持久免疫力。

### (三)防治原则

防蚊灭蚊是预防本病的有效措施。易感人群应接种乙脑灭活疫苗或减毒活疫苗。目前对乙脑尚无特效治疗方法,服用中药清瘟败毒饮或白虎汤可明显降低病死率。

## 三、疱疹病毒

常见疱疹病毒所致疾病及预防见表 7-5。

表 7-5　常见疱疹病毒所致疾病及预防

| 病毒名称 | 传播途径 | 所致疾病 | 防治原则 |
|---|---|---|---|
| 水痘-带状疱疹病毒 | 呼吸道、接触 | 水痘(儿童)、带状疱疹(成人) | 减毒活疫苗,治疗用阿昔洛韦、干扰素,但不能清除潜伏病毒 |
| 单纯疱疹病毒Ⅰ型 | 呼吸道或直接密切接触 | 咽炎、齿龈炎、唇疱疹、角膜结膜炎、疱疹性脑炎、脑膜炎、先天畸形 | 无特异性预防。治疗用碘苷、阿糖胞苷、阿昔洛韦、干扰素,但不能清除潜伏病毒 |
| 单纯疱疹病毒Ⅱ型 | 性接触、垂直感染 | 生殖器疱疹、新生儿疱疹 | 无特异性预防。治疗用碘苷、阿糖胞苷、阿昔洛韦、干扰素,但不能清除潜伏病毒 |

续表

| 病毒名称 | 传播途径 | 所致疾病 | 防治原则 |
|---|---|---|---|
| EB 病毒 | 唾液、血液 | 传染性单核细胞增多症、非洲儿童恶性淋巴瘤、鼻咽癌等 | 亚单位疫苗和基因工程疫苗正在使用和观察过程中 |
| 巨细胞病毒 | 接触、血液、先天、呼吸道 | 先天性畸形、巨细胞包涵体病、输血后单核细胞增多症、输血后肝炎、间质性肺炎等 | 减毒活疫苗 |

### 四、出血热病毒

出血热不是一种疾病的名称，而是一组疾病或一组综合征的统称。这些疾病或综合征是以发热、皮肤和黏膜出现淤点或淤斑，不同脏器的损害和出血，以及低血压和休克等为主要的特征。引起出血热的病毒种类较多，它们分属于不同的病毒科。目前在我国已发现的有肾综合征出血热病毒、新疆出血热病毒和登革热病毒。

### 五、轮状病毒

轮状病毒是引起婴幼儿发生急性胃肠炎的最重要的病原体。全世界每年有 1.3 亿婴幼儿患轮状病毒腹泻，死亡 87.3 万人。1973 年澳大利亚学者 Bishop 等人首次从患急性腹泻患儿的十二指肠黏膜超薄切片中发现了病毒颗粒，形似车轮，命名为轮状病毒。

**1. 生物学性状**　病毒颗粒呈球形，直径为 60～80 nm，无包膜，有双层衣壳，壳粒由内向外呈放射状排列。病毒核心为双股 RNA，由 11 个基因片段组成。病毒的抵抗力较强，耐酸碱（pH 3.5～10）、耐乙醚；在粪便中可存活数天至数周；在室温下，其传染性相对稳定；加热至 56 ℃ 30 min 可灭活病毒。

**2. 致病性和免疫性**　A 组轮状病毒是世界范围内婴幼儿急性腹泻的最重要的病原体。临床显性感染多见于 6 个月至 2 岁儿童，以粪-口途径传播为主，潜伏期为 1～4 天。温带地区以秋、冬为流行季节。典型症状为腹泻、发热、腹痛、呕吐，最终导致脱水。未经治疗的重症患者则因脱水严重，电解质紊乱而导致死亡。B 组轮状病毒是引起成人腹泻的病原体，通过污染的水源经粪-口途径传播，主要感染 15～45 岁的青壮年，潜伏期为 2 天左右，病程为 2.5～6 天。临床症状为黄水样腹泻、腹胀、恶心、呕吐，病死率低，常为自限性，可完全恢复。C 组轮状病毒在儿童腹泻中常为散发，偶见暴发流行，发病率低。

人感染轮状病毒后很快产生血清中和抗体和分泌性抗体，对同型病毒再感染有免疫保护作用。但不同的病毒血清型间无交叉免疫。新生儿通过胎盘从母体获得特异性 IgG，从初乳中获得 sIgA，故新生儿不易受感染。

**3. 防治原则**　预防主要是控制传染源，切断传播途径。口服减毒活疫苗目前已在临床试用中。治疗主要是及时补液，纠正电解质失调，防止严重脱水及酸中毒的发生，以降低婴幼儿的病死率。

 **要点导航**

**重点**：常见病毒的生物学性状、防治原则，流感病毒的抗原变异与流感流行的关系，艾滋病

的传播途径及防治原则,肝炎病毒的类型,乙型肝炎病毒的生物学性状,乙型肝炎五项检测的内容及意义,乙型肝炎的传播途径,狂犬病的发病及防治原则。

**难点:**流感病毒的生物学性状,乙型肝炎的检测。

 能 力 检 测

**一、名词解释**

1. 抗原漂移　2. 抗原转变　3. 内基小体

**二、填空题**

1. 常见的呼吸道病毒有_____、_____、_____、_____、_____等。

2. 肝炎病毒主要有_____、_____、_____、和_____等。

3. 乙型肝炎患者的血清中可以查到_____、_____和_____三种颗粒。

4. 多数人感染脊髓灰质炎后呈_____,仅少数感染者出现临床症状,其预防措施主要是适龄儿童口服_____。

**三、选择题**

1. 流感病毒引起流感大流行的主要原因是(　　)。

A. 病毒毒力强　　　　　　　　　　B. 病毒抗原性弱

C. 人对流感病毒免疫力低下　　　　D. 病毒不侵入血流

E. 病毒 HA 和 NA 易发生变异

2. 有关麻疹病毒的致病性与免疫性的描述,下列哪项是错误的?(　　)

A. 病后免疫力不牢固　　　　　　　B. 易并发肺炎

C. 通过呼吸道飞沫传播　　　　　　D. 麻疹疫苗接种能有效预防感染

E. 全身斑丘疹为其特点

3. 婴幼儿急性胃肠炎的主要病原体是(　　)。

A. 轮状病毒　　　　B. ECHO 病毒　　　　C. 葡萄球菌

D. 霍乱弧菌　　　　E. 腺病毒

4. 手足口病的病原体是(　　)。

A. 水痘-带状疱疹　　B. 肠道病毒 70 型　　C. 柯萨奇病毒

D. 风疹病毒　　　　E. 单纯疱疹病毒

5. 脊髓灰质炎的传播途径是(　　)。

A. 粪-口途径　　　　B. 呼吸道传染　　　　C. 接触传染

D. 虫媒叮咬　　　　E. 皮肤黏膜

6. 下列关于 HAV 的说法哪项不正确?(　　)

A. 很少转变成慢性肝炎　　B. 粪-口途径传播　　C. 传染源主要是患者

D. 容易暴发流行　　　　　E. 病后粪便或血中长期携带病毒

7. 下列物质中,具有感染性的是(　　)。

A. 管形颗粒　　　　B. 小球形颗粒　　　　C. Dane 颗粒

D. HBeAg　　　　E. HBcAg

8. 乙型肝炎病毒的传播途径有( )。

A. 性传播 　　　　B. 共用牙刷、剃须刀等 　　　　C. 分娩和哺乳

D. 输血、血浆及血制品 　　　　E. 以上均可

9. 艾滋病的病原体是( )。

A. 人类单纯疱疹病毒Ⅱ型 　　　　B. 埃可病毒 　　　　C. 狂犬病毒

D. 人类免疫缺陷病毒 　　　　E. EB 病毒

10. 流行性乙型脑炎的传染源主要是( )。

A. 患者 　　　　B. 幼猪 　　　　C. 健康带病毒者

D. 恢复期带病毒者 　　　　E. 白蛉

11. 关于狂犬病毒,哪一项是错误的?( )

A. 传染源是患病动物 　　　　B. 发病后病死率几乎达到100%

C. 只有一个型 　　　　D. 狂犬咬伤后发病率几乎达100%

E. 可以引起人的"恐水症"

12. 怀孕期感染,下列哪种病毒易引起胎儿畸形?( )

A. 流感病毒 　　　　B. 风疹病毒 　　　　C. 脊髓灰质炎病毒

D. 轮状病毒 　　　　E. 甲型肝炎病毒

四、思考题

1. 简述流感病毒抗原变异与流感流行的关系。

2. 简述肠道病毒的共同特征。

3. 简述乙型肝炎五项检查指标的临床意义。

4. AIDS的传染源及传播方式是什么?

5. 人被狂犬咬伤后应如何处理?

(高　原)

# 第八章　其他微生物

## 学习目标

1. 掌握支原体、衣原体、立克次体、螺旋体、放线菌的致病性；真菌的主要生物学特性、致病性。
2. 熟悉真菌感染的防治原则。
3. 能初步运用有关知识分析、讨论临床病例。

## 第一节　支　原　体

支原体是一类没有细胞壁、能独立生活的最小的原核细胞型微生物。由于其能形成有分支的长丝，故称支原体(图 8-1)。其生物学性状如下所述。

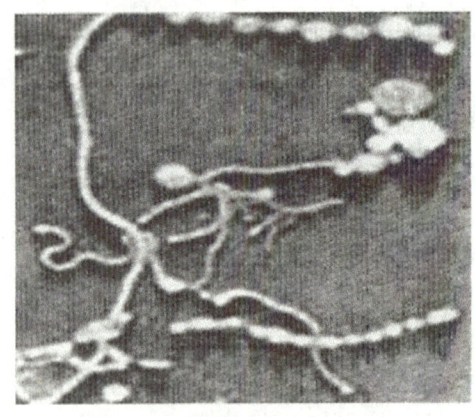

图 8-1　支原体形态电镜图

**1. 形态与染色**　支原体的结构比较简单，没有细胞壁，所以呈多形性，但多数呈球形和丝状。体积微小，直径为 0.2～0.3 μm，可通过细菌滤器。革兰染色阴性，但不易着色，常用姬姆萨染色，呈淡紫色。

**2. 培养特性**　支原体营养要求比一般细菌高，以无性二分裂法繁殖，也可以出芽方式繁殖,培养基中需加入 10%～20%血清,以提供生长所需的胆固醇。支原体生长缓慢,在固体培养基中经 2～3 天培养后才出现"油煎蛋"样(中央厚周边薄)微小菌落(图 8-2)。

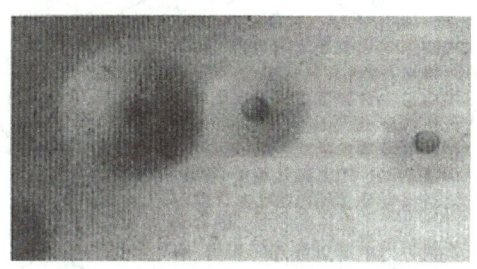

**图 8-2　支原体"油煎蛋"样菌落**

**3. 抵抗力**　支原体对热的抵抗力弱,55 ℃环境下经 5～15 min 即可死亡,在空气中或干燥的标本内很快死亡。耐冷,在 -70 ℃或液氮中可长期冻存。对一般消毒剂比细菌敏感,对 75%酒精及来苏儿敏感,对红霉素、链霉素、四环素、氯霉素等阻碍蛋白质合成的抗生素敏感,因为没有细胞壁,对青霉素不敏感。

**4. 致病性**　支原体广泛分布于自然界,现已知 70 余种,对人致病的主要有肺炎支原体和溶脲脲原体。

肺炎支原体常定居在呼吸道黏膜,主要通过咳嗽、口腔飞沫经呼吸道传播,引起人类支原体肺炎,即原发性非典型肺炎。多发生于秋冬季节,儿童多见。患者可表现为头痛、咽痛、咳嗽、发热、胸痛、淋巴结肿大等症状,X 线片检查肺部有明显浸润,个别伴有心血管、中枢神经系统症状、溶血性贫血和皮疹。病后免疫力不强,可重复感染。治疗可用红霉素、氯霉素等抗生素。

溶脲脲原体能分解尿素,多为球形,能引起泌尿生殖系统感染。通过性接触传播,引起非淋菌性尿道炎、阴道炎、宫颈炎、前列腺炎等;通过母婴传播,可引起孕妇早产、流产、死胎等;经产道感染可引起新生儿肺炎或脑膜炎。治疗可使用红霉素等。

# 第二节　衣　原　体

衣原体是一类能通过细菌滤器,严格细胞内寄生,有独特发育周期的原核细胞型微生物。其共同特征是:①大于病毒,光学显微镜下可见,圆形或椭圆形,直径为 250～500 nm;②革兰染色阴性;③有细胞壁,但无肽聚糖,含有 DNA 和 RNA;④具有独特的发育周期,以二分裂法繁殖;⑤严格细胞内寄生;⑥对多种抗生素敏感。

衣原体在宿主细胞内的独特发育周期中,包括原体和始体两个发育阶段(图 8-3)。原体呈圆形,直径为 0.2～0.4 μm,姬姆萨染色呈紫红色,有感染性,无繁殖能力;始体呈圆形或卵圆形,直径为 0.5～1.0 μm,大而疏松,比支原体大 3～5 倍,姬姆萨染色呈暗紫色,无感染性,有繁殖能力。

衣原体为严格细胞内寄生,故不能在无生命的人工培养基上生长,多用鸡胚卵黄囊接种、

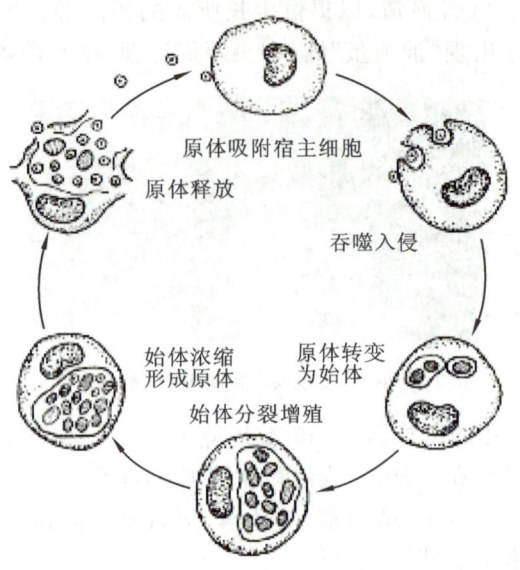

图 8-3　衣原体的生活周期示意图

动物接种和组织培养。

衣原体和其他微生物一样耐冷不耐热，在 56～60 ℃能存活 5～10 min。0.5％苯酚 30 min、75％酒精 0.5 min、0.1％甲醛液 30 min、2％来苏儿 5 min 可灭活衣原体。对红霉素、利福平、螺旋霉素、氯霉素、诺氟沙星等抗生素敏感。因其细胞壁无肽聚糖，对青霉素不敏感。

衣原体广泛寄生于人体、哺乳动物及鸟类，仅少数致病。能引起人类疾病的有沙眼衣原体、肺炎衣原体、鹦鹉热衣原体，最常见的是沙眼衣原体。沙眼衣原体又可分为三个生物变种，包括沙眼生物变种、性病淋巴肉芽肿生物变种和鼠生物变种。

衣原体能产生类似细菌内毒素样的物质，为其致病的主要物质。

沙眼生物变种：能引起沙眼、包涵体结膜炎、泌尿生殖系统感染。沙眼通过直接接触或间接接触传播，即眼→眼及眼→手→眼的方式。衣原体感染结膜上皮细胞，在受染细胞内繁殖，形成包涵体(图 8-4)。早期出现结膜炎，慢性期出现结膜瘢痕、睑板内翻、倒睫、角膜血管翳，甚至可导致失明。包涵体结膜炎，新生儿经产道感染，成人则可通过性接触或手→眼等方式感染。泌尿生殖系统感染表现为尿道炎、阴道炎、宫颈炎等，经性接触感染。

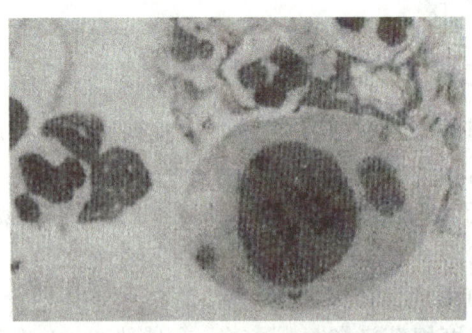

图 8-4　衣原体在细胞内形成的包涵体

性病淋巴肉芽肿生物变种：能引起性病淋巴肉芽肿，经性接触传播。男性引起化脓性淋巴结炎和慢性淋巴肉芽肿。女性则引起会阴、肛门、直肠炎症，导致组织狭窄。

肺炎衣原体：经呼吸道传播，主要引起青少年急性呼吸道感染，如肺炎、支气管炎、咽炎、鼻窦炎等，以肺炎多见。

鹦鹉热衣原体：传染源为鹦鹉等病鸟，主要经呼吸道传播，引起鹦鹉热，临床表现主要为非典型肺炎。

预防沙眼的主要措施是加强卫生宣教工作，注意个人卫生，不使用公用毛巾、浴巾和脸盆，避免直接或间接接触感染；经性接触传播的衣原体，其预防方法是避免不洁性行为。鹦鹉热衣原体感染的预防是避免与病鸟接触。

治疗应早期使用利福平、红霉素、氯霉素等。

## 课堂讨论

患者，女性，21岁，在校大学生，迎风流泪1个月，伴有烧灼感、异物感，分泌物增多。

查体：睑结膜充血，上睑上穹窿部见血管充血模糊并伴有大量乳头滤泡。上皮刮片检查发现上皮内包涵体。

问题：该患者有可能感染了何种病原体？患什么眼病？

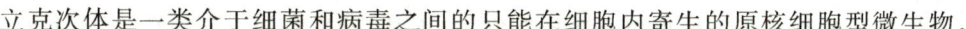

# 第三节　立克次体

立克次体是一类介于细菌和病毒之间的只能在细胞内寄生的原核细胞型微生物。

我国常见的有普氏立克次体、莫氏立克次体和恙虫病立克次体。其形态类似球杆菌，大小为$(0.25\sim0.6)$ μm×$(1.0\sim1.2)$ μm，革兰染色阴性，但较难着色，常用姬姆萨染色法染色呈蓝紫色。结构与细菌类似，有细胞壁，二分裂法繁殖（图8-5）。因严格细胞内寄生，培养方法和病毒一样，为鸡胚培养、组织培养和动物接种。对理化因素的抵抗力较弱，56 ℃经30 min可被灭活，对0.5%来苏儿、0.5%苯酚、75%酒精等一般消毒剂敏感。对低温、干燥抵抗力较强，在干燥虱粪中能保持感染性半年以上。对氯霉素和四环素敏感，但对磺胺类药物不敏感。

立克次体大多具有耐热的多糖类抗原，与变形杆菌菌株 $OX_{19}$、$OX_2$、$OX_K$ 能发生交叉反应。因此可利用这些变形杆菌菌株代替立克次体做抗原，进行凝集反应，以检查人或动物血清中的相应抗体，这种交叉凝集反应称外斐反应。其中，普氏立克次体和莫氏立克次体与 $OX_{19}$ 和 $OX_2$ 有共同抗原，恙虫病立克次体与 $OX_K$ 有共同抗原。

立克次体的致病物质是内毒素与磷酸酯酶A。立克次体寄生于吸血节肢动物（虱、蚤、蜱、螨等）的体内，通过吸血节肢动物的叮咬或其粪便污染伤口进入人体，或经呼吸道、消化道黏膜侵入人体，引起立克次体病。立克次体侵入人体后，常在小血管的内皮细胞及网状内皮系统中

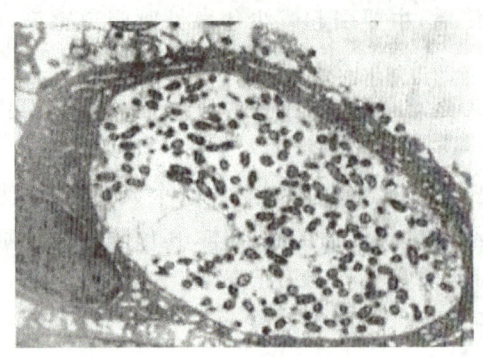

图 8-5 立克次体在细胞的空泡(吞噬溶酶体)内繁殖的电镜图

繁殖,然后释放入血,形成初次立克次体血症,再经血流扩散至全身器官的小血管内皮细胞,在其中繁殖后大量释放入血,形成第二次立克次体血症。立克次体损伤血管内皮细胞,引起细胞肿胀、增生、坏死、微循环障碍及血栓形成,并引起血管周围的炎症浸润。临床表现为高热、皮疹,有的伴有神经系统、心血管系统及其他器官的损害。

患病后可获较强免疫力,以细胞免疫为主。常见的立克次体传播媒介及方式、储存宿主和所致疾病见表 8-1。

表 8-1 常见立克次体传播媒介及方式、储存宿主和所致疾病

| 病 原 体 | 传播媒介及方式 | 储存宿主 | 所致疾病 |
|---|---|---|---|
| 普氏立克次体 | 人虱叮咬 | 人 | 流行性斑疹伤寒 |
| 莫氏立克次体 | 鼠蚤叮咬 | 鼠 | 地方性斑疹伤寒 |
| 恙虫病立克次体 | 恙螨幼虫叮咬 | 恙螨 | 恙虫病 |

微生物学检查:采集患者血液进行病原体分离或外斐反应。外斐反应中 $OX_{19}$、$OX_2$、$OX_K$ 的凝集效价在 1∶160 以上,或恢复期效价比急性期增高 4 倍以上时,有诊断价值。但需排除变形杆菌感染。

预防的关键是控制和消灭传播媒介和储存宿主,灭虱、灭蚤、灭鼠、灭恙螨,注意个人卫生,加强个人防护,改善环境卫生。斑疹伤寒可接种死疫苗或减毒活疫苗进行特异性预防。治疗使用氯霉素、环丙沙星等。

 课 堂 讨 论

　　患者,男性,33 岁,食品仓库管理员,头痛、不适、畏寒 1 周,随后出现寒战、发热、皮疹 2 周,皮疹出现在发热的第 5 天。查体:发热,上肢、腋下、躯干可见不规则的斑丘疹。实验室检查:外斐反应阳性。

　　问题:患者所患疾病是什么?患者是如何感染此病的?

# 第四节　螺　旋　体

螺旋体是一类细长柔软、弯曲呈螺旋状、运动活泼的原核细胞型微生物,介于细菌与原虫之间。具有细菌基本结构,二分裂法繁殖,对抗生素敏感。螺旋体广泛存在于自然界及动物体内,种类很多,有 5 个属。对人和动物致病的主要有 3 个属:①钩端螺旋体属:螺旋细密而规则,一端或两端弯曲呈钩状,某些型对人及动物有致病力。②密螺旋体属:螺旋较密而规则,其中梅毒螺旋体对人有致病力。③疏螺旋体属:螺旋疏松而不规则,其中回归热螺旋体对人有致病力(图 8-6)。

## 一、钩端螺旋体

钩端螺旋体,简称钩体,其可引起人和动物钩端螺旋体病,简称钩体病。

### (一) 生物学特性

**1. 形态与染色**　钩体菌体细长,长 6～20 μm,宽 0.1～0.2 μm,螺旋排列细密而规则如弹簧样,菌体的一端或两端弯曲呈钩状,使菌体常呈 S 形或 C 形(图 8-7),运动活泼,可屈曲,前后移动或围绕长轴做快速旋转运动。在暗视野显微镜下,反光的钩体像小珍珠串成的细链。革兰染色阴性,但不易着色,常用硝酸银镀银染色法,可将钩体染成棕褐色。

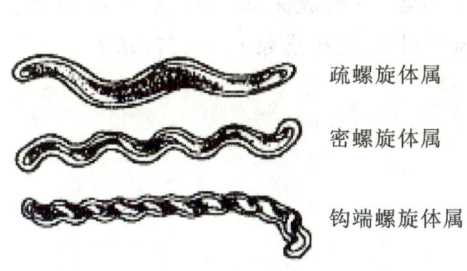

疏螺旋体属

密螺旋体属

钩端螺旋体属

图 8-6　螺旋体模型

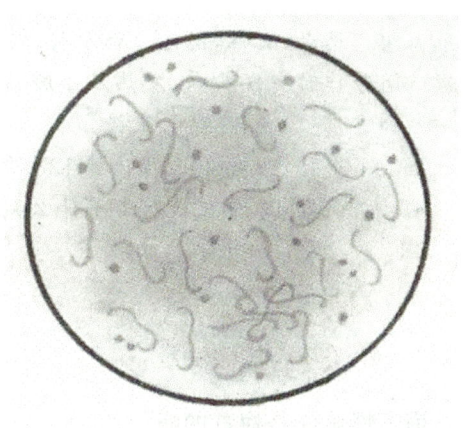

图 8-7　钩端螺旋体

**2. 培养特性**　钩体是唯一能人工培养的致病螺旋体,需氧或微需氧,营养要求不高。一般在含 10% 灭活兔血清或牛血清的液体培养基(柯氏培养基)中生长良好,pH 7.4,其最适生长温度为 28 ℃左右,生长比较缓慢,3～4 天开始生长,2 周左右可见液体培养基呈半透明云雾状。

**3. 抵抗力**　钩体在自然界中生活力很强,在水中生活数周至数月,在潮湿土壤中可存活数月,这在钩体的传播上有重要意义。钩体耐冷不耐热,加热至 56 ℃ 10 min 即可死亡,对酸、来苏、苯酚、75％酒精、青霉素、金霉素等均敏感。

### （二）致病性与免疫性

钩体病是人畜共患传染病，我国南方农村的一些地区较常见，多流行于夏秋季节。鼠类及某些家畜如猪、牛、马、狗为自然储存宿主，其中鼠和猪是主要的传染源。它们感染钩体后，呈带菌状态。钩体在肾小管内生长繁殖，不断随尿排出而污染水源和土壤等。人接触疫水及疫土时，钩体从损伤的皮肤和黏膜侵入，也可经口侵入机体，在血液内大量繁殖，随血流到达肝、肾、肺、脑等器官而致病。疾病早期为败血症期，其症状可概括为"寒热、酸痛、一身乏、眼红、腿痛、淋巴结大"。后期表现为组织器官的出血和坏死，其中尤以肺大出血最为凶险，常可导致死亡。钩体病的临床表现由于侵入钩体的型别、毒力、数量及机体免疫力强弱的不同而差异较大，有流感伤寒型、黄疸出血型、脑膜脑炎型、肺出血型等多种类型。病后机体对同型钩体有较强的免疫力，以体液免疫为主。

### （三）标本采集与检查

根据不同病程采取不同的标本，病程第一周取血液，第二周取尿液，有脑膜炎症状的取脑脊液。用镀银染色法涂片染色镜检，或用暗视野显微镜查活体，必要时做培养及动物接种。常用显微镜凝集试验、ELISA 等，检测患者血清中的抗体以做出诊断。

### （四）防治原则

灭鼠，对家畜加强管理，以消灭传染源；对易感人群进行多价死疫苗接种，疫苗中应包含当地流行的钩体型别；及时发现患者，用青霉素治疗。

## 课堂讨论

患者，女性，25 岁，南方人，农民，头痛发热 3 天伴咳嗽。患者称入院前 3 天于田间劳作时突发头痛、发热及小腿酸痛，并于 2 天后开始咳嗽、咳痰，痰中带血，并逐渐加重。

查体：体温 40 ℃，脉搏 133 次／分，呈急性重病容，眼结膜充血，腓肠肌压痛阳性。

问题：患者可能感染了什么病原体？主要通过什么途径感染？如何防治？

## 二、梅毒螺旋体

梅毒螺旋体是梅毒的病原体。

### （一）生物学特性

梅毒螺旋体（图 8-8）菌体细长，长 5～15 μm，宽 0.09～0.18 μm，螺旋排列整齐而致密，有 8～14 个螺旋，两端尖直，运动十分活泼，用镀银染色法染成棕褐色。对冷、热、干燥抵抗力弱，对一般消毒剂敏感，对青霉素、红霉素、砷剂等均敏感。

### （二）致病性

梅毒是慢性传染病，是性传播疾病，患者是唯一的传染源。由于感染方式不同可分为先天性梅毒和后天性梅毒。后天性梅毒主要经性接触感染。梅毒按病程分以下三期。第一期：梅毒螺旋体由损伤的皮肤黏膜侵入机体,在侵入部位繁殖,在外生殖器形成硬下疳。第二期:梅毒螺旋体进入血流引起全身皮肤黏膜出现梅毒疹,全身淋巴结肿大。第三期:皮肤黏膜出现溃疡性坏死,内脏器官出现肉芽肿样病变,甚至侵犯心血管及中枢神经系统等处引起病变。先天性梅毒又称胎传梅毒,是由患梅毒的孕妇经母婴传播感染胎儿,导致早产、流产、死胎,如胎儿不死则称为梅毒儿,会出现皮肤梅毒瘤、骨膜炎、锯齿形牙、神经性耳聋等。

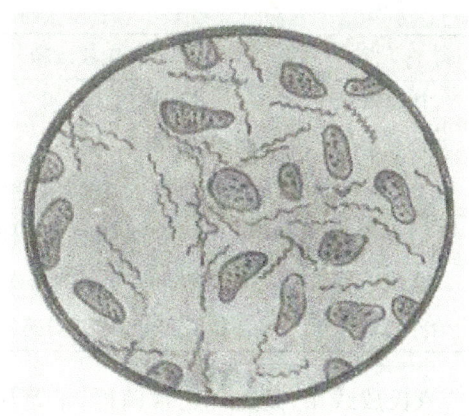

图8-8　梅毒螺旋体

### (三)标本采集与检查

**1. 检查螺旋体**　取患者硬下疳渗出物、梅毒疹渗出物或淋巴结穿刺液涂片镀银染色后进行形态检查或暗视野镜检。

**2. 血清学检查**　常用不加热血清反应素试验等作为梅毒患者的初筛;用荧光密螺旋体抗体吸收试验、ELISA等检查患者血清中的抗体,协助诊断。

### (四)防治原则

预防梅毒应加强卫生宣教和社会管理,避免不洁性行为,做好婚前检查等。

对患者应早诊、早治,现多采用青霉素治疗3个月至1年,以血清中抗体转阴为治愈指标。对青霉素过敏者可用红霉素。

# 第五节　放　线　菌

放线菌是一类在生物学特性上介于细菌和真菌之间的原核细胞型微生物,但更接近于细菌。有细胞壁,其化学组成近似细菌,二分裂法繁殖,革兰染色阳性。菌丝细长、无隔、有分支,菌丝直径为 $0.5\sim0.8\ \mu m$。菌丝易断裂,状似棒状杆菌。放线菌人工培养比较困难,厌氧或微需氧,初次分离时需加入 $5\%CO_2$ 才能促进其生长。在血琼脂平板上 $37\ ℃$ 培养 $4\sim6$ 天后,可形成灰白色或淡黄色的粗糙型微小菌落,不溶血。

放线菌种类很多,主要存在于土壤中。大多数抗生素是放线菌的代谢产物,占抗生素的 $80\%$,如红霉素、链霉素、庆大霉素、四环素等。放线菌大多数不致病,对人有致病作用的有衣氏放线菌、星形诺卡菌等,两者的比较见表8-2。

表8-2　常见放线菌的比较

| 特　　　性 | 衣氏放线菌 | 星形诺卡菌 |
| --- | --- | --- |
| 形态 | 菌丝末端膨大 | 菌丝末端不膨大 |
| 抗酸染色 | 阴性 | 阳性 |

续表

| 特　　性 | 衣氏放线菌 | 星形诺卡菌 |
|---|---|---|
| 气体要求 | 厌氧或微需氧 | 需氧 |
| 营养要求 | 高 | 不高 |
| 分布 | 正常人口腔以及与外界相通的腔道 | 土壤 |
| 致病 | 正常菌群,引起内源性感染 | 多为外源性化脓感染 |
| 诊断 | 在脓和痰中寻找硫磺颗粒 | 在脓中寻找类似硫磺样的黄、红、黑色颗粒 |
| 治疗药物 | 青霉素、磺胺类药物等 | 青霉素、磺胺类药物等 |

　　衣氏放线菌,是人体正常菌群,常寄居在人和动物口腔、牙龈、扁桃体与咽部。当机体抵抗力下降时,尤其是拔牙造成局部组织损伤时可引起内源性感染。可经口腔黏膜损伤处、呼吸道或消化道侵入机体,引起放线菌病,表现为面部、颈部、肺或腹部组织的慢性化脓性炎症。放线菌病初为局部组织水肿,逐渐发展为中心坏死的脓肿,周围组织增生、纤维化,形成许多瘘管。放线菌在病灶组织和脓汁中可形成肉眼可见的黄色小颗粒,称硫磺样颗粒。若将此颗粒置载玻片上做成压片或组织切片染色检查,在显微镜下可见菌丝从中心向四周呈放射状排列,形似菊花,故名放线菌。

　　标本采集与检查最简便的方法是在痰液和脓汁中寻找硫磺样颗粒,并在载玻片上做成压片染色镜检,必要时可做厌氧培养,也可取活组织做切片染色镜检。

　　预防要注意口腔卫生,防止牙病发生,如有牙病要早治疗。治疗时如有脓肿瘘管要及时手术切除,同时应用大剂量青霉素或磺胺类药物治疗较长时间。

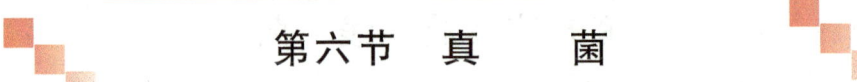

# 第六节　真　菌

　　真菌是一类不含叶绿素,无根、茎、叶分化的真核细胞型微生物。有细胞壁和典型的细胞核,有完整的细胞器。少数为单细胞真菌,大多数为多细胞真菌。真菌广泛分布于自然界,种类繁多,有 10 万多种。大多数对人类有益,如用于生产抗生素、酿酒、制酱的真菌等,仅少数能引起人类疾病,被称为病原性真菌。

## 一、生物学特性

### (一) 形态与结构

　　真菌的结构比细菌复杂,细胞壁厚,有典型的细胞核。按结构可分为单细胞真菌和多细胞真菌两大类。

　　**1. 单细胞真菌**　呈圆形或卵圆形,以出芽方式繁殖,如酵母菌等。对人致病的有新型隐球菌和白假丝酵母菌。

　　**2. 多细胞真菌**　由菌丝和孢子两部分组成,如皮肤丝状菌(皮肤癣菌)。

（1）菌丝　真菌在适宜的环境中,由孢子生出芽管,芽管逐渐延长呈丝状,称为菌丝。菌丝伸长分支,交织成团,称为丝状菌,又称为霉菌。

菌丝按功能可分为:营养菌丝、气生菌丝、生殖菌丝。①营养菌丝:深入组织或培养基中,吸收和合成营养的菌丝。②气生菌丝:向空气中生长的菌丝。③生殖菌丝:能产生孢子的菌丝。按结构可分为有隔菌丝和无隔菌丝。大多数真菌的菌丝在一定间距能形成横隔,将菌丝分隔成多个细胞,隔膜中有小孔,允许胞质流通,称有隔菌丝。少数菌丝无横隔,整条菌丝就是一个多核单细胞,称无隔菌丝。菌丝有多种形态,如螺旋状、结节状、球拍状、鹿角状和梳状等。不同种类的真菌有不同的菌丝形态。菌丝的这些形态特征,有助于真菌的鉴别(图8-9)。

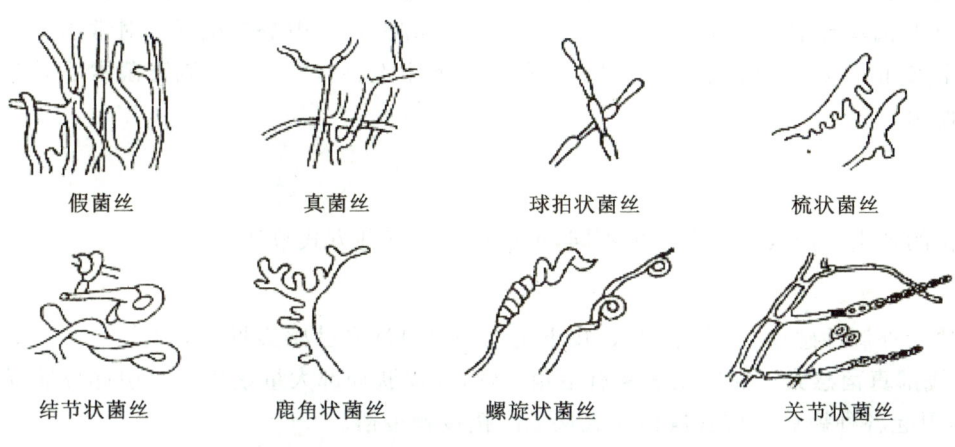

假菌丝　　真菌丝　　球拍状菌丝　　梳状菌丝

结节状菌丝　　鹿角状菌丝　　螺旋状菌丝　　关节状菌丝

**图8-9　真菌的菌丝**

（2）孢子　孢子是多细胞真菌的繁殖结构,也是真菌鉴定和分类的主要依据。一条菌丝上可长出多个孢子。真菌孢子分为有性孢子和无性孢子两类。有性孢子由两个细胞融合而成,这两个细胞可来源于同一个菌体,也可来源于不同的菌体。无性孢子直接由菌丝断裂生成或由细胞出芽形成。病原性真菌多数为无性孢子,无性孢子依其形态的不同分为:分生孢子、叶状孢子、孢子囊孢子三种。分生孢子又可分为大分生孢子和小分生孢子;叶状孢子又可分为厚膜孢子、芽生孢子、关节孢子(图8-10)。

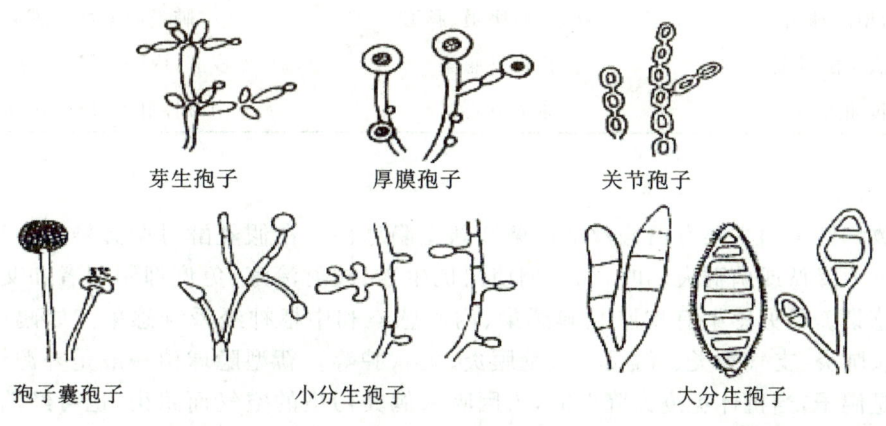

芽生孢子　　厚膜孢子　　关节孢子

孢子囊孢子　　小分生孢子　　大分生孢子

**图8-10　真菌的孢子**

## （二）培养与繁殖

真菌以出芽、形成菌丝、产生孢子、菌丝分支与断裂等多种方式进行繁殖。大多数真菌营养要求不高,常用沙保弱培养基培养,生长良好,最适 pH 值为 4～6,适宜温度为 22～28 ℃,深部感染真菌以 37 ℃为宜,需要较高湿度与氧气的环境。多数病原性真菌生长缓慢,需培养 1～2 周才形成典型菌落。深部真菌生长较快,1～4 天就可形成可见菌落。真菌的菌落有两类,即酵母型菌落和丝状菌落。酵母型菌落,为单细胞真菌的菌落,形态与一般细菌菌落相似,如新型隐球菌;丝状菌落,为多细胞真菌的菌落,由许多气生菌丝和营养菌丝体组成,如皮肤癣菌。

### (三) 抵抗力

真菌对干燥、日光、紫外线及一般消毒剂均有较强的抵抗力。对热的抵抗力较差,加热至 60 ℃经 1 h 菌丝与孢子均死亡,对 2.5％碘酊、2％苯酚、10％甲醛较敏感。对常用的抗细菌感染的抗生素如青霉素、链霉素等不敏感。克霉唑、酮康唑、两性霉素 B、制霉菌素等对多种真菌有抑制作用。

## 二、致病性

真菌的种类不同其致病方式也不同,可通过以下五种方式致病。

### (一) 病原性真菌感染

主要为外源性感染,可引起皮肤、皮下组织和全身性真菌感染见表 8-3。

**1. 浅部真菌感染**  如皮肤癣菌有嗜角质性,在皮肤局部大量繁殖后可引起皮肤局部炎症和病变,引起各种癣病。皮肤癣菌经直接或间接接触传播。

**2. 深部真菌感染**  如申克孢子丝菌,可经伤口侵入皮肤或经呼吸道、消化道引起组织慢性肉芽肿性炎症和组织坏死。

常见病原性真菌的传播方式和所致疾病见表 8-3。

**表 8-3　常见病原性真菌的传播方式和所致疾病**

| 病 原 体 | 传 播 方 式 | 所 致 疾 病 |
|---|---|---|
| 皮肤癣菌 | 接触传播 | 体癣、甲癣、手癣等 |
| 申克孢子丝菌 | 伤口、呼吸道、肠道 | 亚急性或慢性肉芽肿 |
| 新型隐球菌 | 伤口、呼吸道、肠道 | 肺炎或慢性脑膜炎 |
| 白假丝酵母菌 | 内源性感染 | 皮肤、内脏、阴道念珠菌病 |
| 黄曲霉菌 | 食入其毒素 | 中毒性肝炎、肝硬化、肝癌 |

### (二) 条件致病性真菌感染

条件致病性真菌主要有白假丝酵母菌和新型隐球菌。白假丝酵母菌感染为内源性感染,当机体抵抗力降低或菌群失调时,如长期使用抗生素、放射治疗、免疫抑制剂者和艾滋病患者等易发生感染。常见感染有皮肤黏膜感染、内脏感染和中枢神经系统感染。如鹅口疮、阴道炎、甲沟炎、肺炎、支气管炎、肾盂肾炎、脑膜炎、脑脓肿等。新型隐球菌一般是外源性感染,感染源主要是鸽子,当机体免疫力降低时,人因吸入鸽粪污染的空气而感染,也可经消化道和皮肤伤口侵入机体而感染,引起肺部急性或慢性炎症。病菌可从肺部播散至全身其他部位,包括皮肤、黏膜、骨、心脏等,最易侵犯的是中枢神经系统,引起亚急性或慢性脑膜炎。临床表现类似结核性脑膜炎,预后不良。

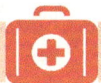

**课堂讨论**

张某,养鸽员,近来出现发热、咳嗽、胸痛等症状,疑为真菌感染。取其痰液经墨汁染色后,可观察到圆形或椭圆形的透亮菌体,并见细胞外有一肥厚的荚膜。

问题:引起本病可能的真菌是什么?该患者初步诊断为什么病?

### (三)超敏反应性疾病

有些真菌本身并不致病,但其孢子或菌体成分具有抗原性,经呼吸道、消化道或经皮肤接触,可引起 I 型超敏反应,如曲霉菌、青霉菌等,引起荨麻疹、过敏性鼻炎、支气管哮喘、接触性皮炎等。有的还可引起 IV 型超敏反应。

### (四)真菌性中毒

有些真菌可在粮食或饲料中生长,产生毒素,人、畜食后可导致急性或慢性中毒。如橘青霉素可损害肾小管、肾小球发生急性或慢性疾病。

### (五)真菌毒素与肿瘤的关系

有些真菌毒素与肿瘤的发生有关,如黄曲霉菌产生的黄曲霉毒素,其毒性很强,小剂量即可有致癌作用,可引起原发性肝癌。

## 三、标本采集与检查

对于各种癣病的患者取皮屑、甲屑或病发置于载玻片上,滴加 10% 氢氧化钾溶液一滴,覆以盖玻片微微加温,使标本透明,然后置于显微镜下观察,若观察到菌丝或孢子即有诊断意义。

对疑似白假丝酵母菌感染者,可取痰液、阴道分泌物、脑脊液等标本直接涂片,经革兰染色后镜检。新型隐球菌感染可取痰液、脓液、脑脊液等,经墨汁染色后镜检,查到本菌即可确诊,必要时分离培养。

## 四、防治原则

对癣病预防的主要措施是注意个人卫生和公共卫生;条件致病性真菌感染的主要预防措施是注意卫生、去除诱因、合理使用抗生素;加强食品卫生检查,预防真菌毒素中毒。治疗常用灰黄霉素、制霉菌素、酮康唑、克霉唑等。

 **要点导航**

**重点**:支原体、衣原体、立克次体、螺旋体、放线菌的致病性和所致疾病;真菌的主要生物学特性、致病性。

**难点**:真菌的生物学特性。

# 能力检测

## 一、名词解释

1. 支原体　2. 衣原体　3. 螺旋体　4. 立克次体　5. 外斐反应　6. 真菌

## 二、填空题

1. 衣原体有独特的发育周期,包括_____、_____两个阶段,其中有感染性的阶段是_____。

2. 病原性真菌感染按致病部位的不同可分为_____和_____两类。

3. 脓汁中可见"硫磺样颗粒"的病原体是_____。

4. 原发性非典型肺炎的病原体是_____,经_____传播。

5. 流行性斑疹伤寒的病原体是_____,传播媒介是_____;地方性斑疹伤寒的病原体是_____,传播媒介是_____和_____;恙虫病的病原体是_____,传播媒介是_____。

6. 钩端螺旋体可引起_____病,主要通过人接触_____和_____,经_____引起感染,也可经_____侵入引起感染。

7. 原核细胞型微生物繁殖的共同点是以_____方式繁殖。

8. 条件致病性真菌主要有_____和_____。

## 三、选择题

1. 钩端螺旋体的自然储存宿主是(　　)。

A. 患者　　　　　B. 带菌者　　　　C. 猫　　　　　　D. 鼠

2. 鹅口疮的病原体是(　　)。

A. 衣原体　　　　B. 立克次体　　　C. 支原体　　　　D. 真菌

3. 引起皮肤癣病的病原体是(　　)。

A. 皮肤癣菌　　　B. 新型隐球菌　　C. 黄曲霉菌　　　D. 白色念珠菌

4. 新型隐球菌可引起下列哪种疾病?(　　)

A. 甲沟炎　　　　B. 阴道炎　　　　C. 肺炎　　　　　D. 体癣

5. 白假丝酵母菌不会引起下列哪种疾病?(　　)

A. 脑膜炎　　　　B. 阴道炎　　　　C. 鹅口疮　　　　D. 体癣

6. 深部真菌的最适生长温度是(　　)。

A. 28 ℃　　　　　B. 38 ℃　　　　　C. 27 ℃　　　　　D. 37 ℃

7. 由螺旋体引起的疾病是(　　)。

A. 沙眼　　　　　B. 斑疹伤寒　　　C. 梅毒　　　　　D. 原发性非典型肺炎

8. 下列哪种疾病不通过性接触传播?(　　)

A. 慢性淋巴肉芽肿　　　　　　　　　　B. 梅毒

C. 放线菌病　　　　　　　　　　　　　D. 支原体引起的非淋病性尿道炎

9. 立克次体不引起下列哪种病?(　　)

A. 地方性斑疹伤寒　　　　　　　　　　B. 流行性斑疹伤寒

C. 伤寒　　　　　　　　　　　　　　　D. 恙虫病

10. 能制造抗生素的微生物是（　　）。

A. 支原体　　　　B. 衣原体　　　　C. 立克次体　　　D. 放线菌

11. 通过节肢动物媒介传播的微生物是（　　）。

A. 支原体　　　　B. 衣原体　　　　C. 立克次体　　　D. 放线菌

12. 在固体培养基上培养后形成"油煎蛋"菌落的微生物是（　　　）。

A. 支原体　　　　B. 衣原体　　　　C. 立克次体　　　D. 放线菌

13. 以下哪种微生物对常用抗生素不敏感？（　　）

A. 放线菌　　　　B. 真菌　　　　C. 螺旋体　　　　D. 立克次体

14. 繁殖方式多种多样的微生物是（　　）。

A. 放线菌　　　　B. 真菌　　　　C. 螺旋体　　　　D. 立克次体

### 四、思考题

1. 简述钩端螺旋体的致病作用。

2. 简述真菌的形态结构和致病性。

3. 简述沙眼的传播方式和防治原则。

（苏书亮）

# 第九章 人体寄生虫学概述

## 学习目标

1. 掌握寄生虫和宿主的概念及类别；生活史、感染阶段的概念；寄生虫对宿主的作用。
2. 熟悉人体寄生虫病流行的基本环节和防治原则。
3. 了解宿主对寄生虫的作用。
4. 正确认识寄生虫对人类的危害。

## 第一节 寄生现象与生活史

### 一、寄生现象

#### (一) 寄生现象的表现

自然界中,两种生物生活在一起的现象非常普遍,其表现有互利共生、共栖、寄生三类。就医学而言,最重要的是研究寄生关系。

**1. 互利共生** 两种生物共同生活,相互依赖,共同受益。如白蚁与生活于其消化道内的鞭毛虫。鞭毛虫依靠白蚁消化道中的木质纤维作为食物获得所需营养,而鞭毛虫合成和分泌的酶将纤维素分解成能被白蚁利用的复合物。白蚁为鞭毛虫提供食物和庇护所,鞭毛虫为白蚁提供了必需的、自身不能合成的酶。

**2. 共栖** 两种生物共同生活,一方受益,另一方既不受益也不受害。如鲫鱼以背部的吸盘附着于鲨鱼的腹部,跟随鲨鱼移动到各处觅食,这对鲨鱼既无益也无害。

**3. 寄生生活(寄生)** 它是指两种生物在一起生活,一方受益,另一方受害,后者为前者提供居住场所与营养,这种关系称为寄生。如蛔虫(似蚓蛔线虫)寄生在人体肠道。通常将受益的一方称为寄生虫,受害的一方称为宿主。

#### (二) 寄生虫与宿主

**1. 寄生虫** 永久或暂时地生活在另一种生物的体内或体表,获得营养并给对方造成损害的低等动物称为寄生虫。寄生于人体的寄生虫称为人体寄生虫。

（1）按寄生虫在人体寄生部位不同，可分为体内寄生虫和体外寄生虫，如寄生于人体小肠内的蛔虫和寄生于体表的螨虫。

（2）按寄生虫生活的时间不同，分为永久性寄生虫和暂时性寄生虫。寄生于宿主体表或体腔的寄生虫不能离开宿主独立生活，这种寄生虫称为永久性寄生虫，如蛔虫、血吸虫、猪带绦虫等。有些寄生虫仅在叮咬吸血时接触宿主，这种寄生虫称为暂时性寄生虫，如蚊子、蜱等。

（3）按寄生虫对宿主的选择分为专性寄生虫和兼性寄生虫。

**2. 宿主**　被寄生虫寄生并遭受其损害的生物称为宿主。如蛔虫是人的寄生虫，而人则是蛔虫的宿主。寄生虫要有适宜的宿主，才能完成其生长、发育和繁殖，在此过程中有些寄生虫只需要一种宿主，有些寄生虫则需要更换宿主才能完成其生活史。根据寄生虫不同发育阶段所寄生的宿主不同，可将宿主分为以下类别。

（1）终宿主　寄生虫成虫或有性生殖期所寄生的宿主称为终宿主。如猪带绦虫成虫寄生在人体小肠，人是该虫的终宿主。疟原虫有性生殖期在雌性按蚊体内完成，雌性按蚊是疟原虫的终宿主。

（2）中间宿主　寄生虫的幼虫或无性生殖期所寄生的宿主称为中间宿主。如果某些寄生虫在生活史中需要两个以上中间宿主，则按其寄生先后顺序分为第一中间宿主、第二中间宿主，如华支睾吸虫幼虫先后寄生在豆螺、沼螺和淡水鱼、虾体内，所以豆螺、沼螺为其第一中间宿主，淡水鱼、虾为其第二中间宿主。

（3）保虫宿主（储存宿主）　作为人体寄生虫病感染来源，受寄生虫感染的一些脊椎动物称为保虫宿主。如血吸虫成虫除寄生于人体外，还可寄生于牛体内，牛即为血吸虫的保虫宿主。保虫宿主是人体寄生虫病的感染来源之一。

## 二、寄生虫的生活史与感染阶段

**1. 寄生虫的生活史**　寄生虫完成一代生长、发育和繁殖的全过程及所需环境条件，称为寄生虫的生活史。

> **知识链接**
>
> ### 生活史类型
>
> 寄生虫的生活史具有多样性，有的简单，有的较复杂，其生活史类型主要以是否需要中间宿主划分为两个基本类型：①直接型生活史，生活史中不需要中间宿主，虫卵在外界环境中直接发育到感染阶段，通过不同途径侵入人体发育为成虫，如蛔虫、鞭虫、蛲虫等；②间接型生活史，具有终宿主和一个或多个中间宿主的生活史，如绦虫和吸虫等。

**2. 感染阶段**　在寄生虫的生活史中，并不是每个发育阶段都能使人体感染，而是必须发育到某一特定阶段，才能侵入宿主体内生存和发育。我们把寄生虫生活史中具有感染人体能力的发育阶段称为感染阶段。如钩虫生活史中有虫卵、杆状蚴、丝状蚴、成虫阶段，只有丝状蚴能够感染人体，故丝状蚴是钩虫的感染阶段。

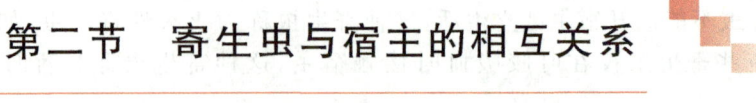

# 第二节 寄生虫与宿主的相互关系

寄生虫与宿主的关系,表现在寄生虫对宿主的损害及宿主对寄生虫的防御抵抗两个方面。寄生虫侵入机体,在体内移行、定居、发育和繁殖时,当机体免疫力弱或寄生虫致病力强时,就会对宿主造成不同程度的损害。当机体防御功能强时寄生虫的侵入可诱导宿主产生免疫应答,抑制或杀死入侵的寄生虫,减少寄生虫对宿主的损害。另一方面也可产生不利于宿主的免疫病理损伤。寄生虫与宿主之间损害与抗损害的斗争始终贯穿于寄生虫感染的始终。

## 一、寄生虫对宿主的作用

寄生虫侵入体内、移行、定居、发育、繁殖等过程,都会对宿主细胞、组织、器官造成损害,其破坏方式如下。

**1. 夺取营养** 寄生虫在宿主体内生长、发育和繁殖所需的营养物质来自宿主。寄生的虫体数目越多,掠夺的营养就越多,宿主受损害的程度越严重。如钩虫成虫吸附于人体小肠黏膜上,吸食血液,引起宿主贫血;寄生于肠道的猪带绦虫能夺取宿主的大量营养,引起宿主营养不良。

**2. 机械性损伤** 寄生虫在宿主体内移行,定居在肠道、组织或细胞内,均可造成宿主器官组织机械性损伤或破坏。如大量蛔虫寄生在肠道,不停运动,引起肠痉挛,严重者相互缠绕堵塞肠腔,引起肠梗阻。猪囊尾蚴寄生在脑部,压迫脑组织,出现癫痫等症状。

**3. 毒性作用** 寄生虫的排泄物、分泌物、虫体及蠕虫的蜕皮液等均对宿主有毒性作用,如溶组织内阿米巴分泌溶组织酶,破坏组织导致肠壁溃疡和肝脓肿。

## 二、宿主对寄生虫的作用

宿主对寄生虫的作用包括非特异性免疫、特异性免疫两个方面。

**1. 非特异性免疫** 包括皮肤黏膜的屏障、消化液的消化、吞噬细胞的吞噬等作用。

**2. 特异性免疫** 机体免疫系统受到寄生虫抗原刺激后产生的针对该寄生虫抗原的特异性免疫应答。其类型如下。

(1)消除性免疫 指宿主能清除体内寄生虫,并对再感染具有完全的抵抗力。如机体对黑热病原虫产生的免疫力。

(2)非消除性免疫 寄生虫感染后虽可诱导宿主产生免疫力,但不能帮助宿主完全清除体内寄生虫,只能在一定程度上对再感染产生一定作用的免疫力,包括带虫免疫和伴随免疫。①带虫免疫:多见于原虫的感染。体内有原虫感染时,机体对同种寄生虫的感染有免疫力,但不能完全清除体内寄生虫,如果用药物驱虫后,宿主的免疫力随之消失。如疟疾的"带虫免疫"。②伴随免疫:多见于蠕虫的感染。蠕虫感染使机体产生的免疫力,仅对其童虫具有杀伤作用,对寄生在体内的成虫无作用。如血吸虫诱导的"伴随免疫"。

### 寄生虫性超敏反应

　　寄生虫感染除诱导机体产生防御性免疫应答外,还常常导致寄生虫性超敏反应,包括Ⅰ、Ⅱ、Ⅲ、Ⅳ型超敏反应。寄生虫代谢产物、虫卵及死亡虫体的崩解物等均可引起过敏性炎症反应。如蛔虫幼虫移行至肺脏时除引起机械性损伤外,幼虫发育蜕下的皮可引起机体发热、咳嗽、哮喘等临床症状。如蠕虫感染出现的哮喘属Ⅰ型超敏反应,血吸虫卵引起的肉芽肿属Ⅳ型超敏反应,疟疾引起的肾病属Ⅲ型超敏反应等。

## 三、寄生虫与宿主相互作用的结果

　　由于寄生虫与宿主双方力量对比不同,它们之间的相互作用会造成不同的结果,主要有:

　　**1. 宿主将寄生虫全部清除**　宿主将寄生虫全部清除,并具有抵御再感染的能力,但在寄生虫感染中这种现象极为罕见。

　　**2. 带虫状态**　宿主能清除部分寄生虫,使宿主体内带有寄生虫而无明显临床症状,大多数寄生虫与宿主的关系属于此类型。人体感染寄生虫后没有明显的临床症状,但病原体还存在,与机体免疫力形成相对平衡状态,称带虫状态。处于带虫状态的人称带虫者,带虫者是重要的传染源。

　　**3. 寄生虫病**　宿主不能有效控制寄生虫,寄生虫在宿主体内发育甚至大量繁殖,引起寄生虫病,严重者可致死。许多机会致病原虫感染属于此类。寄生虫病患者也是重要的传染源。

　　寄生虫与宿主相互作用会出现何种结果还与宿主的遗传因素、营养状态、免疫功能,寄生虫种类、数量等因素有关。这些因素的综合作用决定了宿主的感染程度。

## 第三节　寄生虫病的流行与防治原则

## 一、寄生虫病流行的三个环节

　　寄生虫病流行包括以下三个基本环节。

　　**1. 传染源**　包括寄生虫病患者、带虫者和保虫宿主等。

　　**2. 传播途径**　它是指寄生虫从传染源传播到易感宿主体内的过程。人体寄生虫常见的传播途径有以下几种。

　　(1) 经口感染　多数寄生虫在其感染阶段污染食物、饮用水、手指、玩具等经口进入人体而感染,这是最常见的感染方式。如蛔虫、鞭虫、蛲虫及多数吸虫、绦虫等是经口感染的。

　　(2) 经皮肤感染　寄生虫的感染阶段经皮肤侵入人体造成的感染,如水中血吸虫尾蚴的感染,土壤中钩虫丝状蚴的感染,疥螨、蠕形螨直接侵入皮肤等。

（3）**经媒介昆虫感染**   寄生虫通过吸血的节肢动物刺吸经皮肤进入人体引起感染,如蚊子传播疟原虫、丝虫等。

（4）**垂直感染**   有些寄生虫可以随母血通过胎盘使胎儿感染,如弓形虫等。

（5）**其他途径感染**   阴道毛滴虫经直接或间接接触而感染,卡氏肺孢子虫经呼吸道感染等。

**3. 易感人群**   它是指对寄生虫缺乏免疫力或免疫力低下的人群。易感者还与年龄有关,一般儿童的免疫力低于成年人。寄生虫病非流行区或在本地区根除寄生虫病的人进入疫区后,由于缺乏特异性免疫力而成为易感者。

**知识链接**

### 谨防食源性寄生虫病

食源性寄生虫病多达 30 余种,主要有华支睾吸虫病、广州管圆线虫病、旋毛虫病、猪带绦虫病等。随着人民生活水平的提高,外出就餐机会增多,饮食来源和方式的多样化,某些地区长期以来形成的生食鱼类、肉类、螺类、爬行类等不良饮食习惯,使食源性寄生虫感染和流行机会加大,全国食源性寄生虫病呈明显上升趋势。俗话说病从口入,故享受美味佳肴一定要方法得当,不要把未死的寄生虫吃进去。

## 二、影响寄生虫病流行的因素

**1. 自然因素**   包括温度、湿度、雨量、光照、地理环境和生物种群等。如温暖潮湿的气候,既有利于蚊虫的生长、繁殖,也有利于蚊虫的吸血活动,增加传播疟疾、丝虫病的机会。

**2. 社会因素**   包括社会制度、经济状况、科技水平、文化教育、医疗卫生、防疫保健及人们生活方式和生活习惯等因素。

**3. 生物因素**   间接型寄生虫在其生活史中需要一到两个中间宿主,所以中间宿主是这些寄生虫病流行的必要条件。如我国血吸虫的流行在长江以南地区,与钉螺的地理分布一致。

**知识链接**

### 寄生虫病的流行特点

1. **地方性**   寄生虫病的流行与分布带有明显的地方性,主要与气候条件、中间媒介昆虫的地理分布及生活习惯、耕种农作物的方式等有关。

2. **季节性**   寄生虫病的流行往往有明显的季节性。如我国冬季一般不会流行疟疾。

3. **自然疫源性**   在人体寄生虫病中,有的寄生虫可以在脊椎动物与人之间自然地传播,成为人兽共患寄生虫病。不需要人的参与而存在于自然界的人兽共患寄生虫病的状况称为自然疫源性。

## 三、寄生虫病的防治原则

根据寄生虫病的流行环节和影响因素,采取下列几项措施,阻止寄生虫生活史的完成,以期控制和消灭寄生虫病。

**1. 控制和消灭传染源**　通过普查普治带虫者和患者,查治和处理保虫宿主。此外,还应做流动人口的监测,控制流行区传染源的输入和扩散。

**2. 切断传播途径**　加强粪便和水源的管理。搞好环境和个人卫生,以控制和消灭媒介节肢动物和中间宿主。

**3. 保护易感人群**　广泛进行健康教育,普及卫生知识,加强集体和个人防护工作,改变不良的饮食习惯,改进耕种农作物方式。对易感人群采取必要的保护措施,如使用防护品、预防服药等措施,避免寄生虫的感染。

**知识链接**

### 我国五大寄生虫病

我国五大寄生虫:疟原虫、血吸虫、钩虫、丝虫、杜氏利什曼原虫。

疟原虫:引起疟疾,由雌性按蚊传播。血吸虫:引起血吸虫病,钉螺为中间宿主,我国很早以前已有血吸虫病流行记载。钩虫:引起钩虫病,目前全世界钩虫感染人数达 9 亿左右,我国钩虫病仍是严重危害人民健康的寄生虫病之一。丝虫:由蚊叮咬传播,成虫寄生于终宿主淋巴系统引起丝虫病。杜氏利什曼原虫:引起黑热病,由白蛉传播。

## 第四节　人体寄生虫学的研究内容

人体寄生虫学是研究人体寄生虫的形态结构、生活史、致病性、实验诊断方法、流行规律与防治措施的科学。人体寄生虫学是病原生物学的重要组成部分,是预防医学和临床医学的一门基础课。我们学习人体寄生虫学,目的是掌握人体寄生虫的特性及其对人类的危害性,以达到有效防治寄生虫病的目的。

人体寄生虫学的研究内容包括医学蠕虫、医学原虫和医学节肢动物,见表 9-1。

表 9-1　人体寄生虫学的研究内容

| 类　　型 | | 常见寄生虫 |
|---|---|---|
| 医学蠕虫 | 线虫 | 似蚓蛔线虫、钩虫、蠕形住肠线虫 |
| | 吸虫 | 华支睾吸虫、卫氏并殖吸虫、日本裂体吸虫 |
| | 绦虫 | 链状带绦虫 |
| 医学原虫 | 根足虫 | 溶组织内阿米巴 |
| | 鞭毛虫 | 阴道毛滴虫 |
| | 纤毛虫 | 结肠小袋纤毛虫 |
| | 孢子虫 | 疟原虫、刚地弓形虫 |
| 医学节肢动物 | | 蚊、蝇、蚤 |

## 一、医学蠕虫

医学蠕虫是一类寄生于人体的软体多细胞无脊椎动物,借肌肉伸缩而蠕动。根据形态特征,医学蠕虫主要分为线虫、吸虫和绦虫。

**1. 线虫** 线虫成虫的共同特点:①虫体呈线状或圆柱状;②雌雄异体;③消化道为简单的直管,前端有口,末端有肛门;④生殖器官发达,雄性为单管形,雌性为双管形。主要的线虫有似蚓蛔线虫、钩虫、蠕形住肠线虫等。

**2. 吸虫** 吸虫成虫的共同特点:①虫体多呈叶状或舌状,均有口吸盘和腹吸盘;②多为雌雄同体;③消化道简单、不完整,有口、无肛门;④生殖器官发达。主要的吸虫有华支睾吸虫、卫氏并殖吸虫、日本裂体吸虫等。

**3. 绦虫** 绦虫成虫的共同特点:①虫体呈带状,背腹扁平,分节;②雌雄同体;③虫体无消化道;④生殖器官发达。主要的绦虫是链状带绦虫。

## 二、医学原虫

原虫是一类能进行完整生理功能的单细胞低等动物。寄生于人体的原虫称医学原虫。原虫个体微小,外形多变,常随虫种或生活过程不同而异。原虫有多种生理现象,如摄食、生殖、运动等。

根据运动细胞器的有无和类型以及生殖方式,可将原虫分为以下四类。

**1. 根足虫** 通过伸出伪足运动,如溶组织内阿米巴。

**2. 鞭毛虫** 通过虫体表面形成的鞭毛运动,如阴道毛滴虫。

**3. 纤毛虫** 通过体表形成的纤毛摆动而运动,如结肠小袋纤毛虫。

**4. 孢子虫** 在生活史过程中需进行孢子生殖,如疟原虫、刚地弓形虫。

## 三、医学节肢动物

与医学有关的具有分节附肢的动物即医学节肢动物。医学节肢动物对人危害极为严重,据估计,传染病中有2/3是由医学节肢动物作为媒介传播的,称为虫媒病。引起巨大危害的一些虫媒病如鼠疫、斑疹伤寒、疟疾等都曾造成广泛流行,夺去了许多人的生命。医学节肢动物对人的危害途径有直接方式和间接方式。

常见的医学节肢动物有蚊(传播丝虫病、疟疾、流行性乙型脑炎等)、蝇(传播痢疾、伤寒、霍乱等)、蚤(传播鼠疫等)。

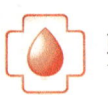 **要点导航**

**重点**:寄生虫和宿主的概念及类别,生活史的概念,寄生虫对宿主的作用,人体寄生虫病流行的基本环节和防治原则。

**难点**:寄生虫对人类的危害。

# 能力检测

## 一、名词解释

1. 寄生虫　2. 宿主　3. 中间宿主　4. 终宿主　5. 保虫宿主　6. 生活史　7. 感染阶段

## 二、填空题

1. 寄生虫对宿主的致病作用表现在_____、_____、_____。

2. 宿主对寄生虫的作用表现在_____、_____。

3. 寄生虫病流行的三个环节是_____、_____、_____。

4. 寄生虫病的防治原则主要有_____、_____、_____。

5. 人体寄生虫学的研究内容包括_____、_____、_____。

## 三、选择题

1. 寄生虫的感染阶段是(　　)。

A. 寄生虫虫卵发育阶段　　　　　B. 寄生虫成虫发育阶段

C. 寄生虫幼虫发育阶段　　　　　D. 寄生虫生活史中能使人体感染的阶段

E. 寄生虫发育的任何阶段

2. 寄生是指(　　)。

A. 两种生物共同生活,双方均受益

B. 两种生物共同生活,一方受益,另一方受害

C. 两种生物共同生活,互不干扰

D. 两种生物共同生活,一方受益,另一方既不受益,也不受害

E. 两种生物共同生活,彼此受害

3. 人体感染血吸虫后,可抵抗血吸虫童虫的再感染,但对体内成虫无免疫作用,这种免疫称为(　　)。

A. 消除性免疫　　　　　　B. 带虫免疫　　　　　　C. 伴随免疫

D. 自动免疫　　　　　　　E. 被动免疫

4. 钩虫吸食人血,引起贫血的致病作用属于(　　)。

A. 夺取营养　　　　　　　B. 机械性损伤　　　　　　C. 溶细胞作用

D. 免疫病理损伤作用　　　E. 毒性作用

5. 大量蛔虫寄生肠道,相互缠绕引起肠梗阻属于(　　)。

A. 夺取营养　　　　　　　B. 机械性损伤　　　　　　C. 溶细胞作用

D. 免疫病理损伤作用　　　E. 毒性作用

6. 血吸虫虫卵内毛蚴释放可溶性抗原刺激宿主形成肉芽肿属于(　　)。

A. 夺取营养　　　　　　　B. 机械性损伤　　　　　　C. 溶细胞作用

D. 免疫病理损伤作用　　　E. 毒性作用

7. 溶组织内阿米巴分泌的溶组织酶可破坏组织,导致肠壁溃疡和肝脓肿,属于(　　)。

A. 夺取营养　　　　　　　B. 机械性损伤　　　　　　C. 溶细胞作用

D. 免疫病理损伤作用　　　E. 毒性作用

8. 作为人体寄生虫病感染来源,受寄生虫感染的一些脊椎动物称为(　　)。

A. 中间宿主　　B. 终宿主　　　C. 保虫宿主　　D. 易感人群　　E. 寄生虫

四、思考题

1. 简述寄生虫与宿主的相互作用。

2. 列出寄生虫病的主要传播途径。

3. 影响寄生虫病的流行因素有哪些?

**（路转娥）**

# 第十章　常见人体寄生虫

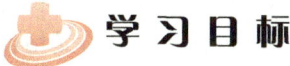

## 学习目标

1. 掌握常见寄生虫的致病性及防治原则。
2. 熟悉常见寄生虫的形态及生活史。
3. 了解常见寄生虫的实验诊断。
4. 能初步运用所学知识在日常生活中正确防治常见寄生虫病。

## 第一节　似蚓蛔线虫

似蚓蛔线虫简称人蛔虫或蛔虫,是人体内最常见的寄生虫。成虫寄生于小肠,可引起蛔虫病。

### 一、形态

#### (一) 成虫

呈长圆柱形,形似蚯蚓,头、尾两端略细,头端较钝,尾端较尖。活虫呈粉红色或微黄色,死后呈灰白色。体表有细横纹和两条明显的侧线。口孔位于虫体顶端,其周有三个呈"品"字形排列的唇瓣,背唇一个较大,腹唇两个较小。雌虫长20～35 cm,大者可达49 cm,尾端呈圆锥形。雄虫长 15～31 cm,尾端向腹面卷曲,有交合刺一根。

#### (二) 虫卵

有受精卵和未受精卵两种(图 10-1)。

**1. 受精卵**　呈宽椭圆形,大小为(45～75)μm×(35～50) μm,卵壳较厚且透明,卵壳内有一个大而圆的卵细胞,卵细胞与卵壳间常有新月形

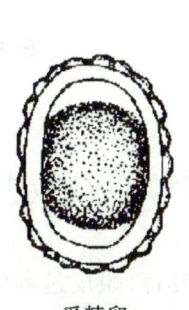
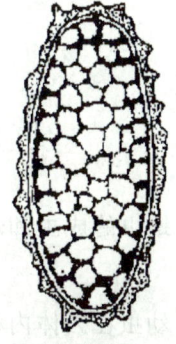

受精卵　　　　未受精卵

**图 10-1　蛔虫卵**

空隙。壳外有一层较厚、凹凸不平的蛋白质膜,在肠道内被胆汁染成棕黄色。

**2. 未受精卵** 呈长椭圆形,大小为(88～94)μm×(39～44)μm,卵壳与蛋白质膜均较受精卵薄,卵壳内含许多大小不等的折光性颗粒。

受精卵和未受精卵的蛋白质膜都容易脱落,卵壳则呈无色透明。受精卵的脱蛋白质膜卵要注意与钩虫卵鉴别。

## 二、生活史

蛔虫的发育过程包括虫卵在外界土壤中的发育和虫体在人体内的发育两个阶段。

成虫寄生于人的小肠,以小肠内消化与半消化的食物为营养,雌雄虫交配后雌虫在肠腔产卵,虫卵随粪便排出体外污染土壤。散布于土壤中的受精卵,在潮湿、荫蔽、氧气充足和适宜的温度等条件下,约经 2 周,卵内细胞发育为幼虫,再经 1 周,幼虫在卵壳内进行第 1 次蜕皮后,发育为感染期虫卵。感染期虫卵是蛔虫的感染阶段。

人误食感染期虫卵后,在小肠内卵内幼虫自卵壳孵出,随即侵入肠壁小静脉或淋巴管,经门静脉系统到肝,再经下腔静脉、右心到肺,幼虫穿过肺毛细血管进入肺泡。在此,幼虫经过第 2 次及第 3 次蜕皮,停留约 2 周后幼虫沿细支气管、支气管、气管移行到咽部,被吞咽入食管,再经胃到小肠。在小肠内,幼虫进行第 4 次蜕皮后,逐渐发育为成虫。自食入感染期虫卵到雌虫产卵需 60～75 天。一条雌虫每天产卵约 24 万个,成虫在人体内存活时间通常为一年左右(图 10-2)。宿主体内的成虫数目一般为一至数十条,个别可达上千条。

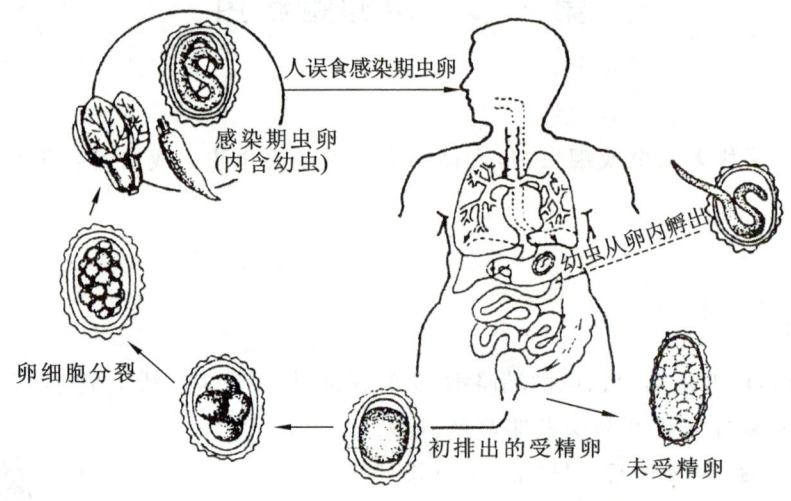

图 10-2 蛔虫生活史

## 三、致病性

蛔虫的成虫和幼虫可致病,致病方式主要为机械性损害、超敏反应和肠功能障碍。

### (一) 幼虫的致病性

幼虫在人体内移行、发育、蜕皮过程中,由于机械损伤、分泌物、代谢产物的释放,可导致肺炎和超敏反应。患者可出现发热、咳嗽、哮喘、血痰以及血中嗜酸性粒细胞比例增高等临床征象。重度感染时,可出现肺出血、肺水肿、支气管扩张及黏液分泌增加等,多在 1～2 周内自行消散,称肺蛔虫症或蛔蚴性肺炎。

### (二)成虫的致病性

蛔虫对人体的致病作用主要由成虫引起。

成虫寄生于人体小肠,以人肠腔内容物为食,由于掠夺营养、损伤肠黏膜,造成食物的消化和吸收障碍,导致营养不良。患者常有食欲不良、恶心、呕吐、腹泻或便秘,以及间歇性脐周疼痛等表现。重度感染的儿童,甚至可引起发育障碍。

由于蛔虫释放的分泌物、代谢物等变应原被吸收可导致 I 型超敏反应,患者可出现荨麻疹、皮肤瘙痒、血管神经性水肿和结膜炎等症状。

并发症:蛔虫有窜扰和钻孔习性,当其寄生环境发生改变时,如人体发热、胃肠病变、食入辛辣刺激性食物,以及不适当的驱虫治疗时,常可刺激虫体活动能力增强,使其容易钻入开口于肠壁上的各种管道,如胆道、胰管、阑尾等,可分别引起胆道蛔虫病、蛔虫性胰腺炎、阑尾炎等。胆道蛔虫病是临床较为常见的并发症,主要症状是突发性右上腹绞痛,并向右肩、背部及下腹部放射。

肠梗阻也是常见的并发症之一,梗阻原因是感染虫体数量较多时,由于大量成虫扭结成团,堵塞肠管导致。临床表现为脐周或右下腹突发间歇性疼痛,并有呕吐、腹胀等,在患者腹部可触及条索状移动团块。个别患者甚至出现蛔虫性肠穿孔,引起局限性或弥漫性腹膜炎。

## 四、实验诊断

**1. 虫卵检查** 常用的有直接涂片法、沉淀集卵法、饱和盐水浮聚法。

由于蛔虫产卵量大,采用直接涂片法,查一张涂片的阳性率为 80% 左右,查 3 张涂片阳性率可达 95%。对直接涂片阴性者,也可采用沉淀集卵法或饱和盐水浮聚法,检出效果更好。

**2. 成虫检查** 粪便、呕吐物中检获或通过手术从肠道或其他部位取出成虫,根据虫体的形态进行鉴别。在粪便中查不到虫卵,而临床表现疑似蛔虫病者,可用驱虫治疗性诊断。

## 五、流行特点

蛔虫病的分布呈世界性,尤其在温暖、潮湿和卫生条件差的地区,人群感染较为普遍。我国蛔虫感染率,农村高于城市,儿童高于成人。人群感染普遍的原因是:①蛔虫产卵量大;②生活史简单,蛔虫卵在外界环境中无需中间宿主而直接发育为感染期卵;③虫卵抵抗力强,在适宜的土壤可存活数月至一年,食醋、酱油或腌菜、泡菜的盐水均不能将虫卵杀死;④个人饮食卫生习惯不良,如吃未洗净的瓜果、蔬菜及喝生水、玩泥土等均可误食虫卵;⑤粪便管理不当,使用未经无害化处理的粪便施肥,造成土壤、蔬菜的污染;⑥苍蝇、蟑螂及禽、畜机械性携带虫卵造成广泛性传播。

蛔虫的普遍感染与广泛流行,还与经济条件、生产方式、生活水平以及文化程度和卫生习惯等社会因素有密切关系。因此,发展经济、提高文化水平和养成良好的卫生习惯,就会使人群蛔虫的感染率大为降低。

## 六、防治原则

加强卫生宣传教育,普及卫生知识,注意饮食卫生和个人卫生,做到饭前、便后洗手,不生食未洗净的蔬菜及瓜果,不饮生水,防止食入蛔虫卵,减少感染机会。

使用无害化人粪做肥料,防止粪便污染环境是切断蛔虫传播途径的重要措施。

对患者和带虫者进行驱虫治疗,是控制传染源的重要措施。常用的驱虫药物有丙硫咪唑、甲苯咪唑、左旋咪唑和枸橼酸哌嗪(商品名为驱蛔灵)等,驱虫效果都较好,并且副作用少。患病之后要尽早治疗,防止发生并发症,如合并肠梗阻和胆道蛔虫病时,应及时送医院诊治,不要自行用药,以免贻误病情。

# 第二节 钩 虫

我国寄生人体的钩虫,有十二指肠钩口线虫(简称十二指肠钩虫)和美洲板口线虫(简称美洲钩虫)。成虫寄生于人体小肠上段,引起钩虫病,是我国五大寄生虫病之一。在寄生人体消化道的线虫中,钩虫的危害性最严重。据估计,全世界钩虫感染人数约9亿人,在我国,钩虫病仍是严重危害人民健康的寄生虫病之一。

## 一、形态

### (一) 成虫

虫体细长,长1 cm左右,半透明,活时呈肉红色,死后呈灰白色。虫体前端较细,顶端有一发达的口囊,由坚韧的角质构成。因虫体前端向背面仰曲,形成钩状的体态而得名。十二指肠钩虫的口囊呈扁椭圆形,其腹侧缘有钩齿2对;美洲钩虫口囊呈椭圆形,其腹侧前缘有板齿1对。齿根部有头腺开口,分泌抗凝物质,具有抗凝血酶原作用,阻止宿主肠壁伤口的血液凝固,有利于钩虫吸血。

雄虫末端膨大,为角皮延伸形成的膜质交合伞,由肌肉性辐肋支撑。雄虫有一对交合刺。雌虫比雄虫略大,末端呈圆锥形。

十二指肠钩虫和美洲钩虫的成虫可依据虫体的体形、口囊、交合刺形状等来鉴别,见表10-1。

表 10-1 两种钩虫成虫的鉴别要点

| 鉴别要点 | 十二指肠钩虫 | 美洲钩虫 |
| --- | --- | --- |
| 大小 | 雌虫(10～13) mm×0.6 mm,<br>雄虫(8～11) mm×(0.4～0.5) mm | 雌虫(9～11) mm×0.4 mm,<br>雄虫(7～9) mm×0.3 mm |
| 体形 | 前端与尾端均向背面弯曲,略呈C形 | 前端向背面仰曲,尾端向腹面弯曲,略呈S形 |
| 口囊 | 腹侧前缘有两对钩齿 | 腹侧前缘有一对板齿 |
| 交合伞 | 撑开时略呈圆形 | 撑开时略呈扁圆形 |
| 交合刺 | 两根交合刺末端分开 | 两根交合刺末端合并,呈倒钩状 |

### (二) 虫卵

椭圆形,卵壳薄,无色透明,大小为(56～76) μm×(36～40) μm,随粪便排出时,卵内细胞为4～8个,卵壳与细胞间有明显的空隙。若患者便秘或粪便放置过久,卵内细胞可继续分裂为多个,成为桑葚期甚至幼虫期。十二指肠钩虫卵与美洲钩虫卵极为相似,不易区别。

## 二、生活史

两种钩虫的生活史基本相同。

成虫寄生于人体小肠上段,借口囊内的钩齿或板齿咬附在肠黏膜上,以血液、组织液、肠黏膜为食。雌雄虫交配后,雌虫产卵,卵随粪便排出体外,在温暖、潮湿、荫蔽、富含氧气的疏松土壤中,约 24 h 内第一期杆状蚴即可破壳孵出。经 48 h,发育为第二期杆状蚴。再经 5～6 天后,发育为丝状蚴,丝状蚴是钩虫的感染阶段。丝状蚴有明显的向温性,与人体皮肤接触并受到体温的刺激,活动力显著增强,经毛囊、汗腺口或皮肤破损处主动钻入皮下,进入小静脉或淋巴管,随血流经右心至肺,穿出毛细血管进入肺泡。此后,幼虫沿肺泡并借助小支气管、支气管上皮细胞纤毛摆动向上移行至咽部,随吞咽运动经食管、胃到达小肠,在小肠内发育为成虫(图10-3)。自丝状蚴钻入皮肤至成虫产卵,一般需 5～7 周。每条十二指肠钩虫日产卵量为 10000～30000 个,美洲钩虫为 5000～10000 个。成虫在人体内一般可存活 3 年左右,有报道十二指肠钩虫可活 7 年,美洲钩虫可活 15 年之久。

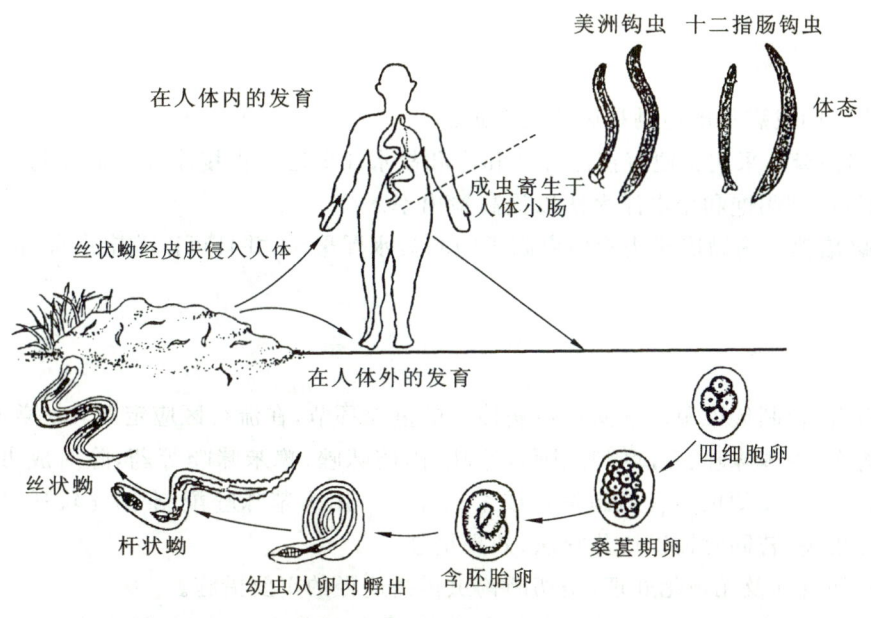

图 10-3　钩虫生活史

## 三、致病性

两种钩虫的致病作用相似,十二指肠钩虫较美洲钩虫对人体的危害更大。

### (一)幼虫的致病性

**1. 钩蚴性皮炎**　俗称"粪毒"或"着土痒"。丝状蚴侵入皮肤后,短时间内局部出现针刺、烧灼和奇痒感,随之出现充血斑点或丘疹,1～2 天内出现红疹和水疱,挠破后可有浅黄色液体流出。若继发细菌感染则形成脓疱,最后经结痂、脱皮而愈。皮炎部位多见于与泥土接触的足趾、手指间等皮肤较薄处,也可见于手、足的背部。

**2. 钩蚴性肺炎**　钩蚴移行至肺,穿破微血管进入肺泡时,可引起局部出血及炎症。患者可出现咳嗽、咳痰、痰中带血等症状,并常伴有畏寒、发热等全身症状,可自愈。

### （二）成虫的致病性

**1. 消化道病变及症状**　成虫以口囊咬附肠黏膜,可造成散在性出血点及小溃疡,有时还可形成片状出血性淤斑。患者初期表现为上腹部不适及隐痛,继而可出现恶心、呕吐、腹泻等症状,食欲多显著增加,而体重却逐渐减轻。

**2. 贫血**　钩虫对人体的危害主要是引起贫血。由于钩虫咬附肠壁吸食血液、头腺分泌抗凝物质使咬附部位不断渗血、虫体经常更换咬附部位以及虫体活动造成肠壁损伤均可导致血液流失,铁和蛋白质不断消耗,导致低色素小细胞型贫血。患者出现皮肤蜡黄、黏膜苍白、眩晕、乏力,严重者出现贫血性心脏病,患者肌肉松弛,反应迟钝,最后完全丧失劳动能力。妇女则可引起停经、流产等。

**3. 异嗜症**　有少数患者出现喜食生米、生豆,甚至泥土、煤渣、破布等异常表现,称为异嗜症。

**4. 婴儿钩虫病**　最常见的症状为解柏油样黑便、腹泻、食欲减退等。其病死率较高,应引起高度重视。

### 四、实验诊断

检出钩虫卵或孵化出钩蚴是确诊的依据。

**1. 虫卵检查**　采用粪便直接涂片法和饱和盐水浮聚法。直接涂片法简便易行,但轻度感染者容易漏诊,常用饱和盐水浮聚法以提高检出率。

**2. 钩蚴培养**　钩蚴培养法检出率高于饱和盐水浮聚法,并且可以鉴定虫种,但需培养5~6天。

### 五、防治原则

治疗患者,控制传染源是预防钩虫病传播的重要环节,在流行区应定期开展普查普治。常用驱虫药物有:甲苯咪唑、左旋咪唑、阿苯达唑、丙硫咪唑、噻苯咪唑等药,除对成虫有杀灭、驱除作用外,对虫卵及幼虫亦有抑制发育或杀灭作用。用噻苯咪唑配制15%软膏局部涂敷,可治疗钩蚴性皮炎,若同时辅以透热疗法,效果更佳。

加强粪便管理及无害化处理,是切断钩虫传播途径的重要措施。

加强个人防护可防止感染,改善劳作方式,提倡使用简单的工具,减少皮肤接触泥土的机会,耕作时提倡穿鞋下地,手、足皮肤涂抹1.5%左旋咪唑硼酸酒精液或15%噻苯咪唑软膏,对预防感染有一定作用。

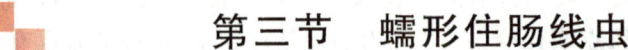

# 第三节　蠕形住肠线虫

蠕形住肠线虫又称蛲虫,儿童感染较为普遍,主要寄生于人体小肠末端、盲肠和结肠,引起蛲虫病。

## 一、形态

### （一）成虫

虫体细小，呈线头状，乳白色。头端角皮膨大，形成头翼。雌虫较大，为（8～13）mm×（0.3～0.5）mm，虫体略呈纺锤形，中部膨大，两端较细，尾端直而尖细，其尖细部分约为虫体长的 1/3。雄虫微小，大小为（2～5）mm×（0.1～0.2）mm，体后端向腹面卷曲（图 10-4）。

### （二）虫卵

大小为（50～60）μm×（20～30）μm，卵壳较厚，无色透明，呈不规则椭圆形，一侧较平，另一侧稍凸，呈柿核形。虫卵自虫体排出时，卵壳内细胞多已发育至蝌蚪期胚，数小时后发育为卷曲的幼虫（图 10-4）。

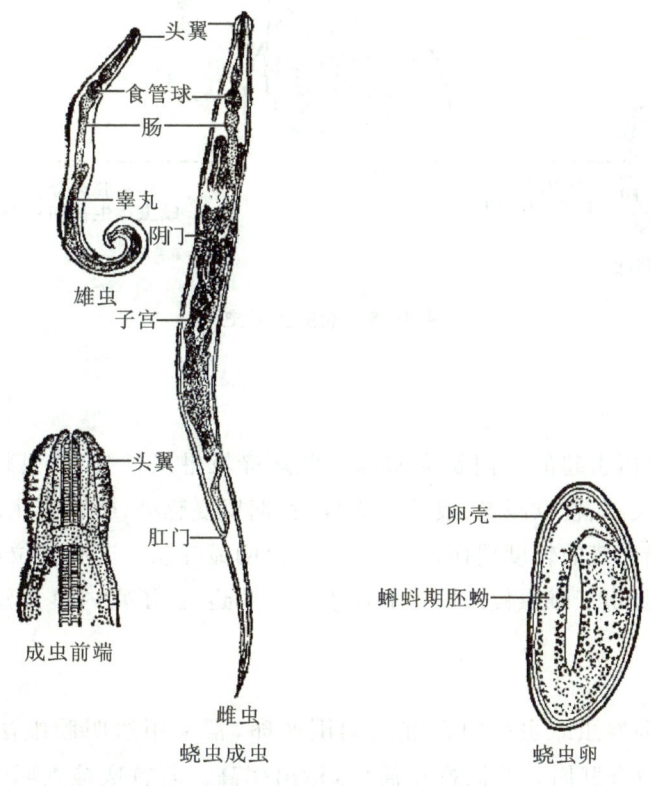

图 10-4　蛲虫成虫和虫卵

## 二、生活史

成虫寄生于人体的回盲部，虫体借助头翼、唇瓣的作用，附着在肠黏膜上，以肠内容物、组织或血液为食。雌、雄虫交配后，雄虫死亡。雌虫子宫内充满虫卵，脱离肠壁向肠腔下段移行。在肠内低氧压环境中，虫卵一般不被产出或仅少量被产出。当人入睡后，肛门括约肌松弛时，雌虫移行到肛门外，因受温度和湿度的改变及氧的刺激，开始大量排卵，虫卵被黏附在肛周皮肤上。排卵后的雌虫多干枯死亡，但少数雌虫可由肛门蠕动移行返回肠腔。若进入阴道、尿道等部位，可导致异位寄生。

黏附在肛门周围的虫卵,因温度、湿度适宜,氧气充足,约经 6 h,卵壳内幼虫发育成熟,即为感染期虫卵。感染期虫卵通过污染的手指或食物经口进入人体,在小肠内孵出幼虫,幼虫沿小肠下行途中经蜕皮发育为成虫。自吞食感染期虫卵至雌虫产卵需 2~6 周。雌虫寿命一般为 2~4 周(图 10-5)。

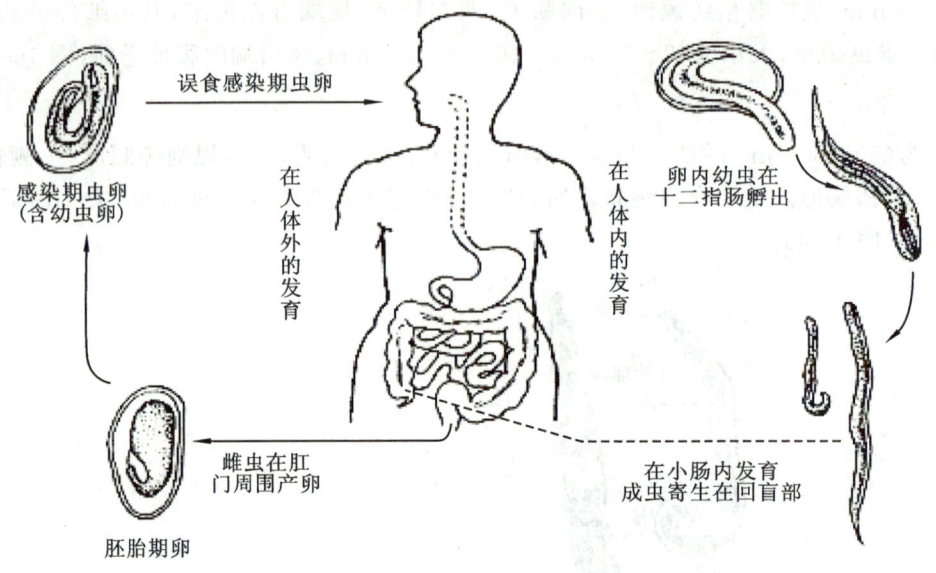

图 10-5　蛲虫生活史

### 三、致病性

雌虫的产卵活动所引起的肛门及会阴部皮肤瘙痒及继发性炎症,是蛲虫病的主要症状。患者常有烦躁不安、失眠、食欲减退、夜惊等表现,长期反复感染,会影响儿童的健康成长。

虫体附着局部肠黏膜的轻度损伤,一般不表现出明显症状。若有异位寄生时,则可导致严重后果,较为常见的是由于雌虫侵入阴道后而引起的阴道炎、子宫内膜炎和输卵管炎等。

### 四、实验诊断

**1. 虫卵检查**　因蛲虫雌虫夜间在肛门周围产卵,常采用透明胶纸法或棉拭子法,于清晨解便前或洗澡前检查肛周。此法操作简便,检出率高。若首次检查阴性,可连续检查 2~3 天。

**2. 成虫检查**　患者熟睡后在肛门周围检获成虫可确诊。

### 五、防治原则

加强卫生宣传教育,讲究公共卫生、家庭卫生和个人卫生,做到饭前洗手、勤剪指甲、勤洗澡,定期烫洗被褥和清洗或消毒玩具,不吸吮手指,儿童尽早穿满裆裤。这些都是预防感染的好办法。

对托幼机构进行普查、普治,及时发现和治疗患者和带虫者,常用药物有甲苯咪唑、阿苯达唑等。使用蛲虫膏、2%白降汞膏或龙胆紫等涂于肛周,有止痒及杀虫作用。

常见线虫比较见表 10-2。

表 10-2　常见线虫比较

| 虫种 | 寄生部位 | 感染阶段 | 感染方式 | 宿主 | 致　病　性 |
|---|---|---|---|---|---|
| 蛔虫 | 小肠 | 感染期虫卵 | 口 | 人 | 幼虫引起蛔蚴性肺炎,成虫引起蛔虫症,可有并发症 |
| 钩虫 | 小肠 | 丝状蚴 | 皮肤 | 人 | 幼虫引起钩蚴性皮炎、肺炎,成虫引起钩虫病,可有贫血等 |
| 蛲虫 | 回盲部 | 感染期虫卵 | 口 | 人 | 引起蛲虫病,可有异位寄生 |

# 第四节　华支睾吸虫

中华分支睾吸虫简称华支睾吸虫,又称肝吸虫。成虫寄生于人和猫、犬等哺乳动物的肝胆管内,引起华支睾吸虫病,又称肝吸虫病。

## 一、形态

**1. 成虫**　体形狭长,背腹扁平,前端尖细,后端略钝,形似葵花子仁状,大小为(10～25) mm×(3～5) mm,半透明,雌雄同体。口吸盘略大于腹吸盘,腹吸盘位于虫体前端 1/5 处。雄性生殖器官有睾丸 1 对,前后排列于虫体后端 1/3 处,呈分支状。雌性生殖器官有卵巢 1 个,卵巢边缘分叶,位于睾丸之前,受精囊在睾丸和卵巢之间,呈椭圆形。子宫从卵模开始盘绕而上,开口于腹吸盘前缘的生殖腔(图 10-6)。

**2. 虫卵**　形似芝麻,黄褐色,从粪便中排出时内有成熟的毛蚴。平均为(27～35) μm×(11～20) μm,是人体寄生虫卵中最小者。前端较窄且有盖,卵盖周围的卵壳增厚形成肩峰,另一端有疣状突起(图 10-6)。

## 二、生活史

成虫寄生于人或猫、犬等哺乳动物的肝胆管内。虫卵随胆汁进入消化道,并随粪便排出体外,进入水中被第一中间宿主淡水螺吞食后,在螺体消化道孵出毛蚴,毛蚴经胞蚴、雷蚴等无性生殖阶段,形成许多尾蚴。成熟的尾蚴从螺体逸出入水,遇到第二中间宿主淡水鱼、虾,则侵入其肌肉等组织发育为囊蚴。囊蚴是华支睾吸虫的感染阶段。终宿主和保虫宿主食入含有活囊蚴的鱼、虾而感染。囊蚴在十二指肠内脱囊,脱囊后的幼虫沿胆汁流动的逆方向移行,经胆总管至肝胆管,发育为成虫。自食入囊蚴到发育为成虫产卵,约需 1 个月,成虫在人体的寿命一般为 20～30 年(图 10-7)。

## 三、致病性

成虫寄生在人体肝胆管中,其分泌物、代谢产物和虫体活动对胆管壁的机械刺激,引起胆

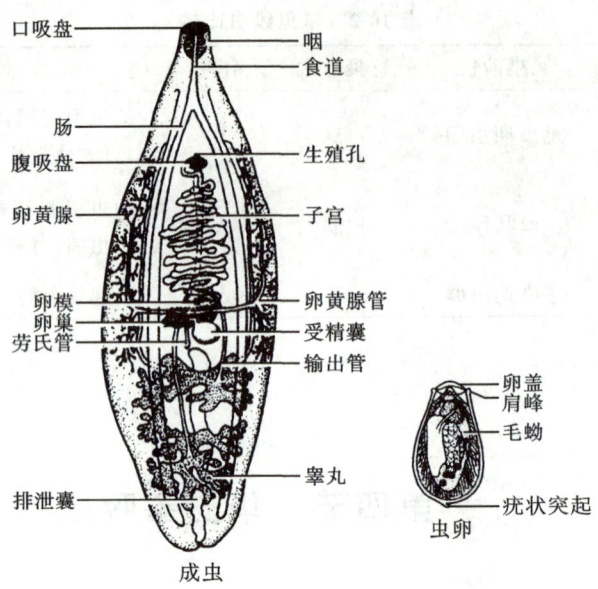

图 10-6　华支睾吸虫成虫和虫卵

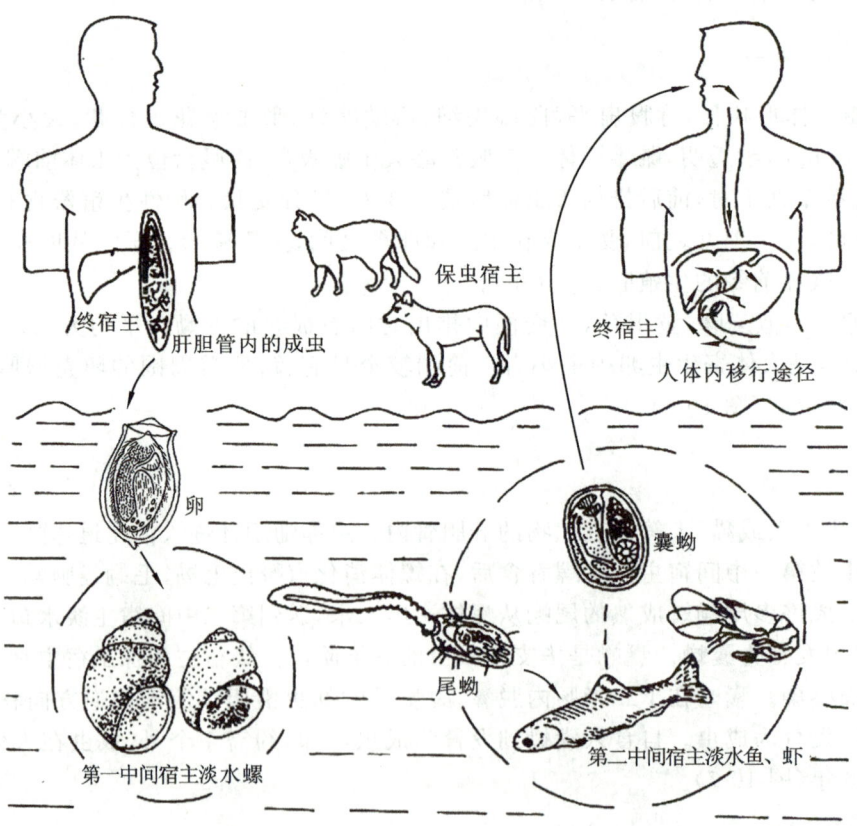

图 10-7　华支睾吸虫生活史

管上皮细胞脱落及增生、管壁变厚、管腔狭窄,胆汁淤积,导致华支睾吸虫病。患者出现上腹不适、食欲减退、厌油腻、腹痛、腹泻、肝大等消化道症状和阻塞性黄疸,个别出现脾大。如继发细菌感染,可发生胆管炎、胆囊炎。虫卵、死亡的虫体及其碎片和脱落的胆管上皮细胞,可构成结石的核心,引起胆石症。晚期患者可有大量的结缔组织增生,出现肝硬化。有报道原发性肝癌和胆管上皮癌的发生与华支睾吸虫感染有关。

### 四、实验诊断

**1. 病原检查** 检获虫卵是确诊的主要依据。但因虫卵小,粪便直接涂片法易于漏检,故多采用各种集卵法。必要时取十二指肠引流液直接涂片检查,检出率高,但患者痛苦,不宜常用。

**2. 免疫诊断** 皮内试验、间接血凝试验、对流免疫电泳试验、酶联免疫吸附试验、间接荧光抗体试验等用于华支睾吸虫病的辅助诊断,现作为流行病学调查初筛之用。

**知识链接**

**华支睾吸虫病的流行与饮食习惯**

华支睾吸虫病在一个地区流行的关键因素是当地人群有吃生的或未煮熟的鱼肉的习惯。在广东主要通过吃"鱼生""鱼生粥"或烫鱼片而感染;在东北地区,特别是朝鲜族居民主要是通过生鱼佐酒吃而感染;此外,北京、山东、河北、四川等地多以从河沟、池塘捉鱼烧着吃或烤着吃而感染;抓鱼后不洗手也是感染的原因;使用切过生鱼的刀及砧板切熟食,用盛过生鱼的器皿盛熟食也有使人感染的可能。

### 五、防治原则

大力做好卫生宣传教育工作,提高群众对本病传播途径的认识,自觉不吃生的或不熟的鱼虾。改进烹调方法和改变饮食习惯,注意分开使用切生、熟食物的菜刀、砧板及器皿。

积极治疗患者和感染者,是保护人民健康、减少传染源的积极措施。治疗药物首选吡喹酮,阿苯达唑也为常用药物。应加强保虫宿主的管理,控制和消灭传染源。

加强粪便管理,防止水源污染。禁用粪便养鱼,治理鱼塘,定期灭螺,都是预防华支睾吸虫病传播的重要措施。

## 第五节 卫氏并殖吸虫

卫氏并殖吸虫简称肺吸虫,成虫寄生于人及猫、犬科动物的肺部,引起卫氏并殖吸虫病,又称肺吸虫病,是人畜共患病,在世界各地分布较广,目前我国除西藏、新疆、内蒙古、青海、宁夏未有病例报道外,其他地区均有本虫存在。

## 一、形态

### (一) 成虫

虫体肥厚,椭圆形,腹面扁平,背面隆起,形似半粒黄豆。活体红褐色,半透明,长 7.5～12 mm,宽 4～6 mm,厚 3.5～5 mm。有口、腹吸盘各一个,腹吸盘位于虫体腹面中线前缘。雌雄同体,卵巢与子宫并列于腹吸盘的两侧,两个分支状的睾丸左右并列于虫体后 1/3 处,由于雌雄生殖器官均并列,故名并殖吸虫(图 10-8)。

### (二) 虫卵

呈不规则椭圆形,金黄色,前宽后窄,大小为(80～118) μm×(48～60) μm。一端有大而明显的卵盖,稍有倾斜,卵壳厚薄不一。卵内含一个卵细胞及多个卵黄细胞(图 10-8)。

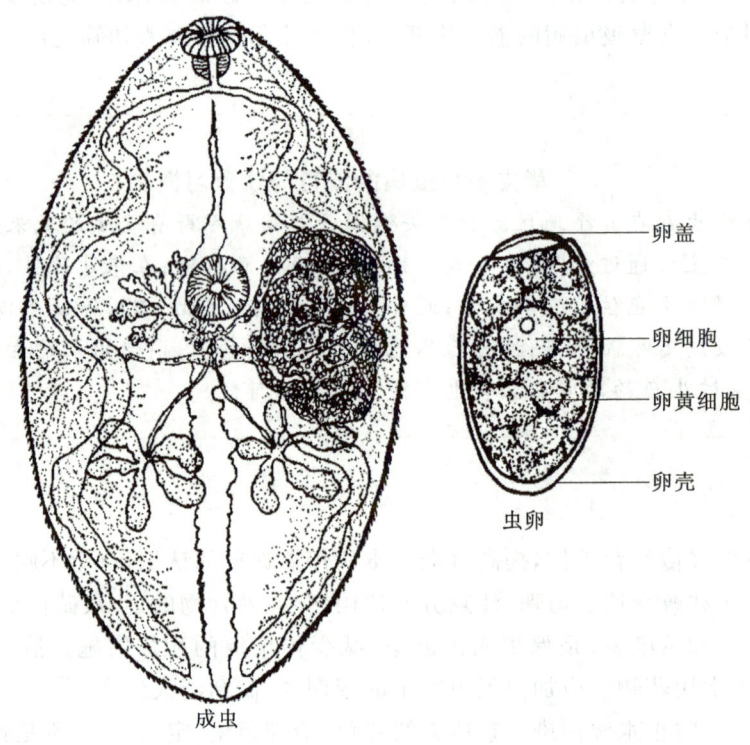

卵盖
卵细胞
卵黄细胞
卵壳
虫卵

成虫

**图 10-8 卫氏并殖吸虫成虫及虫卵**

## 二、生活史

成虫寄生于人或猫、犬、狐、狼、虎、豹等哺乳动物的肺部,以坏死组织和血液为食。传染源为患者、带虫者及保虫宿主。人因食入含活囊蚴的淡水溪蟹或蝲蛄而感染。

虫卵随痰或粪便排出体外入淡水,在水中适宜条件下,经 3 周孵出毛蚴。毛蚴在水中游动,侵入第一中间宿主川卷螺体内,经过胞蚴、母雷蚴、子雷蚴等发育阶段,形成大量尾蚴。成熟的尾蚴从螺体逸出,主动侵入或被螺体吞食,进入第二中间宿主淡水溪蟹、蝲蛄体内,形成囊蚴,囊蚴是肺吸虫的感染阶段。当人或其他保虫宿主因食入含有或囊蚴的淡水溪蟹、蝲蛄后被感染,囊蚴在宿主消化液作用下脱囊,发育为童虫。童虫活动能力强,穿过肠壁进入腹腔,经 1～3 周移行窜扰后,穿过膈肌经胸腔进入肺部,在肺内发育为成虫。童虫进入腹腔后在移行过程中,可停留在其他各处或侵入其他器官,引起异位寄生。自感染至成虫产卵,需 2 个多月,成虫寿命为 5～6 年,长者可达 20 年(图 10-9)。

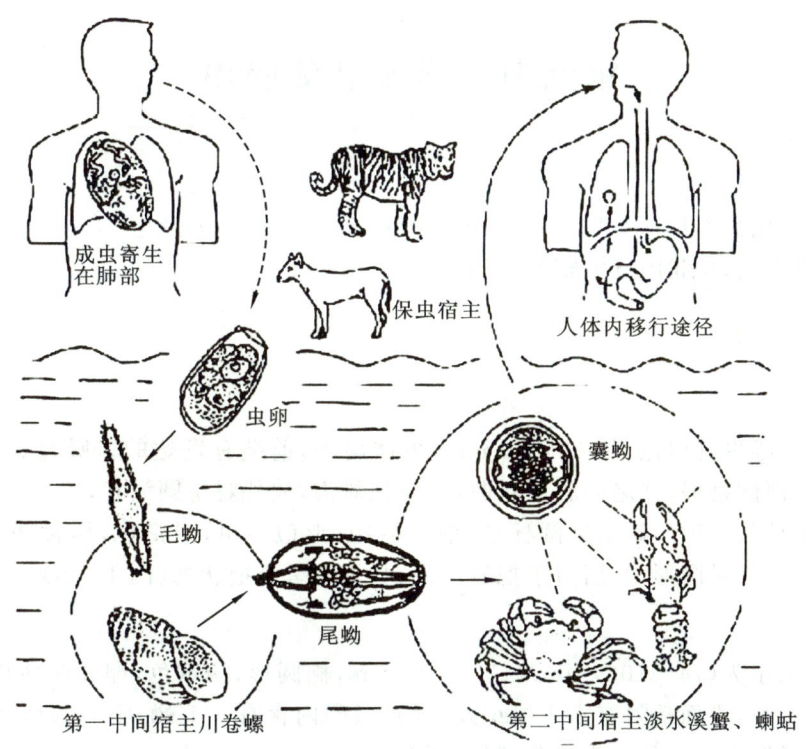

成虫寄生
在肺部

保虫宿主

人体内移行途径

虫卵

毛蚴

囊蚴

尾蚴

第一中间宿主川卷螺

第二中间宿主淡水溪蟹、蝲蛄

图 10-9　卫氏并殖吸虫生活史

### 三、致病性

引起肺吸虫病。童虫和成虫在体内移行过程中可引起组织机械性损伤和诱发超敏反应,导致出血、炎症、粘连,轻者表现为厌食、乏力、腹泻、低热等症状,还可在皮下、肌肉、肝、脑等处异位寄生,引起皮下移行性包块及结节、癫痫、偏瘫等表现。成虫在寄生部位形成脓肿,继而转变为囊肿,囊内为虫体与虫卵及坏死物。囊内虫体转移、死亡,囊内容物被吸收,囊腔由肉芽组织填充而纤维化,形成纤维瘢痕,患者出现胸痛、咳嗽、咳血痰等症状。

### 四、实验诊断

可用直接涂片法及沉淀法检查患者痰或粪便,查到虫卵即可确诊。对皮下结节患者可手术摘除结节,同时做病理检查,查到虫体即可确诊。若难以查到虫卵,也可采用皮内试验、酶联免疫吸附试验等免疫学方法进行实验诊断。影像学检查有辅助诊断意义。

### 五、防治原则

加强卫生宣传教育,加强粪便和水源管理,不随地吐痰,防止粪便和痰中的虫卵入水。注意饮食卫生,不吃生食或半生食淡水溪蟹、蝲蛄等。治疗首选吡喹酮,必要时可手术治疗。

# 第六节　日本裂体吸虫

日本裂体吸虫又称日本血吸虫,简称为血吸虫,成虫寄生于人及牛、羊、马等动物的门静脉系统,引起血吸虫病,是我国五大寄生虫病之一。

## 一、形态

### (一) 成虫

雌雄异体。雄虫乳白色,长 12～20 mm,虫体扁平,前端有发达的口吸盘和腹吸盘,腹吸盘以下,虫体向两侧延展,并略向腹面卷曲,形成抱雌沟,故外观呈圆筒状,睾丸常为 7 个,为椭圆形,呈单行串珠状排列。雌虫呈圆柱形,前细后粗,形似线虫,黑褐色,体长 20～25 mm,卵巢位于虫体中部,长椭圆形,常居留于抱雌沟内,与雄虫呈合抱状态(图 10-10)。

### (二) 虫卵

成熟虫卵大小为(74～106) μm×(55～80) μm,椭圆形,淡黄色,卵壳厚薄均匀,无卵盖,卵壳一侧有一小棘,表面常附有宿主组织残留物,虫卵内含有一毛蚴,毛蚴与卵壳之间常有大小不等圆形或长圆形油滴状的头腺分泌物(图 10-10)。

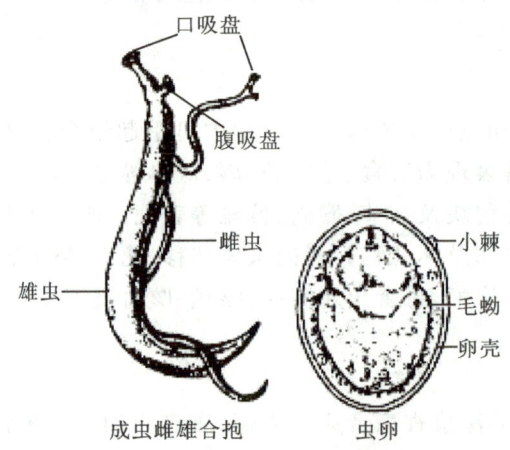

图 10-10　日本血吸虫成虫和虫卵

## 二、生活史

日本血吸虫的生活史比较复杂,包括在终宿主体内的有性生殖和在中间宿主钉螺体内的无性生殖。

成虫寄生于人及多种哺乳动物的门静脉-肠系膜静脉系统。雌虫产卵于静脉末梢,所产的虫卵大部分沉积于肠壁小血管中,少量随血流进入肝。由于毛蚴分泌物能透过卵壳,破坏血管壁,使周围组织发生炎症坏死;同时由于肠的蠕动、腹内压力增加,致使坏死组织向肠腔破溃,虫卵随破溃组织落入肠腔,随粪便排出体外。不能排出的虫卵沉积在局部组织中,逐渐死亡、钙化。虫卵随粪便污染水体,在适宜条件下,毛蚴从卵内孵出,侵入钉螺体内,经母胞蚴、子胞蚴分批形成许多尾蚴。一个毛蚴钻入钉螺体内,经无性繁殖,产生数以千万计的尾蚴。分批成熟的尾蚴陆续逸出钉螺,分布在水的表层,与人或动物接触后,侵入皮肤,脱去尾部,发育为童虫。童虫进入小静脉或淋巴管,随血流或淋巴液经右心、肺、左心到达全身。大部分童虫顺血流入肝内门静脉系统分支,发育成熟开始合抱,并移行到门静脉-肠系膜静脉寄居卵。自尾蚴侵入宿主至成虫成熟并开始产卵约需 24 天,日本血吸虫成虫平均寿命约 4.5 年,最长可活40 年之久(图 10-11)。

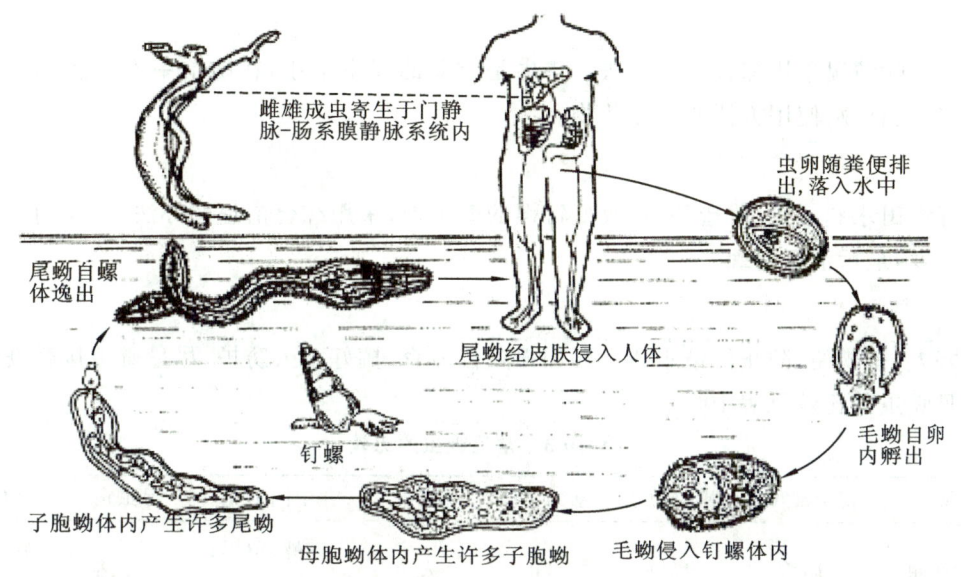

**图 10-11　日本血吸虫生活史**

### 三、致病性

血吸虫的尾蚴、童虫、成虫和虫卵均有致病作用。

尾蚴穿过皮肤可引起尾蚴性皮炎,局部出现丘疹、红斑和瘙痒,是一种超敏反应。童虫在移行过程中,表现为血管炎,特别是肺血管炎。成虫一般无明显致病作用,少数可引起轻微的机械性损害,如静脉内膜炎和静脉周围炎。

虫卵是血吸虫的主要致病虫期。虫卵沉着在宿主的肝及肠壁血管内,其分泌的可溶性虫卵抗原,透过卵壳微孔缓慢释放,刺激致敏 T 淋巴细胞产生各种淋巴因子,诱发Ⅳ型超敏反应,形成以虫卵为中心的肉芽肿(又称虫卵结节)。肉芽肿逐渐发生纤维化,形成瘢痕组织,是血吸虫病的主要病变。急性期患者表现为发热、腹痛、腹泻、肝脾大、黏液血便等,称急性血吸虫病;慢性期临床症状不明显,也可能不定期处于亚临床状态,表现间歇性腹泻、粪中带有黏液及脓血、肝脾大、贫血和消瘦等称慢性血吸虫病。晚期患者出现肝硬化、门静脉高压、巨脾、腹水和食管静脉曲张等,称晚期血吸虫病,晚期患者可并发上消化道出血,肝性昏迷等严重症状而致死。儿童重度感染可影响发育而致侏儒症。

### 四、实验诊断

**1. 直接涂片法**　黏液血便直接检获虫卵,适于急性期患者。
**2. 毛蚴孵化法**　水洗沉淀毛蚴孵化法检出率高。
**3. 直肠黏膜活体组织检查虫卵**　适用于慢性期患者。
**4. 免疫学检查**　常用方法有皮内试验、环卵沉淀试验、间接血凝试验、酶联免疫吸附试验等,用于流行病学调查和血吸虫病的辅助诊断。

### 五、防治原则

#### (一) 查治患者、病牛,消灭传染源

根据实际情况采用综合查病方法。耕牛是重要的保虫宿主,在防治中不可忽视。吡喹酮是一种安全、有效、使用方便的治疗药物。

#### (二) 控制和消灭钉螺,控制传播途径

搞好农田水利建设,改造环境,改变钉螺的孳生地,采用综合治理的办法,从控制钉螺到减少钉螺密度,最后消灭钉螺。

#### (三) 加强粪便管理,搞好个人防护

管好人、畜粪便,防止污染水体。要加强宣传教育,搞好个人防护,尽量避免接触疫水。

常见吸虫的比较见表10-3。

**表 10-3　常见吸虫的比较**

| 虫种 | 寄生部位 | 感染阶段 | 感染方式 | 终宿主 | 中间宿主 | 保虫宿主 | 致病性 |
|------|----------|----------|----------|--------|----------|----------|--------|
| 华支睾吸虫 | 肝胆管 | 囊蚴 | 口 | 人 | 豆螺、沼螺;淡水鱼虾 | 犬、猫 | 成虫引起肝吸虫病 |
| 卫氏并殖吸虫 | 肺 | 囊蚴 | 口 | 人 | 川卷螺;淡水溪蟹、蝲蛄 | 犬、猫 | 成虫引起肺吸虫病 |
| 日本血吸虫 | 门静脉-肠系膜静脉 | 尾蚴 | 皮肤 | 人 | 钉螺 | 牛、猪 | 虫卵引起血吸虫病 |

## 第七节　链状带绦虫

链状带绦虫也称猪肉绦虫、猪带绦虫或有钩绦虫,是我国主要的人体寄生绦虫。成虫寄生于人的小肠,引起猪带绦虫病。幼虫称猪囊尾蚴,寄生于人或猪的肌肉等组织,引起囊尾蚴病,亦称囊虫病。

## 一、形态

### (一) 成虫

乳白色,扁长如带状,雌雄同体,分节,节片略透明,长 2～4 m,前端较细,向后逐渐变宽。分头节、颈部、链体三部分。头节近似球形,直径 0.6～1 mm,有 4 个吸盘,顶端突起称顶突,其上有两圈小钩(25～50 个)。颈部纤细,直径仅约头节之一半,长 5～10 mm,有很强的再生能力。链体由 700～1000 个节片构成,近颈部的为未成熟节片(简称幼节),节片呈短而宽的长方形,内部生殖器官尚未发育成熟;中部的为成熟节片(简称成节),近方形,内部有雌、雄生殖器官各一套,睾丸 150～200 个,卵巢在节片后 1/3 的中央,分为三叶,子宫在节片中央,为一细盲管;末端的为妊娠节片(简称孕节),为长大于宽的长方形,内有极度扩张的子宫,子宫内充满虫卵,子宫向两侧分支,每侧有 7～13 支,每一支又继续分支,呈不规则的树枝状。每一孕节中约含 4 万个虫卵。每一节片的侧面有一生殖孔,略突,规则地分布于链体两侧(图 10-12)。

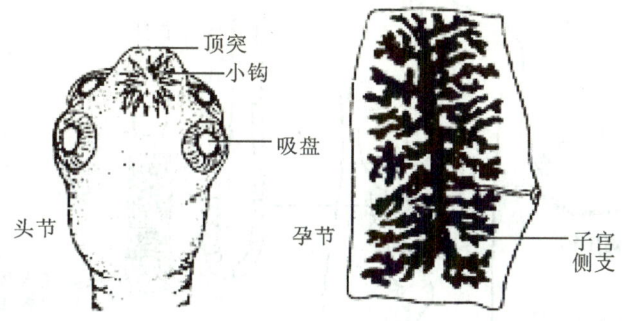

**图 10-12 猪带绦虫头节和孕节**

### (二) 虫卵

呈球形或近似球形,直径为 31～43 μm。卵壳很薄,内为胚膜,在虫卵自孕节散出后,卵壳多已脱落,称不完整卵。胚膜较厚,呈棕黄色,由许多棱柱体组成,在光学显微镜下呈放射状的条纹。胚膜内含六钩蚴(图 10-13)。

### (三) 猪囊尾蚴

猪囊尾蚴又称猪囊虫,椭圆形,为白色半透明的囊状物,囊内充满透明的囊液,大小为 5 mm ×(8～10) mm。囊壁较薄,内为凹入囊内的头节,呈乳白色,其形态结构和成虫相同(图 10-13)。

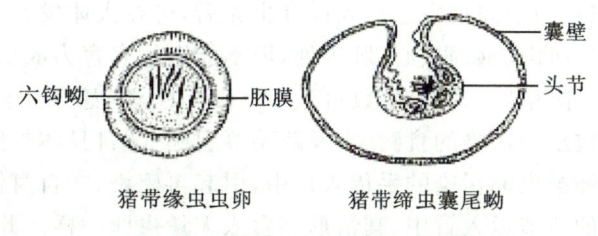

猪带绦虫虫卵　　　猪带绦虫囊尾蚴

**图 10-13 猪带绦虫虫卵和囊尾蚴**

## 二、生活史

人是猪带绦虫的唯一终宿主,猪是中间宿主。人也可以作为中间宿主。

成虫寄生于人的小肠上段,以头节上的小钩和吸盘附着于肠壁。孕节常数节相连从链体脱落,或孕节因受挤压破裂而使虫卵散出于肠腔,从粪便排出的虫卵或孕节被猪吞食,在小肠内经消化液作用胚膜破裂,六钩蚴逸出,钻入小肠壁,经血液循环或淋巴系统而到达宿主身体各处。在寄生部位,经2～3个月,虫体逐渐长大,中间细胞溶解形成空腔,充满液体,猪囊尾蚴发育成熟。猪囊尾蚴在猪体内寄生的部位为运动较多的肌肉,以股内侧肌多见,再者依次为深腰肌、肩胛肌、膈肌、心肌、舌肌等。囊尾蚴在猪体内可存活3～5年。被囊尾蚴寄生的猪肉俗称为"米猪肉"或"豆猪肉"。当人误食生的或未煮熟的含活囊尾蚴的猪肉后,囊尾蚴在小肠受胆汁刺激而翻出头节,附着于肠壁,经2～3个月发育为成虫并排出孕节和虫卵(图10-14)。成虫在人体内的寿命可达25年以上。

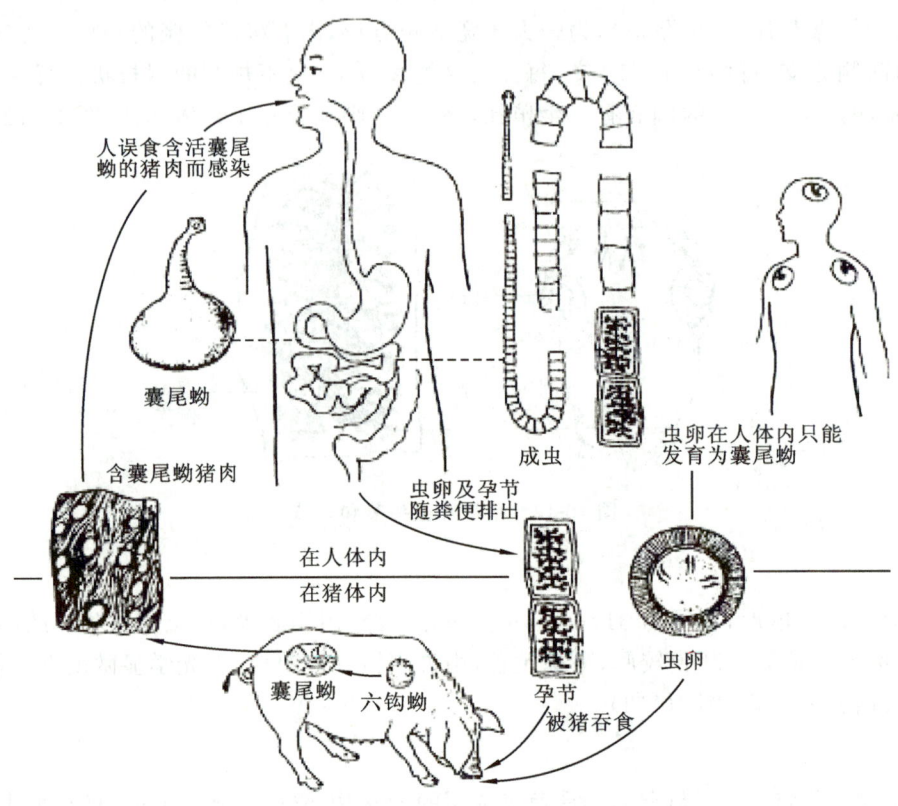

图 10-14　猪带绦虫生活史

人也可成为猪带绦虫的中间宿主。当人误食虫卵后,可在人体发育成囊尾蚴,囊尾蚴一般寄生在人体的皮下组织、肌肉、脑、眼、心、肝等处,但不能继续发育为成虫,没有流行病学意义。囊尾蚴在人体的寿命一般为3～5年,少数可达15～17年。人感染虫卵的方式有以下三种:①异体感染,经口误食被虫卵污染的食物、水及蔬菜等引起;②自身体外感染,寄生有猪带绦虫成虫的患者或带虫者,经被虫卵污染的手传入口中,引起再感染;③自身体内感染,由于肠逆蠕动(恶心、呕吐)将脱落的孕节返入胃中,其情形与食入大量虫卵一样。此种途径比因卫生习惯不良或虫卵污染食物而吞入虫卵更为重要。据报道有16%～25%的猪带绦虫病患者伴有囊尾蚴病,而囊尾蚴病患者中约55.6%伴有猪带绦虫寄生,特别在皮下型和癫痫型囊虫病患者中,有肠绦虫病史者各占48.1%和48.6%。因此,对猪带绦虫患者不能因症状不明显而忽视早期彻底治疗。

### 三、致病性

猪带绦虫的成虫和猪囊尾蚴都可寄生于人体,引起疾病。前者引起猪带绦虫病,后者引起猪囊尾蚴病。

#### (一) 成虫的致病性

成虫寄生于人体小肠一般为 1 条,常无症状或症状轻微,粪便中发现节片是患者最常见的求医原因。少数患者有上腹或全腹不适、消化不良、腹泻、体重减轻等症状。

#### (二) 囊尾蚴的致病性

猪囊尾蚴病是严重危害人体的寄生虫病之一,俗称囊虫病,其危害远大于猪带绦虫病。危害程度因其寄生部位和数量而不同。

人体猪囊尾蚴病依其主要寄生部位可分为三类。

**1. 皮下及肌肉囊尾蚴病**　最常见,囊尾蚴位于皮下,形成结节,数目可为 1 个至数千个。以躯干和头部较多,四肢较少。结节在皮下呈圆形或椭圆形,大小为 0.5～1.5 cm,硬似软骨,与皮下组织无粘连,无压痛。常分批出现,并可自行逐渐消失。寄生在肌肉,感染轻时可无症状,寄生数量多时,可自觉肌肉酸痛无力、发胀、麻木。

**2. 脑囊尾蚴病**　癫痫发作、颅内压增高、精神症状是脑囊尾蚴病的三大主要症状,以癫痫发作最多见。患者可有头痛头晕、呕吐、神志不清、失语、肢麻、局部抽搐、听力障碍、精神障碍、痴呆、偏瘫和失明等症状。

**3. 眼囊尾蚴病**　可寄生在眼的任何部位,以玻璃体及视网膜下为多见,通常累及单眼。症状轻者表现为视力障碍,重者可失明。

---

**知识链接**

**猪带绦虫病的流行与饮食习惯**

猪带绦虫病是由于人食用生的或半生的含活猪囊尾蚴的猪肉而感染。在猪带绦虫病严重的流行区,当地居民有爱吃生的或未煮熟猪肉的习惯,此习惯对本病的传播起着决定性作用。如云南省少数民族地区节庆白族的"生皮"、傣族的"剁生"以及哈尼族的"噢嚅",均系用生猪肉制作。还有熏食或腌肉不再经火蒸煮。另外,如西南地区的"生片火锅"、云南的"过桥米线"以及福建的"沙茶面"等,都是将生肉片在热汤中稍烫后,蘸佐料或拌米粉或面条食用。我国多数地区的人群感染,因食含囊尾蚴猪肉包子或饺子,若蒸煮时间过短,则未将囊尾蚴杀死,或尝生的肉馅,使用同一刀和砧板切生、熟肉,均易造成交叉污染,而致人感染。

---

### 四、实验诊断

#### (一) 猪带绦虫病的诊断

**1. 孕节的检查**　将检获的孕节夹在两张载玻片之间轻压后,观察孕节的子宫分支情况及数目即可确诊,并与牛带绦虫相鉴别。

**2. 虫卵的检查**　各种粪检方法均可使用,饱和盐水浮聚法检出率较高。

**3. 虫体的检查**　对可疑患者进行试验性驱虫。如在粪便中检获成虫、头节、孕节，可根据其形态确定虫种。

### (二) 囊尾蚴病的诊断

皮下或浅部肌肉内的囊尾蚴结节，手术摘除后检查；眼囊尾蚴病用眼底镜检查易于发现；对于脑和深部组织的囊尾蚴可用 X 线、B 超、CT 等影像仪器检查，并可结合其他临床症状如癫痫、颅压增高和精神症状等确定。近年采用核磁共振可进一步提高诊断率。免疫学试验具有辅助诊断价值，尤其是对无明显临床体征的脑型患者更具重要参考意义。

## 五、防治原则

（1）治疗患者、控制传染源。在普查的基础上及时为患者和带虫者进行驱虫治疗。驱绦虫药物较多，槟榔和南瓜子合剂疗效良好，服药后应留取 24 h 粪便，仔细淘洗检查有无头节。如未得头节，应加强随访，若 3～4 个月内未再发现节片和虫卵则可视为治愈。此外，可用吡喹酮、甲苯咪唑、阿苯达唑等治疗。

囊尾蚴病可手术摘除囊尾蚴。特殊部位或较深处的囊尾蚴往往不易施行手术，而仅能给予对症治疗，如脑囊尾蚴病时给抗癫痫药物等。

（2）加强卫生宣传教育，管好厕所，猪要圈养，不随地大便，控制人畜互相感染。注意个人卫生，饭前便后洗手，不吃生肉或未熟透的猪肉，切生熟肉时刀和砧板要分开。

（3）加强肉类检查。搞好城乡肉品的卫生检查，严禁出售"米猪肉"。

# 第八节　疟　原　虫

寄生人体的疟原虫有 4 种，即间日疟原虫、恶性疟原虫、三日疟原虫和卵形疟原虫。在我国流行的主要是间日疟原虫和恶性疟原虫，三日疟原虫少见，卵形疟原虫罕见。疟原虫引起的疾病称疟疾，是我国五大寄生虫病之一。

## 一、形态

疟原虫无色透明，基本结构包括细胞核、细胞质和细胞膜，环状体以后各期有分解血红蛋白后的产物——疟色素。经姬姆萨或瑞特染液染色后，在光学显微镜下可见细胞核呈红色，细胞质为蓝色，疟色素呈棕黄色、棕褐色或黑褐色。人体疟原虫的基本结构相同，但发育各期的形态又各有不同，可资鉴别。被疟原虫寄生的红细胞在形态上也可发生变化（图 10-15）。现以间日疟原虫为例，将薄血膜中的形态描述如下。

**1. 小滋养体**　它是疟原虫侵入红细胞的最早阶段，又称早期滋养体。细胞质少，中间有空泡，细胞核小，位于虫体一侧，颇似戒指的红宝石，故又称为环状体。红细胞没有明显变化。

**2. 大滋养体**　由小滋养体发育而来，又称晚期滋养体。虫体长大，细胞核亦增大，细胞质增多，有时伸出伪足，形态多变不规则，有 1 个或 2～3 个空泡，细胞质中开始出现疟色素。被寄生的红细胞可以变大、变形,颜色变浅,常有明显的红色薛氏小点。

**3. 裂殖体**　大滋养体增大变圆,细胞质内空泡消失,细胞核开始分裂成 2~10 个,成为未成熟裂殖体。细胞核继续分裂成 12~24 个,细胞质也随之分裂,包围每个细胞核,形成 12~24 个椭圆形的裂殖子,成为成熟裂殖体。疟色素增多集中成团,被寄生的红细胞胀大而失去其双凹面形状。

**4. 配子体**　疟原虫经过数次裂体生殖后,部分裂殖子侵入红细胞后不再进行裂体生殖,而是开始发育长大,细胞核增大不再分裂,细胞质增多,发育成为圆形、卵圆形的配子体。疟色素均匀分布,1 个细胞核,有雌、雄配子体(或大、小配子体)之分:雌(大)配子体虫体较大,细胞质致密,深蓝色,疟色素多而粗大,细胞核小而致密,深红色,多偏于虫体一侧;雄(小)配子体虫体较小,细胞质稀薄,浅蓝色,疟色素少而细小,细胞核大,较疏松,淡红色,多位于虫体中央。被寄生的红细胞胀大,有薛氏小点。

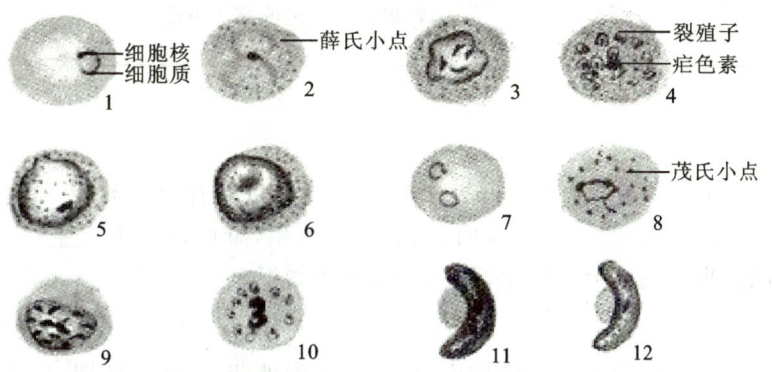

**图 10-15　红细胞内期间日疟原虫和恶性疟原虫各期形态**

注:1~6 为间日疟原虫,7~12 为恶性疟原虫;1、7 为小滋养体,2、8 为大滋养体,3、9 为未成熟裂殖体,4、10 为成熟裂殖体,5、11 为雌配子体,6、12 为雄配子体。

人体三种疟原虫形态特征与鉴别要点见表 10-4。

**表 10-4　人体三种疟原虫形态特征与鉴别要点**

| 项　目 | 间日疟原虫 | 恶性疟原虫 | 三日疟原虫 |
|---|---|---|---|
| 小滋养体 | 环较粗,约等于红细胞直径的 1/3;细胞核 1 个;细胞质淡蓝色 | 环纤细,约等于红细胞直径的 1/5;细胞核 1 个或 2 个 | 与间日疟原虫相似 |
| 大滋养体 | 虫体渐大,活动显著,有伪足伸出,空泡明显,故虫体形状不规则,疟色素棕黄色 | 体小结实,不活动;疟色素集中一团,黑褐色,原虫集中在内脏毛细血管 | 体小圆形或呈带状,空泡小或无,不活动;疟色素棕黑色 |
| 未成熟裂殖体 | 核开始分裂成 2~10 个,疟色素开始集中 | 虫体仍似大滋养体,但核分裂成多个 | 虫体圆形或宽带状,核分裂成多个;疟色素集中较迟 |
| 成熟裂殖体 | 裂殖子 12~24 个,疟色素集中成堆 | 裂殖子 8~36 个,疟色素集中成一团 | 裂殖子 6~12 个,排成环状;疟色素聚集居中 |

续表

| 项　目 | 间日疟原虫 | 恶性疟原虫 | 三日疟原虫 |
|---|---|---|---|
| 雄配子体 | 圆形,细胞质色蓝,细胞核疏松,淡红色,常位于中央;疟色素分散 | 腊肠形,两端钝圆,细胞质色蓝,细胞核疏松,淡红色,位于中央;疟色素黄棕色,在细胞核周围 | 圆形,细胞质淡蓝色,细胞核疏松,淡红色,位于中央;疟色素分散 |
| 雌配子体 | 圆形,细胞质蓝色,细胞核致密,较小,深红色,偏于一侧;疟色素分散 | 新月形,细胞质深蓝,细胞核致密,深红色居中,疟色素位于核周围 | 圆形,细胞质深蓝色,细胞核结实,偏于一侧;疟色素多而分散 |
| 被寄生红细胞的变化 | 胀大,色淡,常呈长圆形或多边形;滋养体期开始出现鲜红色的薛氏小点 | 大小正常或缩小,常有几颗粗大紫褐色的茂氏小点 | 大小正常,有时缩小,颜色无改变;偶可见西门氏点 |

## 二、生活史

疟原虫生活史需要人和按蚊两个宿主。在按蚊体内进行有性生殖,人体内进行无性生殖。按蚊为终宿主,人是中间宿主。在蚊体内,完成配子生殖,继而进行孢子生殖。四种疟原虫的生活史基本相同。现以间日疟原虫生活史为例,叙述如下。

### (一) 在人体内的发育

在人体内先寄生于肝细胞进行裂体生殖,称红细胞外期,又称红外期;后寄生在红细胞内,称红细胞内期,又叫红内期。在红细胞内,除进行裂体生殖外,部分裂殖子形成配子体,开始有性生殖的初期发育。

**1. 红细胞外期**　子孢子是疟原虫的感染阶段。当雌性按蚊叮人吸血时,子孢子随唾液进入人体,约 30 min 子孢子随血流侵入肝细胞,速发型子孢子继续发育完成红细胞外期的裂体生殖,而迟发型子孢子在肝细胞内先变成休眠子,经过一段或长或短的休眠期后,才开始红细胞外期的裂体生殖。成熟的裂殖体内含成千上万个裂殖子。最后,肝细胞被胀破,裂殖子从肝细胞释放出来,进入血流并侵入红细胞,开始红细胞内期的发育。

**2. 红细胞内期**　侵入红细胞的裂殖子先形成环状体,摄取营养,生长发育,经大滋养体、未成熟裂殖体,最后形成成熟裂殖体。红细胞破裂后,裂殖子释出,其中一部分被巨噬细胞吞噬,其余再侵入其他正常红细胞,重复红细胞内期的裂体生殖过程。完成一代红细胞内期裂体生殖,间日疟原虫约需 48 h,恶性疟原虫需 36～48 h,三日疟原虫约需 72 h,卵形疟原虫约需48 h。

疟原虫经几代红细胞内期裂体生殖后,部分裂殖子侵入红细胞后不再进行裂体生殖而是发育成雌、雄配子体,为有性生殖做准备。配子体不能重新侵入红细胞也不能侵入肝细胞,配子体的进一步发育需在蚊胃中进行,否则在人体内经 30～60 天即衰老变性而被清除。

### (二) 在按蚊体内的发育

当雌性按蚊叮咬患者或带虫者时,在红细胞内发育的各期疟原虫随血液入蚊胃,仅雌、雄配子体能在蚊胃内继续发育并进行繁殖,其余各期原虫均被消灭。在蚊胃内,雌、雄配子体发育成雌、雄配子。雄配子钻进雌配子体内,受精形成圆球形合子。合子变长,能活动,成为动合子。动合子穿过胃壁,在蚊胃基底膜下形成圆球形的囊合子。囊合子逐渐长大,囊内的细胞核和细胞质反复分裂进行孢子生殖,形成数以万计的子孢子。子孢子随囊合子破裂释出或由囊壁钻出,经血管淋巴管钻入蚊体各组织,部分到达蚊唾液腺。当受染按蚊再叮咬人吸血时,子孢子即可随唾液进入人体,又开始在人体内的发育(图 10-16)。在适宜条件下,间日疟原虫在按蚊体内发育成熟所需时间为 9～10 天。

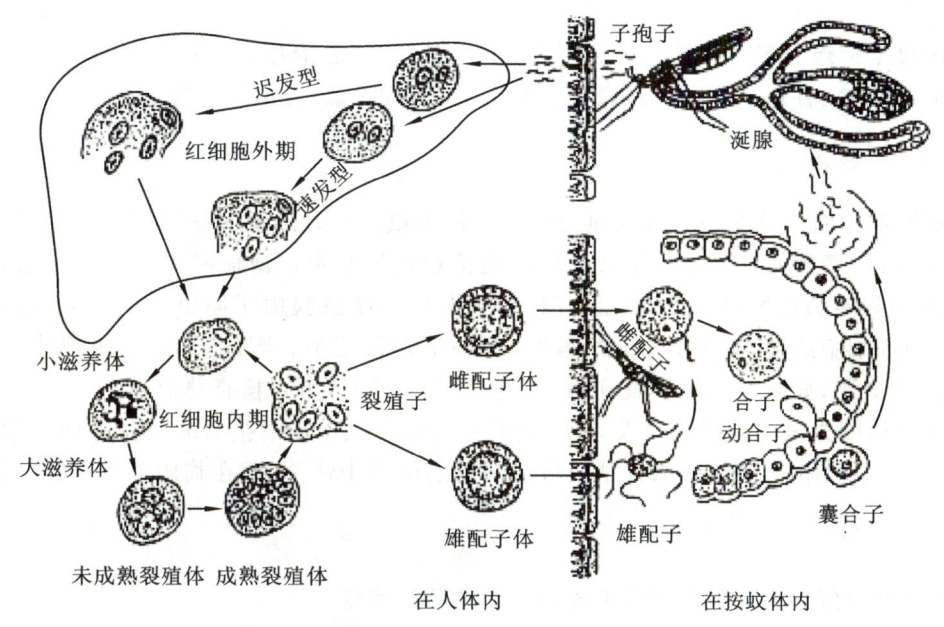

图 10-16　间日疟原虫生活史

## 三、致病性

疟原虫的主要致病阶段是红细胞内期的裂体生殖期。致病力强弱与侵入的虫种、数量和人体免疫状态有关。

**1. 发作**　疟疾的一次典型发作表现为寒战、高热和出汗退热三个连续阶段。发作的原因主要是红细胞内期成熟裂殖体胀破红细胞,大量的裂殖子、疟原虫代谢产物、残余和变性的血红蛋白及红细胞碎片进入血流,其中一部分被巨噬细胞、中性粒细胞吞噬,刺激这些细胞产生内源性热原质,与疟原虫的代谢产物共同作用于宿主下丘脑的体温调节中枢,引起发热。随着血内刺激物被吞噬和降解,机体通过大量出汗,体温逐渐恢复正常,机体进入发作间歇期。疟疾每次发作的周期与红细胞内期裂体生殖周期一致。典型的间日疟和卵形疟 48 h 发作 1 次;三日疟为 72 h 发作 1 次;恶性疟隔 36～48 h 发作 1 次。随着机体对疟原虫产生的免疫力逐渐增强,大量原虫被消灭,发作可自行停止。

**2. 再燃和复发**　疟疾初发停止后,在无重新感染的情况下,体内残存的少量红细胞内期疟原虫,在一定条件下重新大量繁殖又引起的疟疾发作,称为疟疾的再燃。疟疾初发患者红细胞内期疟原虫已被消灭,未经蚊媒传播感染,经过一段时间的潜隐期,又出现疟疾的发作称为复发。复发的原因是迟发型子孢子进入肝细胞后,形成休眠子,经过一段时间的休眠期后,休眠子复苏,才开始红细胞外期裂体生殖,产生裂殖子进入红细胞内期,经裂体生殖而引起的疟疾发作。

**3. 贫血**　疟疾发作数次后，可出现贫血，尤以恶性疟为甚。发作次数越多，病程越长，贫血越重。怀孕妇女和儿童最常见，流行区的高死亡率与严重贫血有关。红细胞内期疟原虫直接破坏红细胞，是疟疾患者发生贫血的主要原因，其次，脾功能亢进、免疫病理的损害、骨髓造血功能受到抑制，也是造成贫血的因素。

**4. 脾大**　初发患者多在发作3～4天后，脾开始肿大。主要原因是脾充血和单核巨噬细胞增生。

**5. 凶险型疟疾**　多由恶性疟原虫引起，由于误诊、延迟治疗或治疗不当所致。主要表现为持续高热、抽搐、昏迷、重症贫血、肾功能衰竭等，来势凶猛，若不能及时诊治，死亡率很高。

## 四、实验诊断

**1. 病原学诊断**　从受检者外周血液中检出疟原虫是确诊的最可靠依据。取服药前血液，制作厚、薄血膜，经姬姆萨或瑞特染液染色后镜检查找疟原虫。薄血膜中疟原虫形态完整、典型，容易识别和鉴别虫种，但原虫数量少时，容易漏检。厚血膜由于原虫数量较多，易检获，但染色过程中红细胞溶解，原虫形态有所改变，虫种鉴别较困难。因此，最好一张玻片上同时制作厚、薄两种血膜，如果在厚血膜查到原虫而鉴别有困难时，可再检查薄血膜。

**2. 其他诊断方法**　间接免疫荧光法、酶联免疫吸附试验和间接血凝试验等免疫学诊断方法，已在流行病学调查、防治效果评估及输血对象的筛选中使用，而在临床上仅作辅助诊断用。

## 五、防治原则

采取加强和落实灭蚊和控制传染源的综合性防治措施。

**1. 防蚊灭蚊**　防蚊灭蚊是预防疟疾的重要环节，包括灭蚊和使用蚊帐及驱蚊剂。

**2. 预防服药**　保护易感人群的重要措施之一。常用的预防性抗疟药有氯喹、乙胺嘧啶等。疟疾疫苗预防尚处于试验阶段。

**3. 治疗患者**　对控制传染源、防止传播极为重要。伯氨喹啉、氯喹、咯萘啶、青蒿素类、乙胺嘧啶等均有较好疗效。

---

**知识链接**

### 屠呦呦——疟疾的克星

屠呦呦，女，1930年12月30日生于浙江宁波，药学家，毕业于北京医学院（今北京大学医学部）。中国中医研究院终身研究员兼首席研究员，青蒿素研究开发中心主任，博士生导师，诺贝尔生理学或医学奖获得者。

屠呦呦多年从事中药和中西药结合研究，突出贡献是创制新型抗疟药——青蒿素和双氢青蒿素。1972年成功提取到了一种无色结晶体，命名为青蒿素。2011年9月，因为发现青蒿素，挽救了全球特别是发展中国家数百万人的生命获得拉斯克奖。2015年10月，屠呦呦获得诺贝尔生理学或医学奖，理由是她发现了青蒿素，这种药品可以有效降低疟疾患者的死亡率。她成为首获科学类诺贝尔奖的中国人。

# 第九节　阴道毛滴虫

阴道毛滴虫又称阴道滴虫,可寄生在人体阴道及泌尿道,主要引起滴虫性阴道炎、尿道炎,是以性传播为主的一种传染病,全球性分布,人群感染较普遍。

## 一、形态

滋养体活动力强,活动时形态多变,固定后呈梨形或椭圆形,宽 $10 \sim 15~\mu m$,长可达 $30~\mu m$,无色透明,有折光性,细胞核位于前端 1/3 处,为椭圆形泡状核,其前端有 5 颗排列成杯状的毛基体,前两颗毛基体发出 4 根前鞭毛和 1 根后鞭毛,后鞭毛向后伸展与虫体波动膜外缘相连,成为波动膜的外缘,波动膜位于虫体前 1/2 处,为虫体做旋转式运动的器官;后三颗毛基体分别与基染色杆、副基纤维和轴柱相连,轴柱纤细透明,纵贯虫体,自后端伸出使虫体呈梨形,因富于黏性,常可见附有上皮细胞或碎片等(图 10-17)。

## 二、生活史

阴道毛滴虫生活史简单,只有滋养体期,滋养体既是本虫的繁殖阶段,又是感染阶段。虫体以纵二分裂法繁殖,以吞噬和吞饮方式摄取食物。虫体在外环境生命力较强,通过直接或间接接触的方式在人群中传播。主要寄生在女性阴道,以阴道后穹窿多见,也可在尿道内发现;男性感染者一般寄生于尿道、前列腺,也可在睾丸、附睾寄生。

## 三、致病性

阴道毛滴虫感染人体后能否致病与多种因素有关,尤其与阴道内环境的改变关系密切。正常情况下,阴道内因乳酸杆菌的作用而保持酸性(pH $3.8 \sim 4.4$),可抑制阴道毛滴虫或其他细菌生长繁殖,称为阴道的自净作用。而阴道毛滴虫寄生阴道时,消耗糖原,妨碍乳酸杆菌的酵解作用,影响了乳酸的浓度,从而使阴道的 pH 值转变为中性或碱性,妊娠及月经后的阴道生理周期使 pH 值接近中性,这些都有利于滴虫的大量繁殖,引起滴虫性阴道炎。

明显的阴道炎表现为阴部瘙痒,白带增多,阴道分泌物多呈泡沫状。阴道毛滴虫侵犯尿道时可有尿频、尿急和尿痛症状。

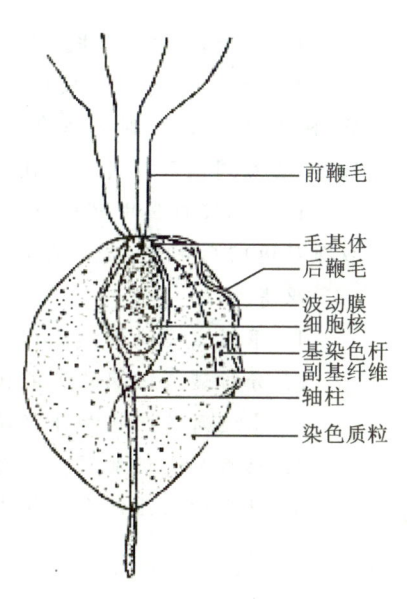

前鞭毛
毛基体
后鞭毛
波动膜
细胞核
基染色杆
副基纤维
轴柱
染色质粒

图 10-17　阴道毛滴虫

### 四、实验诊断

取阴道后穹窿的分泌物、尿液沉淀物或前列腺液,查见滋养体为确诊依据。

**1. 直接涂片法** 镜检活的滋养体,方法简便易行,检出率较高,是门诊和普查的常规检查方法。

**2. 涂片染色法** 经瑞特染色或姬姆萨染色,镜检滋养体。

**3. 培养法** 将分泌物加入肝浸液培养基内,37 ℃温箱内孵育 48 h 后镜检,检出率高,但操作复杂。可作为疑难病例的确诊及疗效评价的依据。

### 五、防治原则

开展普查普治,发现无症状的带虫者及患者都应及时诊治以减少和控制传染源,尤其夫妇双方必须同时用药方能根治。常用的口服药物为甲硝唑,局部可用甲硝唑栓剂、滴维净。阴道保持酸性环境效果较好,可用 0.5% 的乳酸、醋酸溶液或 pH 值为 4 的弱酸性女性护理液冲洗阴道。加强卫生宣传教育,改善公共设施,净化公共浴厕,如改盆浴为淋浴,改坐厕为蹲厕,注意个人卫生与经期卫生,根除卖淫嫖娼等社会丑恶现象。

## 课堂讨论

魏某,女,38 岁,农民,已婚。主诉白带增多、腰酸、阴部瘙痒伴有腥臭味。

患者近 2 年自觉劳累后腰酸,白带自动流出,色微白有时伴淡黄色带有泡沫样黏液,阴部经常瘙痒,时闻腥臭味。月经尚属正常,但经量较大,经妇科检查,外阴部有红肿,宫颈周围糜烂Ⅱ度。阴道涂片检查,混悬片查见大量阴道毛滴虫。

遵医嘱经口服甲硝唑及其栓剂一个疗程后,症状获得好转,逐渐消失,但年终回乡探亲返回后不久,症状又复出现,再次用药后得以痊愈。

思考:

1. 根据上述简单病史,诊断为何种疾病?

2. 分析造成该病的可能传染因素。

3. 上述哪些症状和体征属该种寄生虫感染的特点?

4. 患者应如何处理?试写出几点防治原则。

5. 患者后来为何有症状再现?

# 第十节 刚地弓形虫

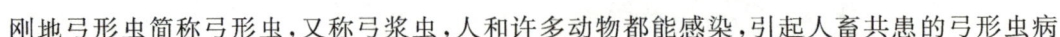

刚地弓形虫简称弓形虫,又称弓浆虫,人和许多动物都能感染,引起人畜共患的弓形虫病。

## 一、形态

弓形虫具有 5 种形态,即滋养体、包囊、裂殖体、配子体和卵囊(囊合子)。人体仅见滋养体和包囊。

**1. 滋养体** 呈弓形、月牙形或香蕉形,核位于虫体中央。在宿主细胞内的数个甚至 10 余个速殖子的集合体,称为假包囊,其内的滋养体又称速殖子,速殖子释出,侵入其他细胞可继续繁殖(图 10-18)。

**2. 包囊** 圆形或椭圆形,具有一层富有弹性的坚韧囊壁。囊内含数个甚至数百个滋养体称缓殖子,在一定条件下可破裂,缓殖子重新进入新的细胞形成新的包囊,可长期在组织内生存(图 10-18)。

**3. 卵囊** 圆形或椭圆形,具两层光滑透明的囊壁。成熟卵囊含 2 个孢子囊,每个孢子囊内含 4 个新月形的子孢子。此期见于猫粪中。

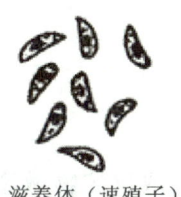
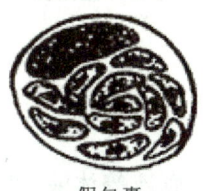
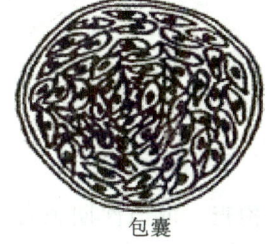

滋养体(速殖子)　　　　假包囊　　　　　　　　包囊

**图 10-18　弓形虫**

## 二、生活史

弓形虫生活史包括在猫及猫科动物体内完成有性生殖和无性生殖,以及在哺乳动物、鸟类、爬行动物、鱼类或人体内完成无性生殖。弓形虫寄生于除红细胞外的所有有核细胞中。

**1. 中间宿主体内的发育** 当猫粪内的卵囊或动物肉类中的包囊或假包囊被中间宿主吞食后,子孢子、缓殖子或速殖子在肠内逸出,侵入肠壁经血管或淋巴管扩散至全身,在细胞内发育繁殖,形成假包囊,直至细胞破裂,速殖子重新侵入新的细胞,反复繁殖。在免疫功能正常的机体,速殖子的繁殖受到抑制,形成包囊。包囊在宿主体内可存活数月、数年,甚至终身。包囊是中间宿主之间或终宿主之间互相传播的主要形式。

**2. 终宿主体内的发育** 猫或猫科动物捕食动物时,将弓形虫卵囊、包囊或假包囊吞入消化道,子孢子或滋养体在小肠逸出,侵入肠上皮细胞,进行裂体生殖。经过几代裂体生殖后,部分裂殖子发育成雌、雄配子体,再发育为雌、雄配子,受精成为合子,发育为卵囊。卵囊落入肠腔,随粪便排出体外,通过食物感染中间宿主或再感染终宿主(图 10-19)。

## 三、致病性

临床上有先天性和获得性弓形虫病两类。先天性弓形虫病是妇女妊娠早期感染弓形虫,经胎盘传给胎儿所致,可造成流产、早产、死产或畸形;获得性弓形虫病主要是宿主食入含包囊、假包囊的肉类或被卵囊污染的食物、水所致。宿主常为无症状带虫者。当机体免疫力降低时,如患艾滋病、恶性肿瘤或使用免疫抑制剂等时,可出现临床表现,如淋巴结肿大、脑炎、脑膜炎、视网膜脉络膜炎、心肌炎、肝炎、肺炎等。

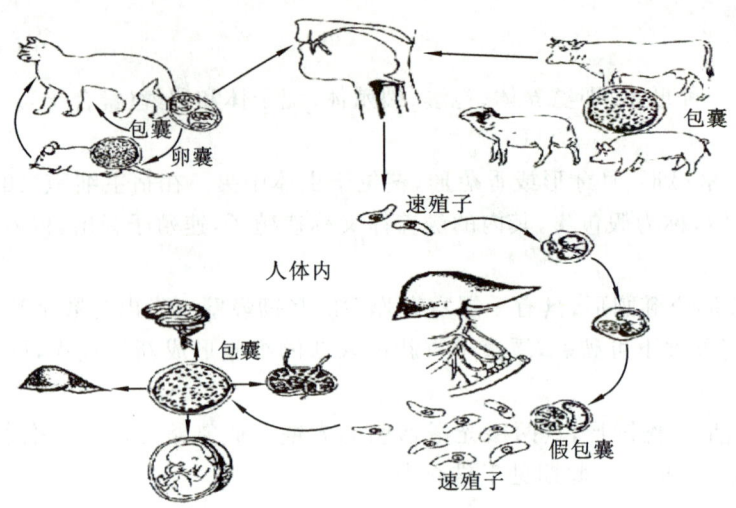

图 10-19　弓形虫生活史

## 四、实验诊断

### （一）病原学检查

**1. 涂片检查**　取急性期患者的脑脊液、血液等体液,经离心后,取沉淀物做涂片,此法简便,但阳性率不高,易漏检。

**2. 动物接种分离**　采用敏感的实验动物小白鼠,样本接种于腹腔内,1 周后剖杀取腹腔液镜检,阴性需连续传代至少 3 次。此法费时,成功率不高。

### （二）免疫学诊断

常用方法有间接血凝试验、间接免疫荧光抗体试验、酶联免疫吸附试验等检测弓形虫抗体。

## 五、防治原则

防止弓形虫病流行重在预防。加强对家畜、家禽和可疑动物的监测和隔离;对肉类加工建立必要的检疫制度,加强饮食卫生管理;不吃生或半生的肉类、蛋及乳制品;定期对孕妇做弓形虫常规检查,一旦发现应及时治疗或终止妊娠,防止先天性弓形虫病的发生。常用药物有磺胺类、乙胺嘧啶,螺旋霉素毒性小,为孕妇首选。

常见原虫比较见表 10-5。

表 10-5　常见原虫比较

| 虫种 | 寄生部位 | 感染阶段 | 感染方式 | 致 病 性 |
|---|---|---|---|---|
| 疟原虫 | 肝细胞、红细胞 | 子孢子 | 按蚊 | 疟疾发作、贫血 |
| 阴道毛滴虫 | 阴道、尿道 | 滋养体 | 接触 | 滴虫性阴道炎、尿道炎 |
| 刚地弓形虫 | 有核细胞 | 卵囊、包囊、假包囊 | 口 | 先天性弓形虫病、获得性弓形虫病 |

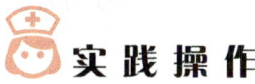

## 实践操作

见第十一章实验五常见人体寄生虫实验。

## 要点导航

**重点**：常见寄生虫的致病性及防治原则，常见寄生虫的形态及生活史。人体常见寄生虫的寄生部位、排出途径、中间宿主(或发育环境)、感染阶段、感染途径。钩虫病患者的主要临床表现。疟疾的发作、再燃、复发的原因及关系。

**难点**：人体常见寄生虫的生活史及所致疾病，常见寄生虫的实验诊断，能初步运用所学知识在日常生活中正确防治常见寄生虫病。

## 能力检测

**一、名词解释**

1. 米猪肉　2. 疟疾发作　3. 疟疾再燃　4. 疟疾复发

**二、填空题**

1. 常见的肠道寄生虫有_____、_____、_____、_____。

2. 蛔虫卵有_____和_____两种。

3. 生活史过程中需要中间宿主的寄生虫有_____、_____、_____、_____、_____、_____；不需要中间宿主的有_____、_____、_____、_____。

4. 肝吸虫的第一中间宿主是_____，第二中间宿主是_____；肺吸虫的第一中间宿主是_____，第二中间宿主是_____；日本血吸虫的中间宿主是_____。

5. 寄生蠕虫中最小的虫卵是_____。

6. 人误食猪囊尾蚴，可患_____；误食猪带绦虫卵，可患_____。

7. 寄生人体的钩虫有_____、_____两种；其感染阶段为_____，感染途径是_____。

8. 小孩夜间哭闹不安，手抓肛门，最可能是_____虫感染，此虫通常在宿主_____时在_____周围产卵，感染率最高的人群是_____。

9. 肝吸虫寄生于人体的_____，其感染方式是_____，感染阶段是_____。

10. 日本血吸虫雌雄虫常呈_____状态，对人致病作用最为显著的发育阶段是_____。

11. 猪带绦虫成虫主要由_____、_____、_____组成，在人体内一般寄生_____条。

12. 寄生在人体的疟原虫有_____、_____、_____、_____共_____种，我国以_____最常见，疟疾的传播媒介为_____。

13. 间日疟原虫的终宿主是_____，中间宿主是_____，红内期主要有_____、_____、_____、_____四个阶段。

14. 阴道毛滴虫的感染阶段是_____,致病阶段是_____主要通过_____方式传播,可引起_____、_____。

三、选择题

1. 关于蛔虫的生活史,下列哪项是正确的?(　　　)
A.感染方式是侵入皮肤　　　　B.成虫寿命为10年　　　　C.不进入循环系统
D.成虫寄生于人体大肠　　　　E.感染阶段是感染性虫卵

2. 蛔虫致病对人体危害最大的是(　　　)。
A.蛔蚴性肺炎　　　　　　　　B.掠夺营养　　　　　　　　C.引起并发症
D.引起超敏反应　　　　　　　E.破坏肠黏膜

3. 蛲虫卵的结构不包括(　　　)。
A.虫卵无色透明　　　　　　　B.一侧扁平,另一侧稍凸　　C.卵壳较厚
D.内含一个卵细胞　　　　　　E.内含幼虫

4. 主要通过"肛门—手—口"方式引起自身重复感染的寄生虫病是(　　　)。
A.蛔虫　　　B.钩虫　　　C.蛲虫　　　D.猪带绦虫　　　E.肝吸虫

5. 最常用的检查蛲虫卵的方法是(　　　)。
A.直接涂片法　　　　　　　　B.透明胶纸法　　　　　　　C.饱和盐水浮聚法
D.自然沉淀法　　　　　　　　E.毛蚴孵化法

6. 生吃淡水鱼虾可能感染(　　　)。
A.蛔虫病　　　B.血吸虫病　　　C.蛲虫病　　　D.肺吸虫病　　　E.肝吸虫病

7. 血吸虫的感染方式是(　　　)。
A.误食虫卵污染的食物　　　　　　　　B.食入带有活囊蚴的鱼虾
C.接触含有尾蚴的疫水　　　　　　　　D.食入带有囊蚴的淡水溪蟹
E.食入带有囊蚴的水生植物

8. 猪带绦虫卵内含有(　　　)。
A.尾蚴　　　B.毛蚴　　　C.六钩蚴　　　D.1个卵细胞　　　E.2~4个卵细胞

9. 疟原虫的传播媒介是(　　　)。
A.按蚊　　　B.伊蚊　　　C.库蚊　　　D.蝇　　　E.蚤

10. 关于蛔虫的叙述下列哪项是错误的?(　　　)
A.幼虫可致肺炎　　　　　　　B.感染阶段是受精卵　　　　C.幼虫可在体内移行
D.感染方式为经口感染　　　　E.成虫有钻孔习性

11. 蛔虫感染最常见的并发症是(　　　)。
A.营养不良　　　　　　　　　　　　　B.幼虫移行造成的组织损伤
C.幼虫引起的超敏反应　　　　　　　　D.胆道蛔虫病
E.缺铁性贫血

12. 钩虫的感染阶段是(　　　)。
A.丝状蚴　　　B.感染性虫卵　　　C.含蚴卵　　　D.尾蚴　　　E.成虫

13. 钩虫感染人体的主要途径是(　　　)。
A.经口感染　　　　　　　　　B.经皮肤感染　　　　　　　C.经输血感染
D.经蚊子叮咬感染　　　　　　E.经蚤叮咬感染

14. 蛲虫雌虫的产卵部位常在(　　　)。

A. 直肠　　　　B. 回盲部　　　　C. 小肠　　　　D. 肛门周围　　　E. 结肠

15. 蛲虫的感染阶段是(　　)。

A. 感染性幼虫　B. 感染期虫卵　C. 成虫　　　　D. 丝状蚴　　　E. 虫卵

16. 肺吸虫的中间宿主是(　　)。

A. 扁卷螺　　　B. 川卷螺　　　C. 钉螺　　　　D. 豆螺　　　　E. 沼螺

17. 日本血吸虫的中间宿主是(　　)。

A. 扁卷螺　　　B. 川卷螺　　　C. 钉螺　　　　D. 豆螺　　　　E. 沼螺

18. 血吸虫发育各阶段中,致病最严重的阶段是(　　)。

A. 尾蚴　　　　B. 虫卵　　　　C. 成虫　　　　D. 童虫　　　　E. 毛蚴

19. 下列患者标本中,可查到猪肉绦虫囊尾蚴的是(　　)。

A. 皮下结节　　B. 粪便　　　　C. 尿　　　　　D. 痰　　　　　E. 血

20. 下列哪项不是猪带绦虫成虫形态特征?(　　)

A. 头节呈圆球形　　　　　　　B. 头节有顶突　　　　　　　C. 头节有小钩

D. 孕节子宫有 15～30 支　　　E. 虫体分节

21. 经口感染人体的是(　　)。

A. 蛔虫　　　　B. 钩虫　　　　C. 疟原虫　　　D. 阴道毛滴虫　E. 血吸虫

22. 可经性行为感染人体的是(　　)。

A. 蛔虫　　　　B. 钩虫　　　　C. 疟原虫　　　D. 阴道毛滴虫　E. 血吸虫

23. 人既是终宿主又是中间宿主的寄生虫是(　　)。

A. 蛔虫　　　　B. 钩虫　　　　C. 肺吸虫　　　D. 猪带绦虫　　E. 血吸虫

## 四、思考题

1. 列表比较人体常见寄生虫的寄生部位、排出途径、中间宿主(或发育环境)、感染阶段、感染途径。

2. 说明蛔虫病流行范围广、感染率高的原因。

3. 简述人体常见寄生虫的生活史及所致疾病。

4. 钩虫病患者的主要临床表现有哪些?

5. 分析疟疾的发作、再燃、复发的原因及关系。

(路转娥)

扫码看答案

# 第十一章 实验指导

## 实验目的及实验室规则

### 一、实验目的

病原生物与免疫学基础实验是本课程的重要组成部分,实验旨在加深和巩固学生对理论课内容的理解和掌握。通过实验操作,掌握和熟悉有关病原生物与免疫学基础最基本、最常用的实验方法的原理和具体操作要求,提高学生动手操作能力,培养学生实事求是的科学态度,提高独立工作、分析问题和解决问题的能力,为培养良好的职业素养和能力,打下良好的基础。为此要求学生做到如下几点。

(1)实验前必须掌握与实验相关的医学微生物学、医学寄生虫学及医学免疫学基础理论。做好预习,明确实验目的、实验内容和操作中的注意事项,以减少或避免错误发生。

(2)实验过程中,认真听取实验老师的讲解、示教,应严格无菌操作,加强无菌观念的培养和训练。对于设计性实验,在老师的指导下,注意发挥自身潜能,勤于思考,灵活掌握所学知识。

(3)在实验过程中做到三严:严肃、严格、严谨。如实记录实验结果,按规定完成实验报告。对于失败实验结果要分析原因,必要时重复实验。

(4)严格遵守实验室规则。

### 二、实验室规则

病原生物与免疫学基础实验中所用到的材料大多具有传染性,因此,为了防止在实验过程中实验者被感染及防止环境污染,实验者必须树立高度的无菌观念,并严格执行无菌操作。

(1)进实验室穿工作服,离开时脱下并反折,工作服应经常清洗、消毒。

(2)除必需教材、文具外,其他物品禁止带入实验室。

(3)按规定位置就座。保持实验室安静,不得随意走动、进出。

(4)实验室内禁止饮食、吸烟。谨防经口感染病原菌。

(5)实验操作应严格按实验指导和教师的要求进行,不擅自移动实验标本,如有不清楚之处,请老师调整,以免影响其他同学观察。

（6）实验过程中若不慎将传染性标本污染桌面、手及其他物品时，应立即报告老师紧急处理，不得擅自处理。

（7）看示教时，未经允许，不得移动显微镜推进尺。

（8）爱护实验室器材及设备，认真填写实验设备使用记录。不慎发生损坏时，应立即报告老师，按照学校规定处理。

（9）实验结束后，凡使用过的实验器材必须放在指定地点，如吸过菌液的吸管及毛细吸管要投入含有 2%～3% 来苏儿或 0.1% 新洁尔灭的玻璃筒中，或置"待消毒"处，不得放在桌上，亦不可冲洗于水槽内。用过的玻片也应放于含有消毒液的容器内。需要培养的实验材料集中后放入温箱中培养。

（10）实验完毕，应及时清理实验室（包括桌面、地面、实验用具等），值日生打扫室内卫生，关好门窗、水电。离开实验室前，将双手在消毒液内浸泡 3～5 min，再用清水洗净，方可离开。

（李　永）

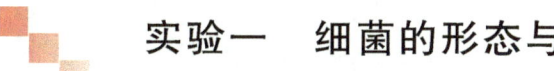

# 实验一　细菌的形态与结构观察

【实验目的】

（1）学会显微镜与油镜的使用与保养方法。

（2）掌握细菌基本形态和特殊结构的观察方法。

（3）初步学会制作细菌涂片，学会革兰染色法的操作及结果判断。

【实验内容与方法】

## 一、显微镜与油镜的使用与保养方法

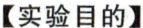

**1. 低倍镜的使用方法**

（1）取镜和放置：显微镜平时存放在柜或箱中，使用时从柜中取出，右手紧握镜臂，左手托住镜座，将显微镜放在自己左肩前方的实验台上，镜座后端以距桌边 30～65 cm 为宜，便于坐着操作。

（2）对光：用拇指和中指移动旋转器（切忌手持物镜移动），使低倍镜对准镜台的通光孔（当转动听到碰叩声时，说明物镜光轴已对准镜筒中心）。打开光圈，上升集光器，并将反光镜转向光源，以左眼在目镜上观察（右眼睁开），同时调节反光镜方向，直到视野内的光线均匀明亮为止。

（3）放置玻片标本：取一玻片标本放在镜台上，一定使有盖玻片的一面朝上，切不可放反，用推片器弹簧夹夹住，然后旋转推片器螺旋，将所要观察的部位调到通光孔的正中。

（4）调节焦距：以左手按逆时针方向转动粗调节器，使镜台缓慢地上升至物镜距标本片约 5 mm 处，应注意在上升镜台时，切勿在目镜上观察，一定要从右侧看着镜台上升，以免上升过多，造成镜头或标本片的损坏。然后，两眼同时睁开，用左眼在目镜上观察，左手顺时针方向缓慢转动粗调节器,使镜台缓慢下降,直到视野中出现清晰的物像为止。如果物像不在视野中心,可调节推片器将其调到中心(注意移动玻片的方向与视野物像移动的方向是相反的)。如果视野内的亮度不合适,可通过升降集光器的位置或开闭光圈的大小来调节,如果在调节焦距时,镜台下降已超过工作距离(>5.40 mm)而未见到物像,说明此次操作失败,则应重新操作,切不可心急而盲目地上升镜台。

**2．油镜的使用方法**

(1)在使用油镜之前,必须先经低、高倍镜观察,然后将需进一步放大的部分移到视野的中心。

(2)将集光器上升到最高位置,光圈开到最大。

(3)转动转换器,使高倍镜头离开通光孔,在需观察部位的玻片上滴加一滴香柏油,然后慢慢转动油镜,在转换油镜时,从侧面水平注视镜头与玻片的距离,使镜头浸入油中而又不以压破玻片为宜。

(4)用左眼观察目镜,并慢慢转动细调节器至物像清晰为止。如果不出现物像或者目标不理想要重找,在加油区之外重找时应按低倍→高倍→油镜程序进行;在加油区内重找应按低倍→油镜程序进行,不得经高倍镜,以免油污染镜头。

(5)油镜使用完毕,先用擦镜纸蘸少许二甲苯将镜头上和标本上的香柏油擦去,然后再用干擦镜纸擦干净。

**3．显微镜与油镜的保养方法**

(1)持镜时必须是右手握臂、左手托座的姿势,不可单手提取,以免零件脱落或碰撞到其他地方。

(2)保持显微镜的清洁,光学和照明部分只能用擦镜纸擦拭,切忌口吹手抹或用布擦,机械部分用布擦拭。

(3)放置玻片标本时要对准通光孔中央,且不能反放玻片,防止压坏玻片或碰坏物镜。要养成两眼同时睁开的习惯,以左眼观察视野,右眼用以绘图。

(4)不要随意取下目镜,以防止尘土落入物镜,也不要任意拆卸各种零件,以防损坏。

(5)油镜使用完毕,先用擦镜纸蘸少许二甲苯将镜头上和标本上的香柏油擦去,然后再用干擦镜纸擦干净。

(6)使用完毕后,必须复原才能放回镜箱内,其步骤是:取下标本片,转动旋转器使镜头离开通光孔,下降镜台,平放反光镜,下降集光器(但不要接触反光镜)、关闭光圈,推片器回位,盖上外罩,放回实验台柜内,最后填写使用登记表。

## 二、细菌的基本形态和特殊结构的观察(示教)

**1．细菌的基本形态(各种球菌、杆菌、弧菌等)** 观察要点:注意细菌的染色性、相对大小、形状及排列方式,并绘图或记录。

(1)球菌 葡萄球菌:球形,葡萄串状排列,革兰染色阳性,菌体染成紫蓝色。链球菌:球形,链状排列,革兰染色阳性,菌体染成紫蓝色。脑膜炎奈瑟菌:肾形,成双排列,凹面相对,革兰染色阴性,菌体染成红色。

(2)杆菌 大肠埃希菌:短杆状,分散排列,革兰染色阴性,菌体染色成红色。炭疽芽胞杆菌:菌体杆状粗大,两端截平,链状排列,菌体中央有芽胞,革兰染色阳性,菌体染成紫蓝色。

(3)螺形菌 霍乱弧菌:弧形,分散排列,革兰染色阴性,菌体染色成红色。

**2. 特殊结构的观察(荚膜、芽胞、鞭毛)**　观察要点:注意这些特殊结构的大小、形状及其在菌体中的位置,均有助于细菌的鉴定,并绘图或记录。

## 三、细菌涂片标本制作和革兰染色法

**1. 细菌涂片标本制备**

(1) 涂片　取一张洁净载玻片,将大肠杆菌液体培养物直接涂布于载玻片上(如在固体培养基上培养的细菌,则先在载玻片上放置一接种环生理盐水,再取少许葡萄球菌与生理盐水磨匀),涂成直径 1 cm 大小的区域(如为固体培养基上的细菌,取菌量不可太多,使盐水磨成灰白色为宜)。

(2) 干燥　涂片最好在室温下自然干燥,或将标本面向上,置于通风处吹干,必要时可置火焰上方烘干,切勿紧靠火焰,以免烤焦。

(3) 固定　干燥后的标本片迅速通过外焰 3 次,既可达到杀菌的目的,又能固定细菌在载玻片上,以免载玻片上细菌在染色过程中被冲洗掉。

**2. 革兰染色法**

(1) 初染　滴加结晶紫液 2～3 滴于涂片上,作用 1 min 后,用流水冲洗,甩干。

(2) 媒染　滴加卢戈碘液数滴于涂片上,作用 1 min 后用流水冲洗,甩干。

(3) 洗脱　滴加 95% 酒精数滴,轻轻晃动载玻片,直到载玻片上流下的酒精液无紫色为止(时间灵活掌握,大约 0.5 min),用流水冲洗,甩干。

(4) 复染　滴加稀释石炭酸复红液数滴,作用 1 min 后,用流水冲洗,甩干。最后用吸水纸印干标本片或自然干燥后,用显微镜观察。

**3. 影响因素**

(1) 操作因素　涂片太厚或太薄,菌体分散不均匀,可影响染色效果。固定时避免菌体过分受热。脱色时间要根据涂片厚薄灵活掌握。

(2) 染液因素　所有染液应防止水分蒸发而影响浓度,特别是卢戈碘液久存或受光作用后易失去媒染作用。脱色酒精以 95% 浓度为宜,若瓶密封不良或涂片上积水过多,可使酒精浓度下降而影响其脱色能力。

(3) 细菌因素　不同时间培养物,革兰染色结果有差异,如葡萄球菌幼龄菌染成紫色,而老龄菌可被染成红色。细菌染色时一般用 12～18 h 的细菌培养物为宜。

**【实验报告】**

(1) 绘出镜下所见的细菌基本形态和特殊结构。

(2) 记录和分析革兰染色的结果。

**【成绩评定】**

(1) 分组操作评定。

(2) 书写实验报告评定。

(蒋晓兵)

# 实验二　细菌人工培养实验

**【实验目的】**

(1) 掌握配制培养基的一般方法和步骤。

(2) 了解培养基的配制原理。

(3) 掌握干热灭菌、高压蒸汽灭菌的操作方法。

(4) 了解常见灭菌、消毒方法的基本原理。

**【实验内容与方法】**

## 一、常用培养基的制备（示教）

**1. 原理**　培养基是根据微生物生长繁殖所需要的营养物质进行配制的混合物。培养基的原材料可分为碳源、氮源、无机盐、生长因子和水。根据微生物的种类和实验目的的不同,培养基也有不同的种类和配制方法。

**2. 过程**　培养基的配制过程均为:称量→溶化→调 pH 值→过滤→分装→加塞→包扎→灭菌,必要时要对做好的培养基做无菌检查。

**3. 常用培养基**

(1) 肉汤培养基　常用的液体培养基,也是制备常用的细菌分离培养基及其他某些培养基的基础。方法:取 1000 mL 水,加入牛肉膏 3～5 g,蛋白胨 10 g,氯化钠 5 g,混合加热溶解,放凉至室温,调整 pH 值至 7.2～7.6,分装于试管或三角烧瓶中,用棉塞盖好瓶口并用牛皮纸包好,高压蒸汽灭菌 20～30 min 备用。

(2) 固体培养基的制备　普通琼脂培养基是常用的固体培养基,包括普通琼脂平板和普通琼脂斜面两种,前者用于分离纯种细菌,后者用于增殖纯种细菌或保存菌种。方法:把称量好的肉汤、蛋白胨、氯化钠和琼脂放到三角烧瓶中,加热溶化,趁热用 pH 试纸测酸碱度,调整 pH 值为 7.2 左右,高压蒸汽灭菌 20～30 min,趁热将溶化的培养基倒入灭菌平皿内,每个平皿倒入约 15 mL,凝固后即成普通琼脂平板培养基;如趁热将培养基倒入灭菌试管内,再将试管斜放试验台上,凝固后即成普通琼脂斜面培养基。

(3) 血液琼脂培养基　有些细菌的营养要求较高,在普通琼脂培养基上生长不良,可用血液琼脂培养基进行培养。方法:加热溶化普通琼脂培养基,待冷至 50 ℃ 左右时,加入无菌的脱纤维蛋白血液,混匀(注意不要使其产生泡沫),分注于灭菌试管或平皿中制成血斜面和血平板培养基。

注意事项:①要严格按配方配制;②调 pH 值不要过度;③干热灭菌要注意物品不要堆放过紧,注意温度的时间控制,70 ℃ 以下放物、取物;④高压蒸汽灭菌要注意物品不要过多,加热后排出空气,待降压回零后取物。

## 二、细菌接种方法

**1. 平板分区划线接种法**　此法主要用于菌种分离,获得单个纯种菌落。具体方法为:①右手持接种环在酒精灯火焰上烧灼灭菌,待冷,蘸取少许经增菌后待分离的液体培养基;②左手持普通琼脂平板培养基,用拇指开启培养皿盖,皿盖与皿底不超过45°;③在无菌平板表面进行划线,每个平板一般分三个或四个区,先在第一个区连续划线,微生物细胞数量将随着划线次数的增加而减少,并逐步分散开来,然后将接种环灭菌,稍冷却后,将平板旋转一定角度,压住上次划线一到两根继续划线,依次划完所有区域(图11-1(a));④划线完毕,烧灼接种环灭菌,合上皿盖,并在皿底记录标本名称、接种日期;⑤将培养基倒置放于37℃温箱中培养18～24 h。如果划线适宜的话,微生物能一一分散,经培养后,可在平板表面得到单个细菌生长而成的菌落(图11-1(b))。

**2. 斜面培养基接种法**　主要用于纯培养以及保存菌种。具体方法为:①左手斜握培养管,右手持接种环烧灼灭菌,待冷,同时用右手小指和手掌拔取管塞并将管口通过火焰灭菌;②用接种环挑取细菌标本,迅速伸入培养管内,先从斜面底部到顶端拉出一条接种线,再自下而上蜿蜒划线(图11-2);③接种完成之后,用酒精灯火焰灭菌培养管口及接种环,并塞上管塞;④将培养管做好标记,置于37℃培养18～24 h。

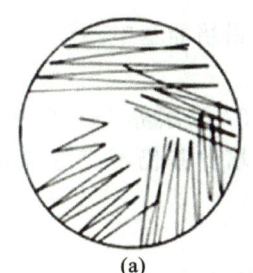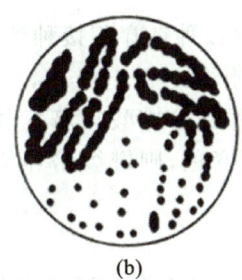

图 11-1　平板分区划线接种法

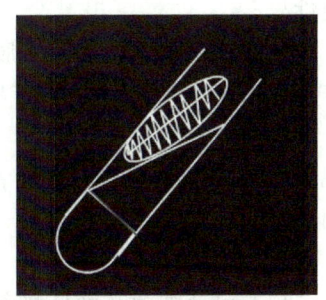

图 11-2　斜面培养基接种法

**3. 液体培养基接种法**　主要用于细菌的增菌培养及生化反应等。具体方法为:①左手斜握肉汤管,右手持接种环,烧灼灭菌,待冷,同时用右手小指和手掌拔取管塞并将管口通过火焰灭菌;②用接种环挑取细菌标本,迅速伸入肉汤管内,在接近液面的管壁上轻轻研磨,将细菌混入肉汤中;③取出接种环,塞上管塞并依次用火焰消毒试管口和接种环;④将肉汤管做好标记,置于37℃培养18～24 h。

**4. 穿刺接种法**　主要用于判断细菌的动力及保存菌种。具体操作法:①同液体培养基,左手斜握培养管,右手持接种针,烧灼灭菌,待冷,同时用右手小指和手掌拔取管塞并将管口通过火焰灭菌;②用接种环挑取细菌标本,将接种环从培养基中心向下刺入接近管底(勿完全刺穿),并循原路线退出;③塞上管塞,用火焰消毒试管口和接种针;④将培养管做好标记,置于37℃培养18～24 h。

## 三、细菌生长现象及代谢产物观察(示教)

**1. 细菌在常见培养基中的生长现象**

(1) 液体培养基:①均匀混浊(金黄色葡萄球菌);②形成菌膜(枯草芽胞杆菌);③沉淀生长(链球菌)。

（2）固体培养基：出现两种常见的生长现象（菌落、菌苔）。注意观察菌落的大小、形态、颜色、表面及边缘等，在血琼脂培养基上还要观察菌落周围的溶血现象（溶血环的大小、颜色）。金黄色葡萄球菌形成金黄色，直径 2～3 cm，圆形突起，边缘整齐的菌落。大肠杆菌则形成较大、灰白色、圆形光滑的菌落。

（3）半固体培养基：①有鞭毛的细菌，沿穿刺线向周围扩散，呈云雾状或羽毛状生长；②无鞭毛的细菌，沿着穿刺线生长。

**2. 细菌代谢产物观察（示教）**

（1）糖发酵试验　取葡萄糖发酵培养基 3 支，按编号 1 支接种大肠杆菌，另 1 支接种普通变形杆菌，第 3 支不接种，作为对照。同样取 3 支乳糖发酵培养基，1 支接种大肠杆菌，1 支接种普通变形杆菌，第 3 支不接种，作为对照。将已接种好的培养基置 37 ℃温箱中培养 18～24 h。被检细菌若能发酵培养基中的糖时，则使培养基的 pH 值降低，这时培养基中的指示剂呈酸性反应（为黄色）。若发酵培养基中的糖产酸产气，则培养基不仅显酸色反应，并且在培养基中倒置的小玻璃管（杜氏小管）中有气体。气体占整个倒置小玻管的 10% 以上。若被检细菌不分解培养基中的糖，则培养基不发生变化。

（2）甲基红试验（MR 试验）　将大肠杆菌和产气杆菌分别接种到葡萄糖蛋白胨水培养基中，37 ℃ 培养 18～24 h，加甲基红指示剂数滴，观察结果。呈现红色者为阳性，呈现黄色者为阴性。

（3）硫化氢试验　将大肠杆菌和变形杆菌以接种针穿刺接种到醋酸铅培养基中，37 ℃ 培养 18～24 h，观察结果，若有黑色物质出现者为阳性。

（4）柠檬酸盐利用试验　取少量被检菌接种到柠檬酸盐培养基上，37 ℃培养 18～24 h，观察结果。培养基变深蓝色者为阳性；培养基不变色，则继续培养 7 天，培养基仍不变色者为阴性。

**【实验报告】**

（1）记录细菌在液体培养基、固体培养基和半固体培养基中的生长现象。

（2）说明在细菌接种过程中要注意的细节。

**【成绩评定】**

（1）分组操作评定。

（2）书写实验报告评定。

（蒋晓兵）

# 实验三　细菌分布检查与消毒灭菌实验

**【实验目的】**

（1）熟悉细菌广泛分布于自然界及正常人体，树立无菌观念，从而认识无菌操作对于微生物学及医学实践的重要性。

（2）学会不同部位细菌的检查方法。

（3）熟悉外界因素对细菌的影响,认识常用的消毒灭菌方法。

（4）初步学会观察药物敏感试验的结果并了解其临床意义。

【实验内容与方法】

## 一、细菌的分布检查

**1. 空气中的细菌检查**　取普通琼脂平板培养基一支,开启皿盖,培养基面向上放于实验桌上,暴露在空气中 5～30 min 后盖好,并于皿底注明班级、组别、标本,置 37 ℃温箱培养 18～24 h 后观察并记录结果。

**2. 地面水中的细菌检查**　以无菌吸管吸取地面水、纯净水分别加入灭菌平皿中,将已溶化且冷至 45 ℃左右的琼脂倾注入上述平皿中,加盖后轻轻摇动,使水与琼脂充分混匀,静置 10 min 左右,于皿底注明班级、组别、标本,37 ℃培养 18～24 h 后取出观察,计数菌落。

**3. 衣服、票证、头发、手指皮肤上的细菌检查**　取普通平板一个,用蜡笔在平板背面玻璃上划成四等份,并贴上标签。然后以无菌操作法,用衣袖角、票证、头发及手指或指甲内污物,在平板培养基表面相应部位轻轻涂抹,并于皿底注明班级、组别、标本,置 37 ℃培养 18～24 h,观察并记录结果。

**4. 正常人体咽喉部的细菌检查**　取灭菌棉拭子一支,在被检查者咽喉部轻轻涂搽后,再涂于血液琼脂培养基靠平板壁一侧,然后改用灭菌接种环做分离划线接种。盖上皿盖,并于皿底注明班级、组别、标本,置 37 ℃培养 18～24 h,观察并记录结果(或者采用咳喋法)。

**5. 实验结果记录**　细菌分布检查记录见表 11-1。

表 11-1　细菌分布检查记录

| 检查材料 | 空气 | 水 | 衣服 | 票证 | 头发 | 手指 | 咽喉部 |
|---|---|---|---|---|---|---|---|
| 细菌生长情况 | | | | | | | |
| 菌落数 | | | | | | | |

## 二、消毒灭菌试验

**1. 煮沸与高压灭菌法**

（1）原理　高温对细菌有明显的致死作用,主要机制是凝固菌体蛋白质,也可能与细菌 DNA 双螺旋断裂、细菌细胞膜功能受损及菌体内电解质浓缩有关。湿热灭菌法所需温度比干热法为低,时间较短。尤其是高压蒸汽灭菌,因增加压力而提高沸点,灭菌效果最佳。有芽胞的细菌由于对热的抵抗力比无芽胞细菌强,所以只有采用高压蒸汽灭菌法才能将芽胞彻底杀灭。

（2）材料　琼脂平板两块、肉汤管两支、大肠埃希菌和枯草芽胞杆菌肉汤培养物。

（3）方法　①取琼脂平板两块,用记号笔分别在两块平板底部玻面上,注明大肠埃希菌和枯草芽胞杆菌,并分别将两块平板底玻璃面划分三等份,于每块平板的三等份上分别注明对照、加热至 100 ℃ 10 min 及加热至 121 ℃ 20 min。②取肉汤管两支,分别注明加热至 100 ℃ 10 min 及加热至 121 ℃ 20 min,用毛细吸管吸取大肠埃希菌肉汤培养物,于上述两支肉汤管中各加入菌液一滴。混匀,再用接种环于两支肉汤管的任何一管中,取一环菌液接种于大肠埃希菌平板的对照处,然后分别将肉汤管加热至 100 ℃ 10 min 及加热至 121 ℃ 20 min(高压蒸汽),再各取一接种环分别接种于平板的相应部位。枯草芽胞杆菌以同法试验。③将两块琼脂平板接种物置 37 ℃培养 24 h,比较培养基上两种细菌的生长情况。

(4)结果观察  见表 11-2。

表 11-2  煮沸和高压灭菌实验结果

| 细菌名称 | 100 ℃ 10 min | 121 ℃ 20 min | 对照(未加热) |
|---|---|---|---|
| 枯草芽胞杆菌 | | | |
| 大肠埃希菌 | | | |
| 结果分析 | | | |

**2. 紫外线杀菌法**

(1)原理  波长 265～266 nm 的紫外线因与 DNA 吸收光谱一致而有明显的杀菌作用。其机制是使细菌 DNA 相邻的胸腺嘧啶形成二聚体,从而破坏 DNA 构型,干扰其正常复制,导致细菌死亡。紫外线杀菌力虽强,但穿透力弱,故只能用于实验室、病房或手术室内空气及物体表面的消毒灭菌。另外,杀菌波长的紫外线对人体皮肤、眼睛等有损伤作用,应注意防护。

(2)材料  大肠埃希菌培养物、琼脂平板、接种环、酒精灯、紫外线灯。

(3)方法  ①以灭菌接种环挑取大肠埃希菌培养物,于琼脂平板上做来回密集划线接种;②半启皿盖(将皿盖遮住涂面的 1/2),置于紫外线灯下 1 m 以内接受照射 30 min;③盖上皿盖,于 37 ℃培养 24 h 后观察结果。

(4)结果观察  平板上用黑纸遮盖部分_____菌生长,未遮盖部分_____菌生长。这说明紫外线_____。

**3. 化学消毒法——皮肤消毒试验**

(1)原理  乙醇可使菌体蛋白脱水凝固或与菌体蛋白、酶蛋白等结合而使之变性失活。70％～75％乙醇在 15～30 s 即将细菌杀死。但 95％的乙醇消毒效果反而不如 70％～75％的乙醇好,因高浓度乙醇使菌体蛋白表面迅速凝固,影响乙醇继续进入菌体内发挥作用。2.5％的碘酒可使菌体酶蛋白中的硫氢基(—SH)改变,使酶失去活性,导致功能障碍而死亡。

(2)材料  普通琼脂平板培养基一个、2.5％碘酒、75％乙醇。

(3)方法  ①取普通琼脂平板培养基一个,用蜡笔在平板培养基背面玻璃上划成五等份,并贴上标签;②两人用手在培养基上各涂一格,然后用 2.5％碘酒、75％乙醇消毒手指后再各涂另一格,留一格作对照;③盖好平板培养基,置 37 ℃温箱中培养 24 h 观察结果。

(4)结果观察  见表 11-3。

表 11-3  皮肤消毒试验结果记录

| 项　目 | 24 h 细菌的菌落数 | 结果说明 |
|---|---|---|
| 消毒前手指皮肤 | | |
| 消毒后手指皮肤 | | |
| 对照平板 | | |

**4. 抗生素的抗菌试验(药敏试验,纸片法)**

(1)原理  抗生素主要是指某些微生物(大多数为放线菌和真菌,极少数为细菌)在生长繁殖过程中产生的一种合成代谢产物。此种有机化合物具有抗生物作用,能抑制或杀灭某些生物细胞,主要是一些微生物和肿瘤细胞。一种抗生素只对一定种类的生物细胞具有选择性拮抗作用,这种作用范围称为抗菌谱。抗生素的抗菌试验(药敏试验)是指在体外测定药物抑制或杀死细菌能力的试验。

(2)材料　金黄色葡萄球菌、大肠埃希菌、琼脂平板培养基,抗生素纸片(青霉素、链霉素、氯霉素、庆大霉素、磺胺等纸片)、尖头镊子、酒精灯、接种环。

(3)方法　①取琼脂平板培养基两支,于其底部玻璃上用标签纸注明本人所接种的菌株名称(或将平板底部以蜡笔划为六等份,分别在靠近边缘处注明"青""链""氯""庆大"等字样);②以灭菌接种环挑取菌液,在培养基表面做密集划线接种;③将镊子火焰灭菌,待冷后再取各药物纸片,分别牢贴于种有细菌的平板培养基表面相应位置,每次贴片后镊子均应经火焰烧灼灭菌。每张纸片间距不少于 24 mm,纸片中心距平皿边缘不少于 15 mm,并分别做好标记。

(4)结果观察(表 11-4)　一般抑菌圈的直径大于 17 mm 为敏感,15~16 mm 为介于敏感与耐药之间,小于 14 mm 为耐药。某些细菌、某些药物的判读有特殊要求。

表 11-4　药敏试验(纸片扩散法)结果记录

| 抗生素 | 大肠埃希菌 | | 金黄色葡萄球菌 | |
|---|---|---|---|---|
| | 抑菌圈直径/cm | 敏感度 | 抑菌圈直径/cm | 敏感度 |
| | | | | |
| | | | | |
| | | | | |
| | | | | |

【实验报告】

(1)记录细菌的分布检查结果。

(2)记录消毒灭菌的实验结果。

(3)记录药敏试验(纸片扩散法)结果。

【成绩评定】

(1)分组操作评定。

(2)书写实验报告评定。

(蒋晓兵)

# 实验四　免疫学实验

【实验目的】

(1)掌握豚鼠过敏实验的原理,观察豚鼠过敏性休克的现象,并能解释其原因。

(2)学会玻片凝集试验的操作过程、观察实验现象并会分析结果。

（3）了解单向琼脂扩散试验的操作步骤及临床应用。

（4）了解酶免疫标记技术的原理，学会 ELISA 双抗体夹心法的操作步骤并分析实验结果。

**【实验内容与方法】**

## 一、豚鼠过敏反应

**1. 实验材料** 健康豚鼠两只，马血清，鸡蛋清，生理盐水，无菌注射器，针头，碘酒，酒精，棉球等。

**2. 实验途径** 小组合作。

**3. 实验步骤**

（1）取健康豚鼠两只（标明甲、乙），抓取时先用右手掌轻轻扣住豚鼠背部，抓住其肩胛下方，以拇指和食指抓住颈部将其轻轻提起（图 11-3）。分别皮下注射 1：10 稀释的马血清 0.1 mL，使之致敏。

（2）甲豚鼠心内注射马血清原液 1.5 mL，乙豚鼠心内注射鸡蛋清 1.5 mL。

（3）注射后密切观察甲豚鼠的反应。甲豚鼠如发生过敏反应，则注射数分钟后出现兴奋、不安、抓鼻、耸毛、咳嗽等现象，继而发生气急、呼吸困难、痉挛性跳跃、大小便失禁，倒地挣扎而死。解剖可见肺脏极度气肿，胀满整个胸腔，这是支气管平滑肌痉挛的结果。乙豚鼠应不出现上述现象。

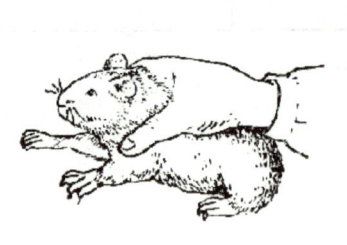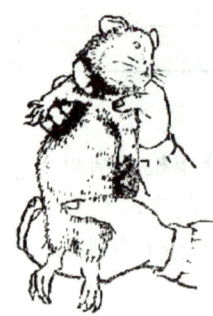

图 11-3　豚鼠抓取方法

## 二、抗原抗体反应

### （一）玻片凝集反应

**1. 实验材料** 伤寒诊断血清、伤寒沙门菌及大肠埃希菌培养物、载玻片、生理盐水等。

**2. 实验途径** 小组合作。

**3. 实验步骤**（图 11-4）

（1）取载玻片 1 张，左侧加生理盐水 1 滴，中间及右侧各加伤寒诊断血清 1 滴。

（2）用接种环取伤寒沙门菌培养物少许，分别与盐水及中间的伤寒诊断血清混匀。同法取大肠埃希菌培养物与右侧伤寒诊断血清混匀。

（3）轻轻摇动载玻片 1～2 min 后，观察结果：出现凝集物者为阳性反应，均匀混浊无凝集物者为阴性反应。

（4）观察后，将载玻片直接投入消毒缸，不要冲洗，以防污染。

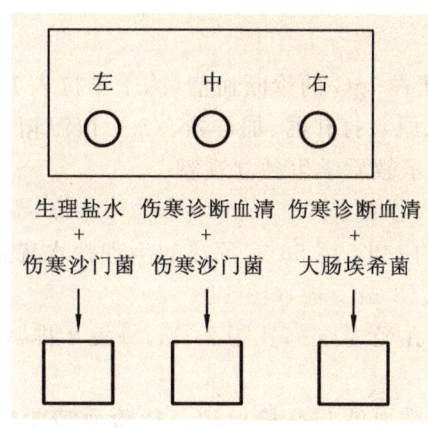

图 11-4 玻片凝集反应的步骤

## （二）试管凝集反应

**1. 实验材料** 伤寒诊断血清（抗体）、伤寒菌液（抗原）、生理盐水（NS）、刻度吸管、试管等。

**2. 实验途径** 小组合作。

**3. 实验步骤** 实验方法与结果见表 11-5。

表 11-5 试管凝集反应的方法

| 试管 | 1 | 2 | 3 | 4 | 5 | 6 | 7 |
|---|---|---|---|---|---|---|---|
| 生理盐水/mL | 0.9 | 0.5 | 0.5 | 0.5 | 0.5 | 0.5 | 弃去 0.5 |
| 伤寒诊断血清/mL | 0.1 | 0.5 | 0.5 | 0.5 | 0.5 | 0.5 | +NS 0.5 |
| 血清稀释倍数 | 1∶10 | 1∶20 | 1∶40 | 1∶80 | 1∶160 | 1∶320 | 对照 |
| 菌液/mL | 0.5 | 0.5 | 0.5 | 0.5 | 0.5 | 0.5 | 0.5 |
| 血清最终稀释倍数 | 1∶20 | 1∶40 | 1∶80 | 1∶160 | 1∶320 | 1∶640 | 对照 |
| 56 ℃ 4 h，4 ℃冰箱过夜，次日观察结果 | | | | | | | |
| 结果 | | | | | | | |
| 效价 | | | | | | | |

凝集效价的判定：呈"＋＋"阳性反应的最高稀释倍数为该血清的效价（又称滴度）。对照管（第 7 管）应为阴性。

手持试管，对光观察管内液体混浊度及管底沉淀物的性状（表 11-6）。

表 11-6 试管凝集反应结果

| 记录符号 | 上层液体 | 管底凝集物 |
|---|---|---|
| ＋＋＋＋ | 完全澄清 | 凝块多而明显，全部沉于管底 |
| ＋＋＋ | 微混浊 | 凝块显著，大部分沉于管底 |
| ＋＋ | 稍混浊 | 凝块较明显，中等量沉于管底 |
| ＋ | 混浊 | 凝块不太明显，少许沉于管底 |
| － | 混浊 | 细菌均沉积于管底，呈小圆点状，不见凝块 |

#### （三）单向琼脂扩散试验（示教）

**1. 实验材料**  人免疫球蛋白 IgG 的诊断血清（冻干羊抗人 IgG 即抗体）；人免疫球蛋白标准血清（抗原），待检人血清（抗原）；打孔器、加样器、37 ℃恒温箱、1.8％琼脂玻片等。

**2. 实验途径**  教师讲解、示教后学生独立观察。

**3. 实验步骤**

（1）制板：按抗血清效价的一半，用 56 ℃预热的生理盐水稀释抗血清，再加入等量的冷却至 56 ℃的琼脂轻轻混匀，灌板（3 mL/板）（图 11-5）。

（2）打孔：以打孔器打孔，孔径 3 mm，孔距 1 cm，每板 2 排，每排 5 个孔，用针头把孔内琼脂块挑出。

（3）按说明书要求稀释标准血清与待检血清。待检血清 1：50 稀释，标准血清系列稀释至：1：12.5，1：25，1：50，1：100，1：200。

（4）加样：用微量加样器在第 1 排孔中依次加入不同稀释度的人免疫球蛋白标准血清各 10 μL，第 2 排相邻两孔中加待检血清各 10 μL。

（5）将琼脂板放入湿盒，37 ℃ 24 h 后测各沉淀环直径（图 11-5）。

（6）以沉淀环直径为纵坐标，相应孔的 IgG 含量为横坐标，在半对数坐标纸上制作标准曲线。根据待检血清沉淀环直径查标准曲线，将查得的 IgG 含量乘以标本的稀释倍数即为待检血清中的 IgG 含量。

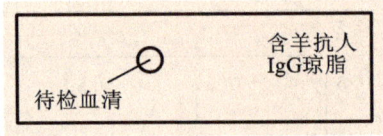

**图 11-5  单向琼脂扩散实验结果**

#### （四）ELISA 双抗体夹心法

**1. 实验材料**

（1）兔抗人 IgG（抗体）、酶标记抗人 IgG 单克隆抗体（酶标抗体）、人血清（抗原）。

（2）其他试剂：包被缓冲液（0.01 mol/L pH 9.6 碳酸盐缓冲液）、标本稀释液（含 0.05％吐温-20、0.01 mol/L pH 7.2 PBS）、洗涤液（含 0.05％吐温-20、0.01 mol/L pH 7.2 PBS）、底物溶液（含 0.04％邻苯二胺，pH 5.0 柠檬酸缓冲液）、终止液（2 mol/L $H_2SO_4$）。

（3）聚苯乙烯酶标板、塑料洗瓶、微量移液器。

**2. 实验方法**

（1）已知抗体包被酶标板：用包被缓冲液将兔抗人 IgG 抗体稀释至工作浓度后，按每孔 100 μL 包被酶标板，4 ℃过夜。

（2）洗板：弃去酶标板内的包被抗体，在吸水纸上拍干，每个孔内加满洗涤液，静置 2～3 min，再在吸水纸上拍干，如此洗涤 3 次。

（3）加待检抗原标本：取不同稀释度的人血清标本，加于酶标板内，每孔 100 μL，每份标本加 2 孔，同时设阳性对照、阴性对照和空白对照。置 37 ℃湿盒 30 min。

（4）弃去酶标板内液体，按步骤 2 洗板 3 次。

（5）每孔加 100 μL 酶标记抗人 IgG 单克隆抗体，置 37 ℃湿盒 30 min。

（6）弃去酶标板内液体，按步骤 2 洗板 3 次。

（7）每孔加底物溶液 100 $\mu$L，37 ℃ 避光孵育 15 min。

（8）每孔加终止液一滴（约 50 $\mu$L），终止反应。

（9）观察显色反应或用酶标仪在 490 nm 处用水调零，测定其 OD 值。

**3. 结果判断**

（1）用酶标仪检测时，以空白孔调零，先测阴性对照 OD 值（$N$），再测待检孔 OD 值（$P$），当 $P/N \geq 2.1$ 时，判为阳性；$P/N \geq 1.5$ 为可疑阳性；$P/N < 2.1$ 时，判为阴性。

$$P/N = \frac{\text{标本 OD 值} - \text{空白对照 OD 值}}{\text{阴性对照 OD 值} - \text{空白对照 OD 值}}$$

（2）肉眼判断：反应孔呈棕黄色为阳性结果，无色为阴性结果。

肉眼判断时，待检孔颜色与阴性对照孔颜色相同或更浅判为阴性；若待检孔颜色明显加深，判为阳性："－"为无色，"＋"为浅黄色，"＋＋"为黄色，"＋＋＋"为棕黄色，一般呈"＋＋"以上者为阳性。

**【实验报告】**

（1）记录豚鼠过敏反应的结果，并解释其发生机制。

（2）记录玻片凝集试验的结果，并解释其发生机制。

（3）记录试管凝集试验的结果，说出其意义。

（4）记录单向琼脂扩散试验的结果，并说出其临床意义。

**【成绩评定】**

（1）分组操作评定。

（2）书写实验报告评定。

（崔文亮）

# 实验五　常见人体寄生虫实验

**【实验目的】**

（1）熟悉常见人体寄生虫成虫、虫卵、幼虫及原虫的形态特征。

（2）了解常见人体寄生虫的常见检查方法。

（3）初步识别常见寄生虫的中间宿主、感染阶段。

**【实验内容与方法】**

## 一、常见人体寄生虫虫卵观察（示教）

镜下观察蛔虫卵、钩虫卵、蛲虫卵、肝吸虫卵、肺吸虫卵、日本血吸虫、猪带绦虫卵玻片标本。注意观察虫卵形态、大小、颜色、卵壳及卵内构造（表 11-7）。

表 11-7 常见蠕虫卵的鉴别要点

| 虫　卵 | 大小/μm | 形状 | 颜色 | 卵壳 | 结 构 特 点 |
|---|---|---|---|---|---|
| 受精蛔虫卵 | (45～75)×(35～50) | 宽椭圆 | 棕黄色 | 厚 | 壳外有凹凸不平蛋白质膜,内有一个卵细胞 |
| 未受精蛔虫卵 | (88～94)×(39～44) | 长椭圆 | 黄色 | 薄 | 壳外蛋白质膜较薄,卵内充满折光性颗粒 |
| 钩虫卵 | (56～76)×(36～40) | 椭圆 | 无色 | 薄 | 卵内细胞4～8个,与卵壳之间有明显空隙 |
| 蛲虫卵 | (50～60)×(20～30) | 柿核形 | 无色 | 厚 | 一侧较平,一侧稍隆起,卵内含幼虫 |
| 肝吸虫卵 | (27～35)×(11～20) | 芝麻形 | 黄褐色 | 较厚 | 卵盖明显,有肩峰和小疣,卵内含毛蚴 |
| 肺吸虫卵 | (80～118)×(48～60) | 椭圆 | 金黄色 | 厚薄不一 | 卵盖大而明显,稍有倾斜,卵内含一个卵细胞及多个卵黄细胞 |
| 日本血吸虫卵 | (74～106)×(55～80) | 椭圆 | 淡黄色 | 薄 | 无卵盖,有侧棘,内含毛蚴,毛蚴与卵壳间有油滴状头腺分泌物 |
| 猪带绦虫卵 | 直径31～43 | 球形 | 黄褐色 | 薄易脱落 | 胚膜厚,有放射状条纹,内含六钩蚴 |

## 二、常见人体寄生虫成虫、幼虫观察(示教)

(1) 肉眼或放大镜观察蛔虫、钩虫、蛲虫成虫大体标本,注意观察成虫形态、颜色、大小、厚薄、雌雄虫的区别。

(2) 肉眼或放大镜观察肝吸虫、肺吸虫、日本血吸虫成虫玻片标本。注意观察成虫形态、颜色、大小、厚薄、吸盘、睾丸特征,日本血吸虫注意观察雌雄虫的区别。

(3) 肉眼观察猪带绦虫成虫大体标本,注意观察形态、颜色、大小、节片特点及数目、头节、颈节特征。

(4) 镜下观察猪带绦虫孕节玻片标本。注意观察孕节形状(长宽比例)及子宫分支情况(数目、特点等)。

(5) 镜下观察猪囊尾蚴头节,注意观察头节外形、顶突、小钩、吸盘。

## 三、部分寄生虫中间宿主及病理标本观察(示教)

(1) 肉眼观察日本血吸虫中间宿主钉螺的形态特征。

(2) 肉眼观察肝吸虫第一中间宿主豆螺、沼螺,以及第二中间宿主淡水鱼、虾的形态特征。

(3) 肉眼观察肺吸虫第一中间宿主川卷螺,以及第二中间宿主淡水溪蟹、蝲蛄的形态特征。

(4) 肉眼观察猪囊尾蚴寄生的猪肉(米猪肉)病理标本,注意观察猪囊尾蚴的形态、大小、结构特征和囊壁的特点。

### 四、常见原虫观察(示教)

(1)镜下观察阴道毛滴虫玻片标本,注意其形态、大小、结构。

(2)镜下观察间日疟原虫小滋养体、大滋养体、未成熟裂殖体、成熟裂殖体、雌雄配子体,注意观察各期形态和疟色素颜色、形态及分布,被寄生红细胞的变化。

### 五、人体寄生虫的常见检查方法(示教或操作)

**1. 直接涂片法** 适用于检查蠕虫卵、原虫的包囊或滋养体。方法简便,但由于取粪量少,易漏诊。连续做 3 次涂片,可提高检出率。

方法:加 1 滴生理盐水于洁净的载玻片中央,用棉签棍或牙签挑取米粒大小的粪便,在生理盐水中调匀涂开,厚度以透过涂片可辨认书上字迹为宜。以低倍镜检查,如用高倍镜观察,需加盖玻片。应注意虫卵与粪便中异物的鉴别。

**2. 碘液染色法** 主要用于原虫包囊的检查。方法基本同直接涂片法,以 1 滴碘液代替生理盐水,加盖玻片后在高倍镜下观察。如碘液过多,可用吸水纸从盖玻片边缘吸去过多的液体。

碘液配方:碘化钾 4 g,碘 2 g,蒸馏水 100 mL。

注意:所用碘液不宜太多、太浓,否则粪便凝成团块,包囊折光性降低,不利于观察。

**3. 自然沉淀法** 自然沉淀法又称水洗沉淀法或静止沉淀法,有助于提高检出率。适用于各种蠕虫卵和幼虫、原虫包囊的检查,尤其适用于血吸虫等有盖虫卵。

取粪便 20~30 g,加水稀释成混悬液,经 40~60 目金属筛或 2~3 层湿纱布过滤,再用水清洗粪渣,量杯中加满水静置 25~30 min,倒去上液,重新加满清水,以后每隔 15~20 min 换水一次,如此沉淀 3~4 次,直至上液清晰为止,然后倒去上清液,取沉渣涂片镜检。如查钩虫卵及原虫包囊,换水时间应延长至 6 h 一次。

**4. 离心沉淀法** 取粪便 5 g 左右,加水 10 mL 捣碎、调匀,经过 2 层湿纱布滤入离心管中离心(1500~2000 r/min)1~2 min,倒去上液,注入清水,再离心沉淀,如此反复 3~4 次,直至上液澄清为止,倒去上液,取沉渣镜检。此法可查蠕虫卵和原虫包囊。本法与自然沉淀法相似,因费时较少,适用于临床检验。

**5. 饱和盐水浮聚(漂浮)法** 适用于线虫卵,检查钩虫卵效果最好。用竹签取黄豆大小的粪便置于浮聚瓶(高 3.5 cm、直径 2 cm 的圆形直筒,或用青霉素瓶代替)中,放入少量饱和盐水调匀,再慢慢加饱和盐水至液面略高于瓶口但不溢出为止,在瓶口覆盖一张洁净的载玻片,静置 15 min 左右后,将载玻片提起并迅速翻转,镜检(图 11-6)。

注意:操作时瓶口与载玻片间不能存留气泡与粪渣,静置时间不宜太长或过短,载玻片翻转要平稳、迅速。

饱和盐水配制:将食盐徐徐加入盛有沸水的容器中,不断搅动,直至食盐不再溶解为止。饱和盐水的比重约为 1.20。

**6. 透明胶纸法** 将宽 2 cm、长 6 cm 的透明胶纸贴于载玻片(右端粘贴标签,供编号)上备用,检查时将胶纸一端掀起 3/4 用胶面粘贴受检者肛门周围皮肤,可用手指或棉签按压无胶面,使胶面与皮肤充分粘贴,然后将胶纸贴回载玻片上镜检。

**7. 棉拭子法** 用生理盐水浸湿棉拭子(取出时挤去多余的盐水),擦拭受检者肛门周围皮

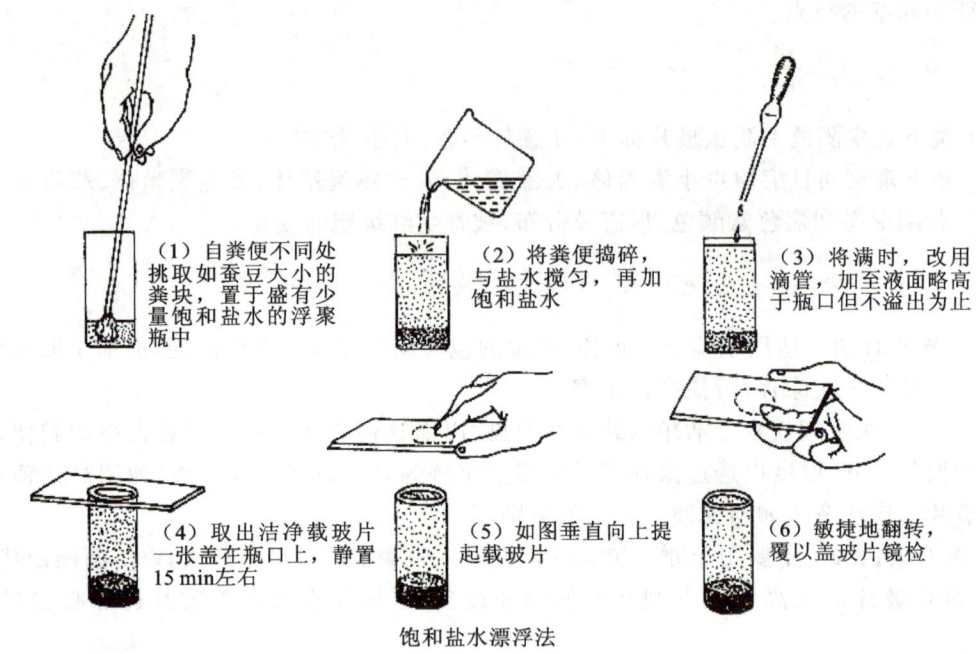

(1) 自粪便不同处挑取如蚕豆大小的粪块，置于盛有少量饱和盐水的浮聚瓶中

(2) 将粪便捣碎，与盐水搅匀，再加饱和盐水

(3) 将满时，改用滴管，加至液面略高于瓶口但不溢出为止

(4) 取出洁净载玻片一张盖在瓶口上，静置15 min左右

(5) 如图垂直向上提起载玻片

(6) 敏捷地翻转，覆以盖玻片镜检

饱和盐水漂浮法

图 11-6 饱和盐水浮聚法

肤，然后将棉拭子上的拭取物涂片，加盖玻片镜检。或将棉拭子放入盛有生理盐水的试管中荡洗，离心沉淀后取沉渣镜检。或将棉拭子在盛饱和盐水的浮聚瓶中荡洗，加饱和盐水至满，覆以载玻片，15 min后，翻转载玻片镜检。（注意：检查蛲虫卵应在清晨解便前进行。检查者要注意防止感染，用具要消毒。）

**8. 肛门周围蛲虫成虫检查** 雌蛲虫成虫夜间爬出肛门产卵。夜间患者熟睡后，侧卧将肛门暴露，仔细检查肛门周围，若发现白色小虫，用镊子夹入盛有 70%酒精的小瓶内，送检。

**【实验报告】**

(1) 绘出镜下所见寄生虫虫卵及原虫形态。

(2) 记录寄生虫检查方法并分析结果。

（路转娥）

# References 参考文献

[1] 路转娥,刘建红.病原生物与免疫学基础[M].2 版.北京:科学出版社,2013.

[2] 潘丽红,蒙仁,焦荣华.病原生物与免疫学基础[M].武汉:华中科技大学出版社,2011.

[3] 潘运珍.微生物基础[M].北京:科学出版社,2015.

[4] 吕瑞芳,张晓红.病原生物与免疫学基础[M].3 版.北京:人民卫生出版社,2015.

[5] 刘荣臻,曹元应.病原生物与免疫学基础[M].3 版.北京:人民卫生出版社,2015.

[6] 祖淑梅,潘丽红.医学免疫学与病原生物学[M].北京:科学出版社,2010.

[7] 李凡,刘晶星.医学微生物学[M].7 版.北京:科学出版社,2008.

[8] 刘荣臻,曹元应.医学免疫学与病原生物学[M].北京:人民卫生出版社,2014.

[9] 石艳春,王志敏,郑红.病原生物与免疫学基础[M].武汉:华中科技大学出版社,2013.

[10] 罗晶,郝钰.医学免疫学基础与病原生物学[M].北京:人民卫生出版社,2016.

[11] 王兆军,何平.病原生物学学习纲要[M].北京:科学出版社,2015.

[12] 王承明,胡生梅.病原生物与免疫学[M].北京:人民卫生出版社,2014.

[13] 曹元应,徐香兰.病原生物与免疫学[M].北京:中国医药科技出版,2015.

[14] 罗恩杰.病原生物学[M].北京:科学出版社,2016.

[15] 曹元应,曹德明.病原生物与免疫学[M].北京:人民卫生出版社,2016.

[16] 王承明,彭友明.病原生物与免疫学[M].北京:高等教育出版社,2010.

[17] 曹雪涛.医学免疫学[M].6 版.北京:人民卫生出版社,2013.

[18] 陈淑增,魏秋芬,杨翀.病原生物与免疫学[M].武汉:华中科技大学出版社,2010.

[19] 罗晶,马萍.医学免疫学与病原生物学[M].上海:上海科学技术出版社,2013.

[20] 王易,袁嘉丽.病原生物与免疫学基础[M].北京:中国中医药出版社,2012.

[21] 龚卫娟.病原生学与免疫学[M].北京:科学出版社,2015.

[22] 夏金华,吴松果,陆予云.病原生物与免疫学[M].武汉:华中科技大学出版社,2012.

[23] 杨朝晔,陈晓宁.病原生物与免疫学[M].北京:中国科学技术出版社,2010.

[24] 张宝恩,苏盛通.病原生物与免疫学基础[M].2 版.北京:科学出版社,2010.

[25] 陈少华,王锦,叶泽秀.病原生物与免疫学基础[M].武汉:华中科技大学出版社,2010.

[26] 李光武,刘文辉.病原生物与免疫学基础[M].北京:中国医药科技出版社,2009.

[27] 杨岸,潘运珍.病原生物与免疫学基础[M].北京:科学出版社,2016.

[28] 王仙,聂竹兰.病原生物学与免疫学[M].镇江:江苏大学出版社,2015.

［29］　吕瑞芳,朱峰.病原生物学与医学免疫学［M］.北京:科学出版社,2016.

［30］　袁嘉丽,刘永琦.免疫学基础与病原生物学［M］.北京:中国中医药出版社,2016.

［31］　石振芳,李晓红.病原生物与免疫学基础［M］.西安:第四军医大学出版社,2014.

［32］　钟伟华.病原生物与免疫学基础［M］.南京:江苏科学技术出版社,2014.

［33］　钟禹霖,胡国平.病原生物与免疫学基础［M］.北京:人民卫生出版社,2016.

# 彩　　图

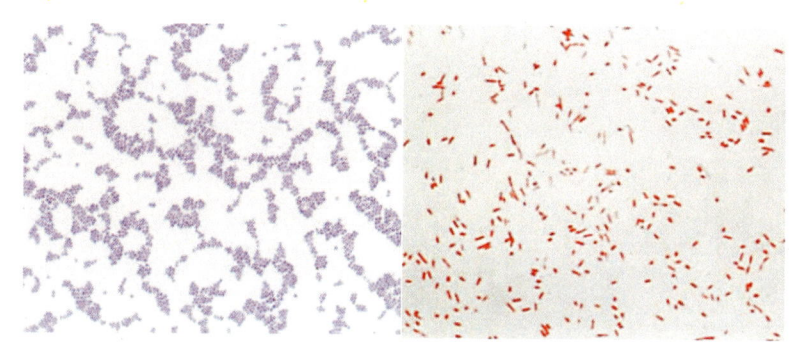

**彩图 1　革兰阳性菌(紫色)与革兰阴性菌(红色)**

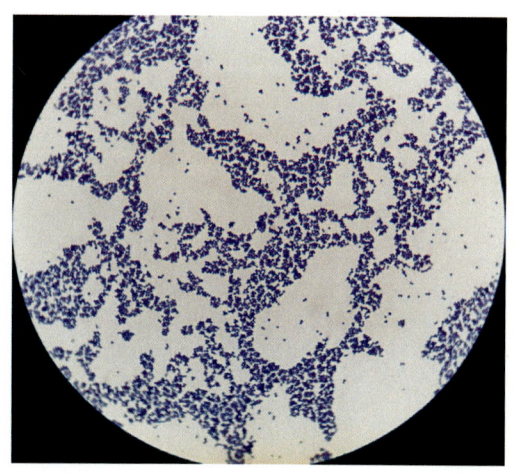

**彩图 2　葡萄球菌**

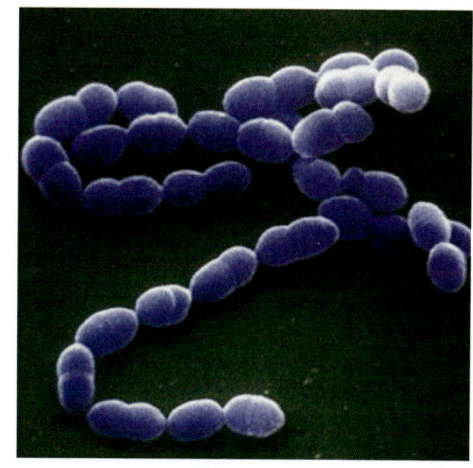

**彩图 3　链球菌**

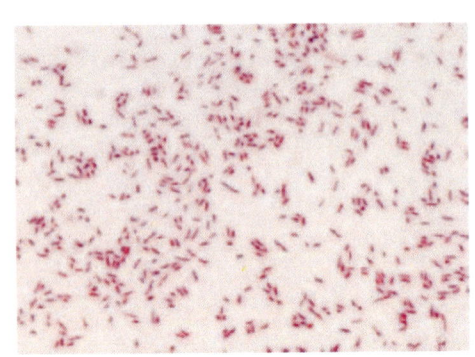

彩图 4　大肠埃希菌

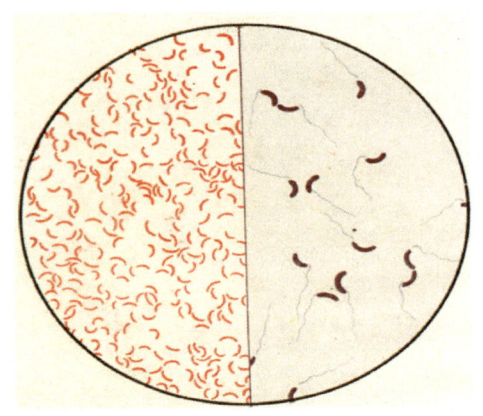

彩图 5　霍乱弧菌(左革兰染色法,右鞭毛染色)

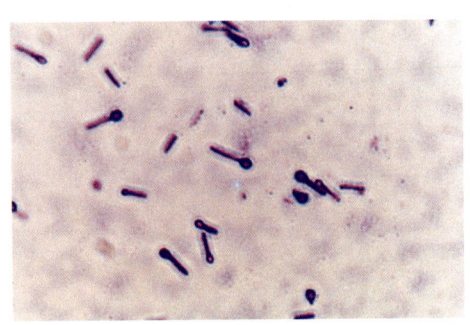

彩图 6　破伤风梭菌(芽胞)

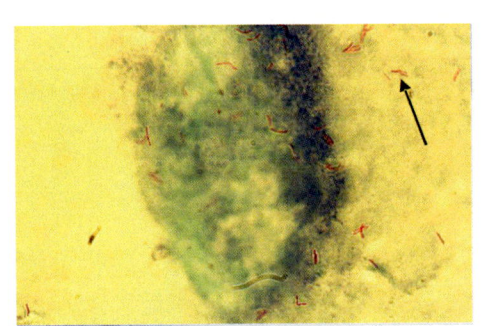

彩图 7　结核分枝杆菌